U0304719

百病新治丛书

小儿肾脏病新治

主　编　潘月丽　刁娟娟

副主编　袭雷鸣　陈　鲁　公　洁

编　委　梁学超　劳慧敏　宋真珍

　　　　王　晓　杨　悦

中医古籍出版社

图书在版编目（CIP）数据

小儿肾脏病新治/潘月丽等主编．－北京：中医古籍出版社，2013.9

（百病新治丛书）

ISBN 978－7－5152－0347－8

Ⅰ.①小… Ⅱ.①潘… Ⅲ.①小儿疾病－肾疾病－治疗

Ⅳ.①R726.920.5

中国版本图书馆 CIP 数据核字（2013）第 037974 号

百病新治丛书

小儿肾脏病新治

潘月丽　刁娟娟　主编

责任编辑　徐小鹏
封面设计　陈　娟
出版发行　中医古籍出版社
社　　址　北京东直门内南小街 16 号（100700）
印　　刷　三河市华东印刷厂
开　　本　880mm×1230mm　1/32
印　　张　13
字　　数　360 千字
版　　次　2013 年 9 月第 1 版　2013 年 9 月第 1 次印刷
印　　数　0001~2000 册
书　　号　ISBN 978－7－5152－0347－8
定　　价　28.00 元

前　　言

　　肾脏是生成尿液、排泄体内废物和有害物质的重要脏器，同时参与人体内的酸碱和电解质平衡以及血压管理和造血功能。小儿肾脏具有不同于成人的生理、病理特点，肾脏病的诊治也有异于成人。中医学认为肾为"先天之本"，小儿"肾常不足"，肾脏疾病是一类严重危害儿童健康和生活质量的常见病、疑难病，其复杂的病变因素、病理过程，变化莫测的临床表现及预后，对临床医生正确的诊断和治疗这类疾病提出了很高的要求。

　　近年来，肾脏病的临床及基础研究取得了较大进展，特别是中西医结合治疗小儿肾脏疾病已取得了可喜成绩。中医学辨证论治的精华与西医学诊断治疗进展的有机结合，是目前治疗肾脏疾病的有效途径，并得到广泛认同。同时，中医药的优势和特色在临床实践中也越来越受到关注，许多新理论、新思路、新治疗、新方药不断涌现，极大地丰富了小儿肾脏病的临床诊疗，提高了疗效。

　　我们经查阅大量文献，结合中西医结合治疗肾脏病三十余年的经验积累和科研成果，充分发挥中医循证医学优势，编写了这本书。本书详细介绍了七种小儿常见肾脏疾病的中西医诊断、辨证和治疗方法，包括泌尿系感染、肾小球肾炎、肾病综合征、肾结石、遗尿症、紫癜性肾炎、乙型肝炎病毒相关性肾炎，以及中医儿科肾脏病专家的经典理论和常用中西药物、预防调护等。本书内容丰富，资料翔实，诊治规范，兼顾普及和提高，既适于儿科专业医师、基层全科医师、以及医学院校师生阅读参考，亦可作为肾脏病患者求医问药和日常保健的参考书，具有较高的学术价值和临床指导价值。

如发现遗漏和错误之处，敬请同道不吝指正。

编　者

2013 年 5 月

目　　录

泌尿系感染

肾小球肾炎

肾病综合征

肾　结　石

遗　尿　症

紫癜性肾炎

乙型肝炎病毒相关性肾炎

泌尿系感染

第一章 概 述

临床上广义的尿路感染（UTI）是指尿路内有大量微生物繁殖而引起的尿路炎症性疾病，这些微生物包括：细菌（大肠杆菌最常见）、真菌（念珠菌属最常见）、厌氧菌、结核杆菌、沙眼衣原体、生殖支原体、某些病毒（腺病毒）、某些寄生虫（滴虫、丝虫、阿米巴等）。狭义的尿路感染通常指由细菌所致的尿路炎症性疾病。

临床上根据有无症状可以将尿路感染分为无症状性尿路感染和有症状性尿路感染；根据感染部位分为上尿路感染（主要指肾盂肾炎）和下尿路感染（主要指膀胱炎和尿道炎）；根据病程长短、肾脏结构改变和肾小管功能的变化等因素分为急性尿路感染和慢性尿路感染；根据有无解剖或功能上的复杂因素分为单纯性尿路感染和复杂性尿路感染；根据尿路感染是初发还是再发分为初次发作的尿路感染和再次发作的尿路感染。再次发作的尿路感染又可分为复发和重新感染。

泌尿系感染是小儿常见的感染性疾病，其重要性在于它与泌尿系畸形特别是膀胱输尿管返流密切相关，并且易反复，可导致肾瘢痕形成，这些因素可能导致成人后发生高血压和终末肾功能衰竭。因此，要及时诊断和治疗所有的泌尿系感染患儿，寻找其潜在的畸形，预防复发及肾瘢痕形成，改善预后。

第二章　病因与发病机制

第一节　现代医学的认识

儿童尿路感染是小儿时期最常见的泌尿系统疾病之一，一般由细菌直接侵入尿路而引起炎症性病变，主要包括肾盂肾炎、膀胱炎、尿道炎。由于小儿时期感染后病变局限于尿路某一部位者较少，临床上难以定位，故统称尿路感染。

一、流行病学

资料显示，在发热原因不明的 2 岁以下儿童中，尿路感染占 5.3%；而儿童中得过一次尿路感染的占 3%~5%。国内统计儿童尿路感染发病人数约占泌尿系疾病的 11.3%，对住院的泌尿系统疾病患儿的资料分析，尿路感染也要占 8.9%。影响儿童尿路感染发病率的重要因素是年龄和性别，就新生儿而言，早产儿发病率明显高于足月儿，男孩感染的机会比女孩高 5~7 倍，随着年龄的增长，女孩发病率逐渐增多，可为男孩的 3~4 倍。婴幼儿尿路感染可导致肾发育障碍和肾瘢痕，造成永久性的肾实质损害，后果远较成人严重。据统计，儿童尿路感染中，约 1/3 有肾瘢痕形成，多发生在 6 岁以前，而其中约半数有膀胱输尿管返流，以后即使已无菌尿，这些损害也会随年龄增长而加重，可发展成慢性萎缩性肾盂肾炎，甚至发生肾功能衰竭。国外资料报道，儿童慢性肾功能衰竭（CRF）中相当一部分患者（约占 28%）是由慢性肾盂肾炎引起的，且是 CRF 的第二大原因，可见危害之大。故必须重视并正确认识儿童尿路感染的危害，在婴幼儿时期就对尿路感染进行有效的防范和干预，及早发现、及早治疗就能显著降低发病率，提高治愈率，有效地减少肾损害的发生。

近年有学者提出尿路感染似乎与肾瘢痕形成的关系较返流本身更为密切。

二、病因

（一）病原菌

资料分析 289 例尿培养阳性的尿路感染患儿致病菌分布和耐药情况，结果：儿童尿路感染的病原菌革兰阴性杆菌为主，占 87.88%，革兰阳性球菌占 10.67%，大肠埃希菌的检出率最高，其次为肺炎克雷白杆菌、奇异变形杆菌及粪肠球菌。大肠埃希菌、肺炎克雷白杆菌产 ESBLs 的几率很高，分别为 34.2% 和 22.1%；大肠埃希菌仍然是小儿复杂性尿路感染的主要致病菌，占 62.3%，肺炎克雷白杆菌及肠球菌比例有所增加。结论：目前小儿尿路感染仍以大肠埃希菌为主，耐药菌株不断增加。

国外研究 253 例社区获得性感染病例，分析小儿尿路感染致病菌分布和耐药性的变化。结果革兰阴性杆菌占 79%，其中大肠杆菌占 56.3%；革兰阳性球菌占 18.5%，其中粪肠球菌占 15.2%；另外真菌占 2.5%。结论：大肠杆菌仍为小儿尿路感染主要致病菌，肠球菌有上升趋势。

相似的结论还有 120 份尿液共培养出菌株 116 株，菌株以大肠杆菌为主，占 65.89%；其次依次是肺炎克雷白菌（6.15%）、粪肠球菌（4.38%）、绿脓杆菌（4.38%）、奇异变形杆菌（3.52%）等；革兰阳性菌，尤其是肠球菌属的检出率上升。结论：小儿尿路感染病原菌构成仍以大肠杆菌为主。

现在普遍认为尿路感染的主要致病菌为革兰阴性菌，约 80% 为大肠杆菌，其次有克雷白杆菌、变形杆菌及腐生葡萄球菌。其他可有肠球菌、假单孢菌、金黄色葡萄球菌、表皮葡萄球菌、流感嗜血杆菌和 B 组链球菌。

（二）感染途径

1. 上行感染最多见。
2. 血行感染多发生在新生儿及小婴儿。
3. 少数由淋巴通路及邻近器官或组织直接波及。
4. 尿路器械检查。

（三）导致儿童容易发生尿路感染的因素

儿童尿路感染的发病与否除了与病原体的致病性有关外，还与机体的易感因素有关，具体如下：

1. **尿路梗阻性病变**　各种尿路畸形，如尿道或输尿管狭窄、重复肾、输尿管异位开口、结石、肿瘤等引起的尿液排泄不畅，细菌利于附着而发生感染。

2. **排尿功能障碍**　中枢神经或脊髓病变及其手术后、多发性神经根炎及腹腔术后患儿可发生排尿障碍，尿潴留而成为易感因素。

3. **使用尿路器械**　尤其是保留导尿、膀胱镜检查及逆行尿路造影，不但会将细菌带入后尿道及膀胱，还常引起尿道黏膜损伤，尿路上皮细胞的杀菌作用减弱或消失。

4. **代谢因素**　糖尿病患儿可出现肾脓肿、急性肾乳头坏死，高尿钙症引起肾钙质沉着而易于诱发感染。

5. **感染性疾病**　使全身和尿路的防御功能减弱，给病原体可乘之机或发生血行感染。

6. **免疫功能低下**　长期使用激素等使尿道黏膜局部产生的分泌型免疫球蛋白 A 减少，阻断细菌黏附的有效屏障作用减低。

7. **其他**　女孩尿道短，婴儿使用尿布及穿开裆裤尿道口易受污染而发生上行感染；男孩尿道长而弯曲，尿道口暴露在外，易感染；尿液酸化功能和浓缩稀释功能较差。

近年国外研究还与以下因素有关：

1. 母亲在孕期存在菌尿者，孩子发生尿路感染的概率明显增加；

2. 母乳喂养对婴幼儿发生尿路感染有明显的保护作用。缺乏母乳喂养的孩子，对尿路感染的易感性增加；

3. 包皮环切术可减少症状性尿路感染的危险性；

4. 广谱抗生素的广泛应用，消弱了正常菌群对致病菌的有效遏制。还有学者认为易感性与遗传因素密切相关，细菌的黏附性还和个体血型有关，血型决定了黏附素受体的表达，继而影响了个体的易感性。

三、研究现状

尿路感染主要为上行感染，致病菌多为尿路致病性大肠埃希菌。近年来，由于细胞和分子生物学技术的发展，人们在大肠埃希菌致病机制、细菌－宿主之间的相互作用、尿路感染再发及临床治疗等诸多方面都取得了长足的进步。

（一）毒力因子

大肠埃希菌可产生一系列促进细菌定植和感染的毒力因子，如铁运载体和菌毛、细菌毒素等。

1. **铁运载体** 铁是细菌在宿主体内生存重要的营养元素，尿路致病大肠杆菌有多种摄取铁的机制，最常见的为铁运载体－铁运载体受体系统。

2. **菌毛** 菌毛为结构蛋白亚单位组成的细菌表面的细丝状细胞器，按其大小、靶分子分为不同类型。1960 年微生物学家 Duguid 教授首先发现菌毛，其主要存在于革兰阴性菌如大肠埃希菌上。

I 型菌毛为最常见的菌毛，超过 80% 的尿路致病性大肠杆菌中可有其表达。I 型菌毛通过其尖端的 FimH 蛋白与泌尿道上皮细胞上的糖蛋白甘露糖残基结合介导尿路致病性大肠杆菌黏附并侵入尿道和膀胱的上皮细胞。FimH 受体还包括 Tamm － Horsfall 蛋白、分泌型 IgA、CD48、层粘连蛋白、纤维连接蛋白等。Tamm － Horsfall

蛋白与 I 型菌毛结合，可阻止其与泌尿道黏附，因此有保护作用。Snyder 等研究显示 I 型菌毛可影响其他毒力因子如 P 菌毛的表达。大肠埃希菌的 I 型菌毛可诱导白细胞活性氧的产生，在肾盂肾炎瘢痕形成上具有重要作用。

黏附可以触发黏膜炎症反应，特异的跨膜信号途径被激活，尿路黏膜中激活的上皮细胞和其他细胞分泌前炎症介质。该过程对于建立局部炎症反应、聚集多形核中性白细胞和其他效应细胞非常重要。黏附是尿路感染的第一步，决定宿主是否会产生反应。

P 菌毛由 papA - K 基因编码的不同蛋白亚单位组成的纤维构成，其通过 PapG 黏附素识别糖鞘脂类的 Galal - 4Galβ，在人类上行性尿路感染发病机制中起着重要作用，有 P 菌毛的大肠埃希菌为肾盂肾炎的主要致病菌，尿路上皮细胞上具有 P 菌毛大肠埃希菌的受体越多，越易发生肾盂肾炎。

3. 毒素　细菌毒素包括溶血素、细胞毒性坏死因子（CNF）等。溶血素最常见的类型为 a 溶血素。a 溶血素通常为尿路感染和其他肠外感染大肠埃希菌菌株产生，是一种由质粒或染色体编码产生的不耐热的细菌外蛋白。

许多尿路致病性大肠杆菌可产生 CNFl。真核细胞暴露于 CNFl 将导致细胞膜边缘波动、黏着斑和肌动蛋白应力纤维（actin stress fibers）形成、DNA 复制不伴细胞分裂，结果形成巨大多形核细胞。CNFl 阳性菌株引起的膀胱和前列腺感染其组织病理学显示多形核白细胞（PMNs）明显增多。

（二）接触依赖性生长抑制（CDI）

大肠埃希菌含有一些基因 cdiA、cdiB，当这些基因被启动时，大肠埃希菌可中止与其接触的其他大肠埃希菌的生长，而 cdiA 突变株则不具备该能力，仍然保持细胞间黏附。停止生长的细菌可能进入了一种静止状态，而不是死亡。CDI 和免疫因子间的相互作用可直接影响感染过程和细菌在宿主中的分布及慢性持续性感染。

（三）感染再发

尽管宿主多种防御机制和抗生素治疗可有效杀灭尿路细菌，仍有很大比例的患者会再发。现有的尿路感染发病机制方面的知识无法解释为什么重复和长时间抗生素治疗感染仍会再发。最近研究显示尿路病原体侵入上皮细胞并复制，形成大量细胞内大肠埃希菌。细菌侵入膀胱上皮细胞触发宿主免疫反应，导致上皮细胞剥脱，是宿主有效的防御机制。然而，在这过程完成之前，细菌从宿主细胞内再度出现并侵入下一层上皮细胞，持续存在于尿路。尿路致病性大肠杆菌通过持续再侵犯上皮细胞这种方式，在膀胱黏膜形成持久、静止的细菌库或导致膀胱感染再发。尿路病原库的存在或许可以解释尿路感染再发的本质。在实验小鼠模型，细菌显示利用宿主免疫反应如补体激活侵入宿主细胞。Springall 等发现与野生小鼠相比缺少 C_3 基因的实验小鼠，在膀胱接种尿路致病性大肠杆菌后尿路感染率显著降低。C_3 对细菌的调理作用有助于它们侵入膀胱上皮细胞，可能是通过与上皮细胞表面受体的相互作用实现。这些特殊适应显示细菌为保持毒力永远在不断进化。尿路感染中细菌侵染，膀胱上皮细胞释放细胞因子，使得大量中性粒细胞趋化、聚集。Condron 等对有尿路感染再发史的患者和健康对照组的中性粒细胞炎性应答作用进行研究。在细菌刺激后，两组的中性粒细胞黏附受体和补体受体表达没有区别。但是，前者中性粒细胞 IgG 受体表达、细菌吞噬作用、反应氧中介物产生比对照组明显降低。有再发史的患者中性粒细胞的杀菌功能显著低于健康对照组，使得对细菌清除能力下降，再发率增加。

（四）临床进展

有关尿路感染的临床研究进展主要集中在：尿路感染的复发、尿路感染病原菌的耐药性变化以及治疗方法等方面。研究认为，约 11% 的尿路感染儿童将会再发，危险因素包括遗传和行为两方面。欧洲泌尿学指南推荐再发性尿路感染使用抗生素有两种不同方法，一种为长期小剂量预防用药，另一种为自发用药。目前抗生素种类很多，通常应用的为氟喹诺酮类以及头孢菌素类。大量研究证实，大肠埃希菌对氨苄西林和哌拉西林的耐药率高达 80% 以上，并呈逐年上升趋势，对第三代头孢菌素和氨曲南耐药率较高，对头孢噻吩耐药率接近 75%，对庆大霉素和妥布霉素的耐药率高，但对阿米卡星的耐药率很低，对复方新诺明和环丙沙星耐药率均高达70% 以上，亚胺培南对其有很强的抗菌活性。Killgore 等发现复发性尿路感染和先前氟喹诺酮的应用是大肠埃希菌氟喹诺酮类耐药的独立危险因素，在这两种情况下，选择呋喃妥因或者头孢菌素治疗更佳。大肠埃希菌的耐药率不断增加，现有一些新型制剂正处于研究中。儿童选用抗生素有一定的局限性，对抗生素的要求更高。

（五）未来展望

虽然我们可以应用最新科学技术从分子、细胞水平更深入研究致病菌与宿主泌尿道之间的相互作用，但尿路感染的发病机制仍然不是很清楚。其机制的进一步研究有助于进行靶向治疗而不依赖于传统的抗生素解决目前不断增加的细菌耐药性问题。由于适应性免疫在预防尿路感染方面作用的不确定性，接种疫苗的作用尚不清楚。

此外，还可开展其他方面的研究，如：对接触依赖性生长抑制系统的研究有助于新型抗生素的开发；积极研究合成新的阳离子多肽抗生素，以取代现在应用的抗生素等。

第二节　中医学的认识

中医文献中无泌尿系感染这一名称，但根据其临床表现归属于"淋证"、"尿频"的范畴。

一、病名探讨

（一）淋证

淋证之名，始见于《内经》，《素问·六元正纪大论篇》称"淋閟"，即《金匮要略·五脏风寒积聚病》的"淋秘"，其同时记载："其病中热胀，……小便黄赤，甚则淋。"这种湿热致淋的病机认识是论述慢性肾盂肾炎的理论渊源。汉代张仲景在《金匮要略·消渴小便不利淋病》篇对本病的症状作了描述："淋之为病，小便如粟状，小腹弦急，痛引脐中。""热下焦者，则尿血，亦令淋秘不通。"说明淋证是以小便不爽，尿道刺痛为主症，也对本病的症状表现和病因病位有了进一步的认识。《中藏经》将淋证分为冷、热、气、劳、膏、砂、虚、实八种，为淋证临床分类的雏形，它认为淋证是一种"五脏不通，六腑不和，三焦痞涩，营卫耗失"的病机复杂的疾病。北魏姚僧坦在《集验方》中将淋证归纳为石、气、膏、劳、热的五淋之说，成为后世医家对淋证分类的理论依据。其中热淋、劳淋即相似于急、慢性肾盂肾炎。隋代巢元方对淋证的发病机制作了精辟的概括，他在《诸病源候论》把淋证分为石、劳、气、血、膏、寒、热七种，而以"诸淋"统之，同时指出"诸淋者，由肾虚而膀胱热故也"，又云："若饮食不节，喜怒不时，虚实不调，脏腑不和，致肾虚膀胱热，肾虚则小便数，膀胱热则水下涩，数而且涩，则淋沥不宣，故谓之为淋。"这以"肾虚"为本，"膀胱热"为标的病机观点，为后世医家奠定了理论基础。金代刘河间首先提出感染湿热毒邪是本病的主要致病因素，他在《素问·玄机原式篇》中指出：淋证是"热甚客于肾部，干于足厥阴之经庭孔，郁结极甚而气血不能宣通"的结果，这一论点为淋证之上行感染的认识开创了先河。《备急千金要方》提出"五淋"之名。《外台秘要》具体指出了五淋的内容："集验论五淋者；石淋、气淋、膏淋、劳淋、热淋也"，现代临床仍沿用五淋之名按临床实际来讲，热淋、气淋均属常见。淋证的病因，《金匮要略·五脏风寒积聚病》认为是"热在下焦",《丹溪心法·淋》篇亦认为"淋有五,皆属乎热",《诸病源候论·淋病诸侯》进一步提出"诸淋者,由肾虚而膀胱热故也"《景岳全书·淋闭》篇则云:"气淋,气郁所致"。后世医家认为本病多因热积膀胱,但亦有由于气郁及肾虚而发。总之,在《内经》理论的指导下,历经各代医家在实践中不断发挥补充,对淋证的病因、病机、症状分类、辨证治疗等诸方面的认识已趋于全面。对于淋证的治疗,古代医家亦留下了不少宝贵的经验。《金匮要略》提出"淋家不可发汗"的原则;《中藏经》提出"诸淋之病,与脉相从者治,反者死"的预后;《千金要方》中有治疗淋证的方剂53首,如石苇散等;《外台秘要》保存了唐以前的一些方剂和各种淋证的单方,如"小便石淋,宜破血,瞿麦子捣为末,酒服方寸匕,日三服,三日当下石出"。李东垣治淋"……分在气在血而治之……";朱丹溪认为"淋有五,皆属乎热。解热利小便,山栀子之类。山栀子去皮一合,白汤送下"。《证治要诀》云:"治法除证属虚冷之外,其余诸证,若用本药不效,便宜施以调气之剂,盖津道之逆顺,皆一气之通塞也。如木香顺气饮……此如不效,但宜投以益血之方,益小便者,血之余也,血既充满,则滋肤下润,自然流通,如火麻丹却为得当,其中有地黄辈。"朱丹溪根据本病之因是火邪和心与小肠相表里均属火性的理论,在《丹溪心法》中提出淋证一病与脏腑的心和小肠的病变关系密切,多为心火下移小肠而发病,并在治疗上强调要以"疏利小便,清解邪热,调平心火"为原则,及急性期"最不可用补气之药,气得补而愈胀,血得补而愈涩,热得补而愈盛"的治疗禁忌。明代王肯堂认为"淋证必由热生湿,湿生则水液浑,凝结而为淋","五脏六腑,十二经脉,气皆相通移……小肠是心之腑,无热者也,凡水必自小肠渗入膀胱胞中,诸热应于心者,其小肠必热,胞受其热,经谓'胞转热于膀胱者,则癃溺血'是也。初起之热邪不一,其皆因得传于膀胱而成淋。若不先治其所起之本,止从未流胞中之热施治,未为善也"。《景岳全书》云:"淋之为病,小便痛涩漓沥,欲去不去,欲止不止者是也。大抵此证多由心肾不交，积蕴热毒，或酒后房劳，服食燥热，七情郁结所致……然淋之初病，则无不由乎热剧，无容辨矣……又有淋久不正，久痛涩皆去，而膏液不已，如白浊者，此为中气下陷及命门不固之证。故必以脉以证，而察其为寒为热为虚，庶乎治不致误。"指出了久淋不止，湿热耗伤正气，邪气示盛而正气已虚，形成脾肾两虚，中气下陷，下元不固之证。对淋证的治疗提出了"热者宜清，涩者宜利，下陷者宜升提，虚者宜补，阳气不固者宜温补命门"的辨证论治原则，这些理论一直为后世医家所遵循。对于肾虚湿热淋证的治疗，从明清医家开始比较清楚，明代《医宗粹言》指出："殊不知邪气蕴结膀胱者，固不可补，若气虚则渗泄之气不行，必须参芪补气，血虚则不得滋润疏通，必须归、地补血。大抵肾虚宜补肾，以四物汤加知柏，或煎下滋肾丸，若气虚于下而不通者，宜补而升之。虽云升补不可独用，而渗利亦不可独行"。这对淋病如何应用补泻结合分析得很具体。清代《证治汇补》提出治疗淋证应以虚实为纲，"如气淋脐下妨闷，诚为气滞，法当疏利；若气虚不运者，又宜补中。血淋腹硬茎痛，诚为死血，法当去瘀；然血虚、血冷者，又当补肾"。从上文可看出，此处的实者多指现代医学中急性肾盂肾炎等一类疾病，而虚者多指慢性肾盂肾炎，长期反复尿路感染等病证。《张氏医通》更加具体的指出："劳淋，有脾肾之分，劳于脾者，宜补中益气汤加车前子、泽泻；劳于肾者，宜六味汤加麦冬、五味子。"现代医家治疗劳淋以脾肾为主，大多受此影响。特别要指出的是诸淋之分并非绝对，有"初则热淋血淋，久则煎熬水液，稠浊如膏如砂石也"。在治疗上也不同"散热利小便，只能治热淋、血淋。其膏砂石淋，必须开郁行气，破血养阴亦可。"徐东皋认为淋证的治法也是变化的"淋证初作者，主于实热，当利之，八正散之属是也。即利之久而不愈，久而下陷者，虚也，宜升其气，气升而水自下"。总之，从唐代开始至宋元明清，对淋证的治疗先贤们积累了丰富的经验，确立了按五淋辨证论治的方法和治病求本的原则，不少方药至今仍是行之有效的，值得深入研究。

（二）尿频

尿频是以小便频急而数为特征的病症，对于小便频数，《内经》中即有记述。《素问·六元正纪大论》云："热至则淋阴之病生矣。"《素问·脉要精微论》亦云："水泉不止者，膀胱不藏也。"从以上这些论述中可以看出，《内经》对尿频这一病症已有描述，并提出了与"膀胱"、"热至"等有关。东汉张仲景对淋病的脉症作了进一步的描述，《金匮要略·消渴小便不利淋病脉证并治》云："淋之为病，小便如粟状，小腹弦急，痛引脐中。"早在隋·《诸病源候论》即有"小儿诸淋"及"小便数"的命名。即"小儿诸淋者，肾与膀胱热也。……其状小便始出少起数，小腹急痛引脐是也。"此后，历代医家多遵此说法，根据这些观点提出了多种治淋的方药，为后世的治疗提供了范例。临床上分热淋、寒淋、石淋、血淋、气淋五种。但小儿淋证多属火热，如《幼幼集成·小便不利证治》云："小儿患淋，小便淋沥作痛，不必分五种，然皆属于火热。"故本证尿频，亦多属热淋。《小儿卫生总微论方·五淋论》云：热淋者，因热乘小肠膀胱二经……致水道不利，小便淋沥。"《本草纲目》中称为"浚数"。宋代的儿科专著《幼幼新书》已将小儿淋证和小便数，分立专节论证方治。对于小儿淋证的认识，古代儿科医家有认为多属于热者，也有认为肾虚是其主要的原因。这些看法在明清时期争鸣较多。明·《婴童类萃·五淋论》指出："膀胱与肾为表里，俱主水，为热所乘，乃煎熬而成淋也。"《幼科金鉴》更明确认为："五淋名虽不同，小儿得之，不过肾热流于膀胱。"以致清·陈复正《幼幼集成》更提出："小便淋沥作痛，不必分五种，族皆属火热，治法宜清利之。"另一些医家则认为主要由于肾虚。如清·罗国纳《会约医镜》说："小儿之多小便，由阳气尚微，不能约束，宜于温补。"由上可知，祖国医学对于尿频这一病症的认识是丰富的。虽然"淋证"包括的范围较广，而"小便数"则更接近于尿频，但是从临床而论，小儿尿频证有相当一部分是属于淋证，特别是属于热淋证。所以我们说小儿尿频是属于淋证的范畴，中医文献中有关淋证的认识，对于小儿尿频的辨证论治仍有它的指导意义。

二、病因病机

（一）病因

《内经》认为淋证的产生与湿及热有密切关系，如《素问·六元正纪大论》说："太阴作初气，病中热胀，脾受积湿之气，小便黄赤，甚则淋。"又说："少阳作二气，风火郁于上，胆热，其病淋。"《金匮要略·五脏风寒积聚病脉证病并治》篇指出淋证的病因是"热在下焦"。《中藏经》认识到淋证是属于全身性的病症，诸如"五脏不通，六腑不和，三焦痞涩，营卫耗失"皆可导致。隋·巢元方在其所著的《诸病源候论·诸淋病候》中明确提出了淋证的病位在肾与膀胱，并论述了二者之间的关系，阐发了症状发生的机理，说："诸淋者，由肾虚而膀胱热故也"。"肾与膀胱互为表里，俱主水，水入小肠而下于胞，行于阴而漫便也。肾气通于阴。阴，津液下行之道也。膀胱，津液之府，热则津液外溢，水道不通。""肾虚则小便数，膀胱热则水下涩。数而且涩，则淋沥不宣，故谓之淋。"巢元方以肾虚为本，膀胱热为标的淋证病机分析，具有重大的理论及实践意义，为后世医家所宗，成为临床上诊治淋证的主要病机理论。宋·陈言《三因极一病证方论》中提出淋证的病因有外因、内因、和不内外因。认为"心肾气郁，致小肠膀胱不利，复有冷淋、湿淋、热淋等，属外所因。既言心肾气郁，与夫惊扰恐思，即内所因。况饮淡冷热，房室劳逸，及乘急忍溺，多致此病，岂非不内外因。""三因备明，五淋通贯，虽证状不一，皆可类推。"《仁斋直指附遗方论》中补充了心与小肠在淋证发病过程中的重要性。若小肠病变亦可引起诸淋，指出"水火不交，心肾气郁，遂使阴阳乘，清浊相干，蓄在下焦，故膀胱里急，膏、血、沙石从下便道出矣。于是有欲出不出，淋沥不断之状，甚者窒塞其间，则令人闷绝矣。大凡小肠有气则小便胀；小肠有血则小便涩；小肠有热则小便痛。"严用和又补充了饮酒、冒热、著冷、温病等均可产生淋证。《济生方·淋闭论治》说："此由饮酒房劳，热结下焦，遂成淋闭；亦有温病后，余热不散，霍乱后，当风取凉，亦令人淋闭"。明·王肯堂提出了淋证应随病本不同而异其治的主张。其理由是"淋病必由热甚生湿，湿生则水液浑凝结而为淋"。王氏从人的整体出发，认为脏腑互为影响，诸脏有热，热与湿相结合，都可波及膀胱。因湿为水邪，水性就下，膀胱乃水之出路，停蓄蕴郁，酿成淋病。推本求源，关系至每一脏腑。"治病必求于本"，审证求因，才是施治的原则。张景岳认为淋与"积蕴热毒"有关，"淋之初病，则无不由乎热剧，不容辩矣。"清·冯兆张《冯氏锦囊秘录·杂证大小合参》说："《内经》言淋，无非湿与热而已，然有因忿怒，气动生火者；有因醇酒厚味，酿成湿热者；有因房劳，阴虚火旺者。"论述了湿、热、火在淋证发病机理中的重要性，其病因有七情过激、嗜酒过多、房劳过甚等。进一步阐述了肾、膀胱、脾、心、小肠、三焦发病机理，"盖肾与膀胱为表里，凡水入小肠，则通于胞行于阴而为溺。若肾气不足，热入膀胱，致水道涩而不利，或如豆汁膏血；亦有肾虚气弱，受寒挟冷，其侯必先寒战而后波便，"此言肾与膀胱病变的发病机理。"因劳倦而作者属脾虚"，此宗《灵枢·口问》篇"中气不足，溲便为之变"，此言脾脏病变的发病机理。"盖心主血，热盛搏血，失其常道，心与小肠为表里，乃下流而入于胞，与便齐出。"此言心与小肠病变的发病机理。"三焦有热，流入于胞，溺黄而赤。"此言三焦病变的发病机理。金代刘河间首先提出"感染湿热毒邪"是本病的主要致病因素，他在《素问·玄机原式篇》中指出：淋证是"热甚客于肾部，干于足厥阴之经庭孔，郁结极甚而气血不能宣通"的结果，这一论点为淋证之上行感染的认识开创了先河。其病位在膀胱，但与肾密切相关。肾乃水脏，职司水液的分清别浊，膀胱为州都之官，贮藏和排泄尿液，一脏一腑互为表里，二者功能正常则开合有度，水液排泄正常；病理情况下两者亦相互影响，虚者在肾，肾虚气化不及膀胱则小便数，湿热病邪，多在膀胱，膀胱有热，气化不利，故小便涩痛不畅。淋证病机以肾虚为本，膀胱湿热为标。汉·张仲景在《金匮要略》中指出淋证的病机为"热在下焦"。《诸病源候论·淋病诸侯》云："诸淋者，由肾虚而膀胱热故也"、"热淋者，三焦有热，气搏于肾，流入于胞，而成淋也。…亦有宿病淋，今得热而发者。"《证治准绳·杂病·淋》："盖五脏六腑十二经脉气皆相通矣，是故太阳主表，上行，则统诸阳之气，下行则入膀胱。又肺者通调水道，下输膀胱，脾胃消化水谷，或在表在上在中，凡有热则水液皆热，转输下行，然后膀胱得之而热矣。……由此而言，初起之热邪不一，其因皆得传于膀胱而成淋。"淋证究其成因，一般多为外感湿热、饮食不节、情志郁怒、或他脏之热等所致。

（二）病机

1. 湿热 湿热是淋证主要病理因素，热结下焦是淋证病机的重要方面。

热属阳邪，其性炎上蒸发，而淋证病在下焦，单纯热邪难成淋证。湿邪则是本病发病的关键因素，"湿性趋下"、"下焦之病多湿"。由于湿邪其性黏滞，易阻碍气机，使膀胱气化失司而水道不利，则可导致已成之湿难除，未成之湿继生，如此形成恶性循环，使淋证迁延难愈，故有"无湿不成淋"之说。湿与热结，淋证初起往往是火热之性偏盛，表现出发病急，变化快的特点。随着病程延长，湿邪黏滞、固着之性渐显，湿中蕴热，如油入面，形成无形之热蒸动有形之湿的趋势，两者胶着，黏滞难化。若湿热进一步发展加重，则可出现热得湿而愈炽，湿得热而愈横的病理改变，临床出现病情危重错杂的局面。淋证中病情反复多变，缠绵难愈者，无不是由湿热致病的特性决定的。湿热之邪可以外袭，亦可内侵。

（1）感于外：多因外阴不洁，秽浊之邪从下上犯膀胱酿成湿热；或外感湿热，下注小肠，使其分清泌浊功能紊乱，湿热传入膀胱；或六淫犯表，郁而化热，循足太阳之经入腑，结于膀胱，移热于肾。

（2）生于内：多因过食辛辣煎炸、肥甘酒热之品，或恼怒伤肝、七情郁滞，或起居失宜，房劳过度，以及久服热药，气郁化火，火气郁于下焦；或他脏有热，热邪注入下焦，热与水结而成湿热。无论热自外受或由内生，其犯及下焦，热传膀胱方致发病。脾胃运化失司，积湿生热，湿热邪气蕴结膀胱，气化失司，水道不利，遂发为淋证。

2. 肾虚　肾虚是淋证根本内在病因。

肾主水，司开合，为先天之本，其经脉络膀胱，两者互为表里。大凡膀胱、小溲的病变，均当责之于肾。肾乃五脏六腑藏精之所，精藏于此，气化于此。精即阴中之水，气即阴中之火，此水火为十二脏之化源。所谓"邪之所凑，其气必虚"，当人体阴平阳秘，脏腑协调，正气旺盛时，未入之邪不得侵入，已入之邪难以滞留，从而体内即无容邪之所，亦无生邪之地，即无发病之虞；肾气亏虚是本病发展的内在关键，正气不足无力抗邪，则湿热久蕴，淋证难愈，证见错综；同时，若淋证反复不愈，湿热之邪久蕴下焦，必耗伤肾之气阴，使病性更偏本虚。可见，淋证的发病、预后和转归都与肾虚密切相关。而对于"劳淋"，《诸病源候论·淋病诸侯》指出劳淋的发病机理，"劳淋者，谓劳伤肾气而生热成淋也"。明·李中梓在《医宗必读》中指出了劳淋的病因"劳淋有脾劳、肾劳之分，多思多虑，负重远行，应酬纷扰，劳于脾也，……，若强力入房，或施泄无度劳于肾也"。张锡纯在《医学衷中参西录》对劳淋的病因病机有了更清楚的认识，"劳淋之证，因劳而成，其人或劳力过度，或劳心过度，或房劳过度，皆能暗生内热，耗散真阴，阴亏热炽，蒸蒸膀胱，久而成淋。"

由此可见，肾元亏虚是劳淋反复发作的关键，湿热"伏邪"留滞下焦为缠绵难愈的主要因素。

3. 其他　还有几个特殊类型，因其发病隐袭、症状不典型或无症状，常被忽视，临床辨证时须注意：

（1）反复血尿型：症见反复血尿，以镜下血尿为主，但多因偶然肉眼血尿而就医，其无发热及尿频、尿急、尿痛等典型症状。

反复尿培养、B超等检查可确诊。此型按尿血辨证施治多无效，予补中益气汤加清热利水之品多可奏效。本型分两种证候：一为脾虚湿热，症见持续低热（37～37.9℃），头重身重，胸闷脘痞，大便溏，溲短而浑，苔白腻，脉濡或濡数，治疗以三仁汤加清热利湿之品，脾虚重者，加健脾利湿之品；二为中气不足、气虚发热，症见持续低热，遇劳则甚，头晕眼花，气短自汗，易感冒，舌淡苔白，脉弱无力，治以补中益气汤，兼湿邪者予黄芪补中汤加减。

（2）慢性肾功能损伤型：发病则已进入肾功不全，可见倦怠、贫血、夜尿多或恶心呕吐。有低比重尿、血中氮质潴留等肾功能损伤表现，且以肾小管功能损伤为主，反复尿检可发现菌尿、白细胞尿、脓尿，B超及肾盂造影多有相应改变。其证多属脾肾两虚、湿浊内停，偏热者选黄连温胆汤加减，偏寒者选温脾汤加减。

三、治疗

（一）历史沿革

《金匮要略》提出"淋家不可发汗"的原则；《中藏经》提出"诸淋之病，与脉相从者治，反者死"的预后；且对石淋的治疗有："益乎急攻，八淋之中，为此最危"的认识；《千金要方》中有治疗淋证的方剂53首，如石苇散等；《外台秘要》保存了唐以前的一些方剂和各种淋证的单方，如"小便石淋，宜破血，瞿麦子捣为末，酒服方寸匕，日三服，三日当下石出"。李东垣治淋"……分在气在血而治之……"；朱丹溪认为"淋有五，皆属乎热。解热利小便，山栀子之类。山栀子去皮一合，白汤送下"。他认为本病之因是火邪和心与小肠相表里均属火性的理论，在《丹溪心法》中提出淋证一病与脏腑的心和小肠的病变关系密切，多为心火下移小肠而发病，并在治疗上强调要以"疏利小便，清解邪热，调平心火"为原则，及急性期"最不可用补气之药，气得补而愈胀，血得补而愈涩，热得补而愈盛"的治疗禁忌。《景岳全书》曰："淋之为病，小便痛涩漓沥，欲去不去，欲止不止者是也。大抵此证多由心肾不交，积蕴热毒，或酒后房劳，服食燥热，七情郁结所致……然淋之初病，则无不由乎热剧，无容辨矣……又有淋久不正，久痛涩皆去，而膏液不已，如白浊者，此为中气下陷及命门不固之证。故必以脉以证，而察其为寒为热为虚，庶乎治不致误。"指出了久淋不止，湿热耗伤正气，邪气示盛而正气已虚，形成脾肾两虚，中气下陷，下元不固之证。对淋证的治疗提出了"热者宜清，涩者宜利，下陷者宜升提，虚者宜补，阳气不固者宜温补命门"的辨证论治原则。明代《医宗粹言》指出："殊不知邪气蕴结膀胱者，固不可补，若气虚则渗泄之气不行，必须参芪补气，血虚则不得滋润疏通，必须归、地补血。大抵肾虚宜补肾，以四物汤加知指，或煎下滋肾丸，若气虚于下而不通者，宜补而升之。虽云升补不可独用，而渗利亦不可独行"这对淋病如何应用补泻结合分析的很具体；清代《证治汇补》提出治疗淋证应以虚实为纲"如气淋脐下妨闷，诚为气滞，法当疏利若气虚不运者，又宜补中。血淋腹硬茎痛，诚为死血，法当去瘀；然血虚、血冷者，又当补肾"。《张氏医通》更加具体地指出："劳淋，有脾肾之分，劳于脾者，宜补中益气汤加车前子、泽泻；劳于肾者，宜六味汤加麦冬、五味子。"现代医家治疗劳淋以脾肾为主，大多受此影响。诸淋之分并非绝对，有"初则热淋血淋，久则煎熬水液，稠浊如膏如砂石也"。在治疗上也不同，"散热利小便，只能治热淋、血淋。其膏砂石淋必须开郁行气，破血养阴亦可"。徐东皋认为淋证的治法也是变化的，"淋证初作者，主于实热，当利之，八正散之属是也。即利之久而不愈，久而下陷者，虚也，宜升其气，气升而水自下"。

总之，古代医家对淋症的治疗总结丰富切实可行的经验，建立了比较全面的辨证论治体系。

（二）中医学认识

现代医家总结古人经验得出实则清利，虚则补益为淋症的基本治则。

具体而言实证以膀胱湿热为主者，治宜清热利湿；以热灼血络为主者，治以凉血止血；以砂石结聚为主者，治以通淋排石；以气滞不利为主者，治以利气输导。虚证以脾虚为主者，治以益气健脾；以肾虚为主者，治以补虚益肾。同时正确掌握标本缓急，在淋证治疗中尤为重要。对虚实夹杂者，又当通补兼施，审其主次缓急，兼顾治疗。治法方药的研究清热解毒，利水通淋，重视清热解毒药物的应用。

具体治疗如下：

1. 清热解毒

感受热毒之邪是本病的主要原因，清热解毒为治疗主线。而热毒在本病过程中均存在，因此清热解毒在本病治疗是贯穿始终的法则。多用菊葵汤、五味消毒饮、四妙勇安汤、石苇散等加味。现代研究也证明凡清热解毒药物，无论在体内体外，均有直接杀菌或抑菌、抗病毒或提高免疫的作用。

2. 活血化瘀

活血化瘀药取效于尿路感染的机理，现代医学认为：（1）活血化瘀药可以增加肾血流量，提高肾小球滤过率，起到冲洗尿路的作用。（2）若尿路反复感染，病变部位有疤痕形成，血流量差，病灶内药物浓度不足，加用活血化瘀药物，可以促进局部血液循环，使药物到达病灶处。

3. 补肾益气，清热通淋

现代药理研究证明补肾益气药物能够：（1）提高机体免疫功能，使低下的免疫指标恢复正常，机体抗感染能力增强。（2）可使免疫球蛋白（IgG、IgM、IgE 等）和补体（C_3）值升高，尿培养转阴。（3）调整免疫功能，阻断细菌对尿路上皮细胞的黏附，而达到治疗目的。

4. 清热通淋

无论在体内体外，均有直接杀菌、抑菌、提高免疫作用。对多种球菌和杆菌有抗菌作用，有增强白细胞吞噬功能和抗炎作用。直接降解细胞内毒素作用，有的药物可激活补体旁路途径，间接对内毒素降解。通过利尿作用，加快尿菌的清除，改善微循环。

5. 益气养阴

益气养阴兼清利湿热法对慢性尿路感染的影响，指出：本病发病机制复杂，由于广谱抗菌素的应用未能使其复发与病死率降低，许多学者开始考虑本病并非单纯的细菌感染问题，认为抗微生物制剂只不过是综合治疗中的一种辅助疗法，提出"宿主的易感"的新观点。于是支持疗法、免疫疗法、刺激疗法等先后应用于本病，但至今尚未收到满意疗效。尿液中 IgH 在本病抗感染免疫方面具有重要意义。结果表明，慢性尿路感染患者不但尿 IgH 明显减少，而且患者全身免疫血清 IgG、IgM、补体 C_3 均明显减少，说明尿 IgH 水平低下不依赖于血清 IgH。从中医理论分析，本组病人均以气阴两虚为主。本病的发生在于正邪斗争，尤取决于正气的强弱，故可以认为正气主要包括机体免疫系统的正常功能。正气不足的虚证患者多为免疫功能低下或失常。益气养阴法可提高患者免疫功能，尤其是尿路局部 IgA 的增强，对本病治愈率的提高意义重大。研究结果提示，通过提高局部及全身免疫功能，可治愈和控制慢性尿路感染。

（三）分期论治

一般分为急性期、非急性期治疗。急性发作阶段，属湿热壅滞下焦之证，急则治其标，重点在清热利湿，缓解尿路刺激症状，治疗时，用清热解毒利湿之品，以驱邪为主。非急性发作期，尿路感染中后期，正气虚或余邪未净，此时正气已伤，属湿热未尽虚实兼夹证，单用清热解毒或益气养阴效果往往不佳，治疗上应以扶正祛邪，虚实兼顾为法，标本同治。临床研究表明，缓解期扶助正气，可以升高外周白细胞，增加网状内皮系统的吞噬功能，诱发干扰素，促进细胞免疫和增加体液免疫功能、对提高疗效和防止复发有重要意义。

1. 急性期治疗以清利为务

急性期尿路感染中医辨证以实证、热证为主。治疗应以清利为主，常选用清热解毒、清热利湿中药。常用方剂以八正散为主，可酌加黄芩、黄连、黄柏、穿心莲、半边莲等清热解毒之品。湿重于热者，应着重利湿通淋，常选用萹蓄、瞿麦、滑石、车前子、石苇、泽泻、猪苓等甘寒利水而不伤阴之品；热重于湿者，重在清热，常选用黄芩、黄连、黄柏、穿心莲、半边莲、紫花地丁等既可清热解毒，药理实验又证实有抗菌作用的药物。此外，可加乌药、益智仁、萆薢等具有引经作用的药物。

在本期治疗中应注意以下几个问题：

（1）重用解表，驱邪外出：有些患者急性发作期可见高热持续不退，或急性期过后留有低热长期不清，应用清热解毒、滋阴清热类药物效果不会太理想。对此，可选用荆防败毒散中的四味主药即柴胡、防风、荆芥穗、薄荷治疗，不仅疗效可靠，而且无大汗之弊及其他副作用。

（2）升清降浊，和胃止呕：尿路感染患者常有呕恶之症，不仅影响饮食、用药，更可使病情趋于复杂和严重化，应尽快予以处理，为下一步治疗创造条件。采用和胃降逆、升清降浊的法则，用小半夏加茯苓汤治疗，可缓解恶心、呕吐症状。因此，在本期治疗中清利之品不可太过，应中病即止，以免苦寒伤胃。

（3）长期足量，巩固疗效：在急性期发作之后，病情缓解，尿常规仅见少量红细胞或白细胞，此时切不可中断治疗，根据患者的具体情况调整脏腑虚实，并佐以少量解毒之品，以巩固疗效，减少复发。

2. 慢性期治疗以补益为主

关于淋证的治法，古有忌补之说。然淋证忌补之说验之临床，应是指实证而言，补则犯实实之弊。尿路感染缓解期，临床多表现脾肾气阴亏虚，治疗上应缓则扶正固本，自不必拘于淋证忌补之说。正如《医宗粹言·淋闭》所说："殊不知邪气蕴结膀胱，固不可补，若气虚则渗泄之气不行，必须参、芪补气；血虚则不得滋润疏通，必须归、地补血。大抵肾虚宜补肾，以四物汤加知柏，或滋肾丸；若气虚而不得通者，以补而升之"。因此，中药应选用黄芪、党参、白术、熟地黄、枸杞子、山茱萸、女贞子等补益脾肾之品，方如左归丸、右归丸等，并酌加败酱草、穿心莲、半边莲、白花蛇舌草、车前草等，以达到缩短疗程、巩固疗效、避免西药毒副作用和耐药性等目的。

在慢性期治疗中应注意以下几个问题：

（1）复杂性尿路感染的治疗，应首先纠正易感因素，如泌尿系统结构异常（如结石、肿瘤、泌尿系统畸形等）以及泌尿系统功能异常（如膀胱－输尿管反流等）引起的尿路不畅等因素。

（2）尿路感染长期不愈的因素，与体弱或免疫功能失调有关，在治疗上应注意扶正，可在辨证的基础上酌加一些药理研究证明具有抗菌作用的中药，如黄芪、女贞子、枸杞子、生地黄等益气补肾之品，以提高患者的免疫机能，促使菌尿转阴。

（四）专方经验论治

近年来，亦有医家提出从脏腑整体观辨证施治能明显提高淋证的临床疗效。《中藏经》认为"五脏不通，六腑不和，三焦痞涩，营卫耗失，皆可致淋"。它认为淋证是一种全身性疾患，这一论述是最早从整体观念出发来认识淋证的。中医学认为人体是一个有机的整体，各脏腑的关系是既相互协同又相互制约的，每一脏腑的病理变化，都与其他脏腑相关。说明淋证的病位虽然局限于肾与膀胱，但病起之根本却不只限于肾与膀胱，亦可由于其他脏腑病理变化影响肾和膀胱而致发本病。明·王肯堂云："初起之热不一，其因皆传于膀胱而成淋，若不先治其所起之本，只从末流胞中之热施治，未为善也"。此论亦可看出治疗淋证只停于对肾与膀胱施治是不够完善的。因此，临证者应四诊合参，审证别类，细辨其致病之本因，详析其病理机制，以脏腑整体观辨证施治才能真正揭示本病的发病机理及治疗规律。

1. 重视理气活血药的应用

膀胱残余尿量的增加，是引起尿路感染和复发的重要因素，因此清除残余尿量对防治尿路感染有特别的意义。据临床观察，理气药具有调整尿道平滑肌和帮助利湿药物冲洗尿道的作用，这对改善膀胱刺激症状及消除残余尿有一定的效果。常用药如枳实、乌药、青皮、陈皮、木香等。

2. 治疗需标本兼顾

治疗尿路感染，需标本兼顾，虚者补之、劳者温之治其本，祛风利湿、和血活络治其标。首先要认识肾之生理特点，要认识肾与其他脏腑特别是与脾胃的关系。其认为肾为至阴之脏，脾胃的强弱可以直接影响肾脏的功能。过分苦寒、清利，耗阴伤阳，伐肾败胃。故寒凉药物，特别是苦寒之剂宜慎用，清利之品亦不宜过用，以防损伤肾气。就是在急性发作期，出现湿热下注现象，亦不宜纯用苦寒清利之剂。

3. 湿毒致病

湿邪蕴于肾络，血气运行不畅，故以祛风利湿、和血活络为慢性尿路感染治标之原则，以独活、桑寄生和滋肾通关丸配合和血通络之品加减，临床有较好疗效。

4. 体质的易感性

湿浊之邪依附不同的机体而变化为病。痰湿之体常是外湿引动内湿，湿热蕴于下焦而为淋；情志过极之人常气火郁内，湿热不得宣通；阴虚则湿浊乘虚入侵，依附虚火酿成湿热；阳虚则寒湿下注；气滞血瘀则经气不通，湿热蕴结更甚。然而无论尿路感染的患者属于何种体质、何种类型，湿热浊邪都是贯穿于整个疾病过程的病邪。因而在治疗过程中清热、利湿、通淋应贯穿整个治疗过程。另外还需根据患者的体质不同采取相应的治法。

近年来随着检测技术的进步和重视程度的提高，尿路感染作为多发病症，众多医者在临床上亦不断探求有效的治法治则和方药，形成了很多新的观点，其临床治疗类别大致为辨证分型治疗、分期治疗、专方验方治疗以及针灸疗法等。中医药在本病治疗时应注意下列几点：①急性期，以清利下焦湿热为主；②症状缓解期，应坚持服数剂清热利湿之品，以免留有湿热之邪；③祛邪之余，勿忘扶正；④屡施寒凉，应护胃气；⑤顽症痼疾，当予血瘀。

四、中西医研究现状

1. 从活血化瘀方面研究

对于反复发作的尿路感染，现代认为，其迁延日久，久病入络，常伴有血瘀。血瘀的形成与湿热久稽下焦、气虚无力行血密切相关。湿热可造成多种病理损害，但主要有两个方面：一是热盛血壅，湿阻气滞，导致血行不畅，血液瘀阻；二是热盛伤阴，导致正气不足，气虚血瘀。瘀血一旦形成，又易与湿热互结，使湿热之邪更难祛除，这是慢性肾盂肾炎迁延不愈的又一原因。瘀血在尿路感染，往往不单独出现，常与湿热、正虚兼夹出现。临床上既可见于其急性发作时，亦可见于隐匿时。症以小便尿道刺痛，腰痛固定不移，疼痛较剧，舌质紫暗，脉涩为常见。现代医学认为尿路感染，主要是肾脏出现的弥漫性的间质浸润现象，肾实质有大小不等的脓肿以及日久形成瘢痕萎缩和纤维增生，这些病理变化为瘀滞的实质，它阻滞血流，加重病情，使疾病迁延不愈。正如薛氏所云"瘀血不去，疾病不愈"。因此，"瘀血"是尿路感染慢性化的重要因素。

治疗上，临床实践证实，在宏观辨证无瘀血表现时，从祛瘀或补益入手，采用活血化瘀的药物治疗，不仅其有抗菌消炎的作用，而且可以增加肾脏的血流量、改善病变部位的微循环障碍和局部营养状况，从而有助于病变的恢复，也是提高本病疗效的重要一环。

2. 从肾虚方面研究

一般认为，肾气不足是淋证发病的病理基础，亦是防治上的关键。通过益气补肾法治疗，防治本病，使肾气得复、气化通利、水道通畅，可使本病的反复发作得到控制。有研究证实，复杂性尿路感染缓解期所存在的肾气不足之证，以全身和尿路局部免疫能力低下为内在病理基础，系肾气不足的本质所在，为肾虚证的客观化研究提供证据，在肾虚证得到明显好转的同时，全身及局部免疫的低下状态也得到了纠正，说明了肾虚证与免疫机能低下所存在的内在联系。而且从现代医学角度来看，这些治疗方法大都从扩张血管，增加肾脏血流量，增强抗菌消炎，提高机体免疫力角度出发用药，清除抗原，减少抗体沉积，调节 T 细胞免疫作用。

3. 从免疫方面研究

临床研究表明慢性肾盂肾炎（CPN）的发生、发展与免疫功能密切相关，许多中药可以增强机体免疫功能，用于治疗尿路感染，尤其是反复尿感，可提高疗效，为本病的治疗开辟了一个极有意义的途径。研究证实，CPN 缓解期所存在的肾气不足之证，是以全身免疫能力低下为内在病理基础，而膀胱湿热留恋则是局部免疫应答过强的表现。

五、中医药治疗尿路感染目前存在的问题

1. 对尿路感染的临床表现观察不够仔细

目前在治疗尿路感染的临床过程中，医者特别重视尿路症状的变化，而对全身症状观察尚不够仔细。在临床实践中观察到，某些反复尿感急性发作者，临床可见其小便频数，小腹冷痛，伴恶寒头痛，肢体酸楚，无汗，舌淡红苔，薄白腻，脉濡等。可见反复尿感患者临床亦有寒证表现，应该给予重视，以丰富中医有关反复尿路感染的认识。

2. 对淋证的中医病因病机认识不够全面

祖国医学对淋证的病因病机的认识多围绕肾虚与膀胱湿热，近年来又逐渐提出血瘀的观点，对湿热、热毒、郁热等热邪和肾虚在尿路感染的发生发展过程中的作用给予了极大的关注，而对其他因素如内外寒邪未予足够的重视，尚没有认识到内外寒邪在反复发作的尿路感染的发生发展过程中的重要作用。然而，汉·华佗在《中藏经》首次提到"劳淋"、"冷淋"病名。隋·巢元方在《诸病源候论》中有"寒淋"的论述："寒淋者，其病状先寒战然后尿是也，由肾气虚弱，下焦受于冷气，入胞与正气交争，寒气盛则战寒而成淋，正气盛战寒解，故得小便也"。由此说明古代中医治疗淋证也不唯虚唯热，已认识到寒邪也是淋证发病的不良因素之一。某些反复尿感者，病邪并非湿热，而是寒湿，寒湿从太阳经脉之表

犯于太阳膀胱之腑，而为病；亦有因邪滞膀胱，易伤肾阳，常形成肾阳虚损为本、湿热下注膀胱为标的寒热兼挟病机。淋证经久不愈或反复发作，湿热邪恋膀胱，易由腑及脏伤及于肾，继则由肾及脾，出现肾阴不足、脾肾阳虚的证候，由于脾肾不足，湿热留恋，此时纯虚纯实证均少见，多为虚实夹杂证，如阴虚夹湿热、气虚夹水湿、阳虚夹湿热。对于一些淋证患者，若禀赋不足、体质虚弱、长期应用清热中药或多种抗生素，久则肾阳虚亏，膀胱气化不利，气血循行不畅，且湿热留恋不去。由此可见，临床上已有关于外感寒湿之邪或肾阳不足而产生内寒等的论述，但仍重视不足，尚未认识到其在反复尿路感染中的重要性。

纵观辨证论治，分型繁琐、处方混乱、疗效重复性较差。目前常用的证候分类有湿热蕴结型、外感湿热型、脾肾两虚型、肝肾阴虚型、气阴两虚型、气滞血瘀型等；中医学研究进展常用的治疗方法有清热利湿法、清热解毒法、健脾补肾法、滋补肝肾法、气阴双补法、行气活血法等。这些证候分类和治疗方法不同程度地提高了对尿路感染的疗效。然而对于扶正护阳在尿路感染的治疗过程中具有的重要地位虽有论及，但重视不够。

第三章　临床表现

一、不同年龄儿童尿路感染的临床表现

临床表现因年龄和尿路感染部位不同而异，年长儿与成人相似，年幼儿以全身症状为主，泌尿系症状不明显。

1. **新生儿期**　多由血行或上行感染所致，男性多于女性，以全身症状为主，如发热、吃奶差、苍白、呕吐、腹泻、腹胀等非特异性表现。部分患儿体重增长缓慢，时有抽搐、嗜睡或见黄疸，一般尿路症状多不明显。所以对原因不明的发热应及早做尿常规检查及尿、血培养以明确诊断。

2. **婴幼儿期**　以上行感染多见，女孩占多数，以全身症状为主，如常以发热最突出，咳嗽、呕吐、反复腹泻、纳呆、神萎等也较明显；泌尿系统症状不明显，排尿时哭闹、尿频或有顽固性尿布疹应想到本病。多存在营养不良、贫血等诱发因素。

3. **儿童期**　下尿路感染时多仅表现为尿频、尿急、尿痛等尿路刺激症状，有时有终末血尿、排尿困难及遗尿，而全身症状不明显。上尿路感染时表现为发热、寒战、全身不适，下腹痛明显，可伴有排尿刺激症状，腰痛，大便稀。部分患儿有血尿，但水肿及蛋白尿多不明显，一般不影响肾功能。

二、不同部位尿路感染的特点

1. **尿道炎**　是尿路感染的常见类型，女孩往往与膀胱炎同时存在。患儿有尿频、尿急、尿痛等尿路刺激症状，年长儿可诉耻骨上区及会阴部疼痛。急性期尿道口黏膜可呈弥漫性充血水肿，有时有浅表溃疡，男孩常伴有包皮炎。病原菌以大肠杆菌多见，近年儿童也有淋球菌感染发生。对于病原菌检查阴性或一般抗感染治疗无

效者，应注意女孩有可能是蛲虫刺激尿道口或误入尿道所致。此外，沙眼衣原体、解脲支原体及疱疹病毒和滴虫都可造成尿道炎。

如炎症反复发作迁延不愈，还应注意有无包皮过长、后尿道瓣膜、尿道下裂及结石等因素。

2. **急性膀胱炎**　多为上行性感染，女孩多见。病变部位在膀胱三角区，突然起病，可见尿频、尿急、尿痛或排尿时烧灼感，下腹部坠胀，膀胱区有压痛，甚至有肉眼血尿。

3. **急性肾盂肾炎**　年长儿表现典型的尿路局部及全身感染两组症状。少数严重病例可发生革兰阴性杆菌败血症，多见于已有尿路梗阻者。婴儿及其他不典型的肾盂肾炎临床表现多样，可有如下几种表现：（1）以全身感染中毒症状如高热、寒战等为主要表现，缺乏局部症状，易被误诊为上呼吸道感染、败血症。（2）以其他器官系统症状为突出表现如急性腹痛，甚至绞痛及吐泻，易误诊为阑尾炎、胆囊炎或胃肠炎。尤其是新生儿可不发热而仅有呕吐、脱水、黄疸。（3）以血尿、腰腹部痛为主要表现，常被诊为尿路结核或结石。（4）某些患儿如肾病综合征等接受糖皮质激素治疗者可无症状，仅表现为隐匿性菌尿。

4. **慢性肾盂肾炎**　病史超过6个月以上，同时具备下列条件之一：①静脉肾盂造影见到肾盂肾盏变形、缩窄；②两肾大小不等，表面凹凸不平；③肾小管功能有持续性损害。

第四章 西医诊断与中医辨证

第一节 西医诊断

一、注意事项

1. 确立真性菌尿的存在。

2. 病程急性尿路感染是指病程在 6 个月以内；慢性尿路感染是指病程在 6 个月以上，病情迁延者。

3. 定位根据感染部位分为上尿路感染即肾盂肾炎，下尿路感染即膀胱炎和尿道炎。

4. 起病性质复杂性尿路感染即伴有泌尿系解剖和功能异常者，反之为非复杂性尿路感染。

5. 症状诊断发病有症状者称症状性尿路感染，多见于到医院就诊的患儿。年长儿与成人相似，其起病急，以尿频、尿痛或伴有发热、腰痛等为特征。小婴儿，特别是新生儿，往往尿频、尿急、尿痛等局部症状不明显或缺如，而仅表现为高热。尿常规有白细胞增多或见脓细胞；尿细菌培养阳性，清洁中段尿培养菌落数在 10^5/ml 以上即可确诊；或耻骨上膀胱穿刺尿定性培养有细菌生长，即可确立诊断。

无自觉症状仅在尿筛查时发现，称为无症状性尿路感染。无症状性菌尿：临床无任何症状，符合下例实验室检查结果之一者即可确诊：①连续两次清洁中段尿培养，两次菌落数 $>10^5$/ml，且为同一菌株；②1 次清洁中段尿培养菌落数 $>10^5$/ml，尿沉渣白细胞数 >10 个/Hp；③耻骨联合上膀胱穿刺尿培养有致病菌生长。

6. 病程分为初发性、复发性和再发性。

7. 病原学诊断特异性感染指有真菌、病毒、结核、淋球菌、支原体、衣原体及寄生虫等所致的感染；一般细菌所致的尿路感染为非特异性感染。值得注意的是我国发热小儿在尿常规检查、尿细菌培养前多已用过抗生素，影响了培养的阳性率。

二、尿标本的采集

尿细菌培养阳性是诊断本病的金标准，尿标本的无污染至关重要。国外有报道 2 岁以内儿童尿袋收集法进行尿培养的污染率达60%，国内学者观察插管导尿所做的培养可大大降低污染率。所以对于女孩或反复尿路感染的患儿尽量在治疗前插管导尿送尿检，以提高阳性结果，同时减少杂菌的污染。

膀胱穿刺取尿的检测结果相对于其他留尿的方法更可靠，但为有创性检查，不易被接受。

三、菌尿假阴性问题

1. 尿液在膀胱内停留不足 6h，细菌没有足够时间繁殖。

2. 收集中段尿时，消毒药不慎混入尿标本中。

3. 患儿在近 2 周内用过抗生素。

4. 饮水太多，稀释细菌数。

5. 有时细菌感染灶与尿路不通，如血源性肾盂肾炎的早期或尿路梗阻时。

6. 有些尿路感染的排菌可为间歇性。

7. L 型细菌　在抗菌药物治疗后 L 型细菌脱除细胞壁，以胞浆形式存在于肾髓质。停药后，L 型细菌可恢复原状，引起肾盂肾炎。

四、诊断要点

1. 常有外阴不洁或坐地嬉戏等情况。

2. 临床表现　前述。

3. 辅助检查：①尿常规：镜检清洁中段尿沉渣中白细胞 >5 个

/Hp，应考虑为尿路感染。如白细胞聚集成堆或见白细胞管型及蛋白尿则诊断价值更大，说明肾脏受累，尚不足以诊断为上尿路感染。②尿培养：菌落计数 $>10^5/ml$ 可诊为尿路感染；$1\sim10^5/ml$ 为可疑；$<10^4/ml$ 多为污染。女孩如 2 次尿培养菌落数均 $>10^5/ml$，且为同一种细菌可以确定诊断。男孩如尿标本无污染，菌落 $>10^4/ml$，应考虑菌尿的诊断。

我们的体会是对于婴幼儿 $T\geqslant39℃$，发热 $\geqslant2$ 天而缺乏其他可能的发热原因；见肉眼血尿；既往有尿路感染病史或已被确诊有尿道异常者；未切除包皮的小男孩均需重点怀疑，应进行相应的检查，尽早明确诊断。

4. 目前建议对尿路感染的患儿进行双肾 B 超及逆行膀胱尿道造影检查，如发现有返流进一步进行肾静态检查，以对尿路感染潜在病因做出诊断。

第二节　中医辨证

尿路感染属中医学"淋证"范畴，临床常分以下五型辨证论治。

一、急性期

包括急性尿路感染和慢性尿路感染急性发作期，临床上，以尿频、尿急、尿痛、尿液混浊，腰痛，或发热恶寒，偶见血尿为特征，因而多属中医淋证中的"热淋"和"血淋"范畴，其辨证论治如下。

1. 膀胱湿热型

症候：小便短频，灼热刺痛，少腹拘急胀痛，或有恶寒发热，口苦，呕恶，腰痛。舌苔黄或白腻，脉濡数或滑数。

辨证分析：湿热毒邪客于膀胱，气化失司，水道不利，且火性急迫以至小便短频，灼热刺痛；湿热下迫，淫伤于肾，腰为肾府，故腰痛而拒按；湿热内蕴，邪正相争，则见恶寒发热，口苦，呕恶；苔黄腻为湿热之象，湿热浸淫脉络，故脉滑数或濡数。

治法：清热利湿通淋。

方药：八正散（《太平惠民和剂局方》）。组成：木通、瞿麦、车前草、扁蓄、滑石、栀子、大黄、灯心草、生甘草。

本方的功效是清热泻火，利水通淋。其中木通、车前子、瞿麦、扁蓄、滑石通淋利湿，栀子、甘草、大黄清热泻火，加灯心草以增利水通淋之效。若大便秘结，腹胀者，可重用大黄，并加枳实以通腑泻热；若伴见寒热、口苦、呕恶者，可合用小柴胡和解少阳；若湿热伤阴者，去大黄，加生地、知母、白茅根以养阴清热。若热毒弥漫三焦，入营入血，又当急则治其标，用黄连解毒汤合五味消毒饮，以清热泻火解毒；若血尿明显者加白茅根、小蓟、生地、藕节以凉血止血；若小便滞涩不畅，加入青皮、琥珀粉。

此型临床最为常见，约占所有尿路感染的 2/3，多见于疾病的初期，病邪在腑，尚未及脏，治疗以清利膀胱湿热为主。因苦寒药败胃，渗湿药伤阴，故症状缓解后要及时调整方剂，特别是八正散中的木通，大量应用，有引起急性肾功能衰竭的报道。

2. 肝胆（少阳）郁热型

症候：小便涩滞，淋沥不畅，少腹满痛，寒热往来，烦躁不安，食欲减退，口苦呕吐，胸胁胀痛，阴肿，阴痒，阴汗，苔黄白相兼，脉弦数有力。

辨证分析：湿热侵犯肝胆，少阳枢机不利，故见往来寒热；肝胆郁热上炎，故口苦咽干；胆热犯胃，胃失和降，则心烦欲呕，不思饮食；肝胆相表里，其经脉循少腹抵阴器，肝胆郁热，疏泄不利，湿热下注膀胱，气机郁滞，膀胱气化失司，水道不利，故尿频而涌，尿色黄赤；舌红苔微黄或腻，脉弦数，均为肝胆郁热夹湿之证。

治法：清利肝胆，和解少阳。

方药：龙胆泻肝汤（《医宗金鉴》）。组成：龙胆草、柴胡、泽泻、车前子、生地、当归、栀子、黄芩、甘草。

本方是清泻肝胆实火或湿热的常用方。方中龙胆草大苦大寒，上泻肝胆实火，下清下焦湿热；黄芩、栀子苦寒泻火，辅助龙胆草清泻肝胆湿热；泽泻、车前子协助龙胆草清利湿热，使湿热从水道排除；肝主藏血，肝经有热则易耗伤阴血，故用当归养血活血，生地养血养阴；柴胡疏肝解热，并引诸药入肝胆，甘草调和诸药。诸药合用，泻中有补，利中有滋，既能清泻肝胆湿热，又能养阴血，祛邪不伤正。大便干结者加大黄；小便灼热、疼痛较剧者加竹叶、蒲公英、石韦。

在本型治疗中，方药多为苦寒败胃之品，不可多服、久服，中病即止。对脾胃虚寒者亦非所宜。

3. 热伤血络型

症候：小便热涩刺痛，尿色深红；或夹有血块，则疼痛满急加剧；持续壮热，汗出而不解，口气秽浊，口渴心烦，腹痛便秘，小便短赤，苔黄腻，脉洪数。

辨证分析：湿热下注膀胱，热盛伤络，以至小便涩痛而有血。前人有"血淋为热之甚者"的说法，即指此而言，多与心与小肠的病变有关。盖心为火脏，主血脉而与小肠相表里。心火炽盛，移于小肠，迫于膀胱，损伤脉络，故血溲俱下，血淋乃作。若热盛煎熬，血结成瘀，则溲血成块，色紫而暗，壅塞膀胱，而现小腹急满硬痛。舌红苔黄，脉数有力均为湿热之象。

治法：泻火通淋，凉血止血。

方药：小蓟饮子(《济生方》)。组成：生地、小蓟、滑石、木通、蒲黄、藕节、淡竹叶、当归、栀子、生甘草梢。

本方的功效是凉血止血，利水通淋。方中小蓟、生地、蒲黄、藕节凉血止血；木通、竹叶降心火、利小便；栀子清三焦之火；滑石利水通淋；当归引血归经；生甘草梢泻火而能走达茎中以止痛；若血多痛甚者，可吞参三七、琥珀粉，以化瘀通淋止血。

4. 三焦湿困型

症候：小便混浊，尿时涩痛，寒战高热，午后热盛，身重疼痛，胸闷不饥，口干不欲饮，脘腹痞满，时感恶心欲吐，舌苔厚腻或黄腻，脉濡数或滑数。

辨证分析：湿热之邪侵犯三焦，热积于内，则寒战高热；湿为阴邪，故午后热甚；湿邪重着，阻滞经络，气血不畅，则身重疼；湿热之邪滞于中焦，气机不畅，胃失和降，故胸闷不饥，脘腹痞满，时感恶心欲吐；湿热蕴结，津不上承，则口干不欲饮；湿热下注膀胱，气机阻滞，水道不利，故小便混浊，尿时涩痛。苔厚腻或黄腻，脉濡数或滑数，均为湿热之象。

治法：宣畅气机，清热利湿。

方药：三仁汤（《温病条辨》）。组成：杏仁、生薏苡仁、白蔻仁、厚朴、制半夏、通草、飞滑石、竹叶。

本方是治疗湿温初起，邪在气分，湿重于热的主要方剂。方中杏仁宣利上焦肺气，气化则湿亦化；白蔻仁芳香化湿，畅中焦之脾气；薏苡仁甘淡性寒，利湿清热而健脾，疏导下焦，使湿热从小便而去；通草、竹叶甘寒淡渗，以助清利湿热之力；半夏、厚朴辛苦性温，行气化湿除痞，既助行气化湿之功，又使寒凉而不碍湿。诸药相合，宣上畅中渗下，使湿利热清，三焦通畅，诸症自解。若湿重舌苔白腻，胸闷呕恶者加藿香、佩兰、苍术；若热重，舌苔黄腻，口渴尿黄者加黄芩、黄柏、苦参；尿道涩痛明显者，加车前草、白茅根、琥珀。

在本型治疗中，用药多为苦寒淡渗燥湿之品，久服易败胃伤阴。

二、慢性期

1. 肝气郁滞型

症候：尿意频急，排尿不畅，涩滞难尽，或淋沥短少，伴腰胁胀痛，引及少腹或阴部，或睾丸疼痛。苔薄白，脉沉弦滑。

辨证分析：少腹乃足厥阴肝经循行之处，肝气郁滞于下焦，与邪热互结，至膀胱壅塞不畅，气滞不宣，气机不化，每令少腹拘急，小便涩滞难出，淋沥不畅；腰为肾之腑，胁为肝之位，气滞着肾，则腰胁疼痛，足厥阴肝经循行部位少腹、阴部、睾丸等处可有胀痛。苔薄白，脉弦滑系肝气郁滞之证。

治法：疏肝理气，利水通淋。

方药：沉香散（《三因极一病证方论》）。组成：沉香（不焙）、石韦（去毛）、滑石、王不留行、当归（炒）、冬葵子（炒）、白芍、炙甘草、橘皮，上为细末，每服6g，空腹时煎大麦饮调下。

方中沉香、橘皮利气，当归、白芍柔肝，甘草清热，石韦、滑石、冬葵子、王不留行利尿通淋。气滞较剧，小腹胀满难忍，加木香、青皮；有刺痛等血瘀征象者，加川牛膝、红花、赤芍。

2. 肝肾阴虚型

症候：湿热留恋，低热盗汗，头晕耳鸣，腰膝酸软，咽干唇燥，尿少色黄，或尿频而短，尿急尿痛，舌质红，无苔或少苔，脉弦细而数。

辨证分析：本证多见于疾病慢性持续阶段，病程日久，迁延不愈，损及肝肾。由于湿热未尽，而肝肾阴已伤，故临床表现为虚实错杂之证，患者素体阴精不足，或湿热蕴结日久，灼伤阴精，终至肝肾阴亏，虚火内生而见头晕耳鸣，手足心热，咽干唇燥等症；腰为肾之腑，肾虚腰腹失充则腰膝酸软；湿热留恋不去，膀胱气化无权则见尿频而短，小便涩痛之症。

治法：滋补肝肾，渗湿利水。

方药：知柏地黄丸（《医宗金鉴》）。组成：知母、黄柏、丹皮、山茱萸、熟地、山药、泽泻、茯苓。

本方当随临床阴虚证及下焦湿热证之轻重主次配伍，若阴虚内热证明显者，可重用生地30g，酌加青蒿12g；湿热明显者，可加白花蛇舌草30g、蒲公英30g、凤尾草30g。本证在临床上主要见于素体阴虚或久病热淋伤阴者，多见于女性患儿，男性少见。其临床以阴虚内热为主，兼见有尿路刺激症状，而得以明确诊断。治此以滋阴与清下焦湿热并重，兼顾通利。方中熟地、山茱萸、山药滋阴；丹皮、泽泻、茯苓配合前三种药使补而不腻；知母、黄柏清虚热；可加用石斛、白茅根养阴利尿。

3. 中气不足型

症候：尿时无力，尿有余沥，艰涩难出，甚则有尿失禁，可有少腹坠胀，或有肾下垂，四肢乏力，面色㿠白，舌质淡，脉虚弱无力。

辨证分析：淋证日久不愈，或过用苦寒疏利之品，耗伤中气，气虚下陷，故少腹坠胀，或有两肾下垂；气虚膀胱失于摄纳而排泄异常，气不足而气化失司则解尿无力，面色㿠白，舌质淡，脉虚弱无力，均系脾气虚弱，气血亏虚之症。

治法：补中健脾，益气升陷。

方药：补中益气汤（《脾胃论》）。组成：黄芪、白术、陈皮、人参、升麻、柴胡、当归、甘草。

方中重用黄芪补益中气，升阳固表；配伍人参、炙甘草、白术补气健脾，与黄芪合用增强补中益气之功，陈皮理气和胃，使诸药补而不滞；并以升麻、柴胡升阳举陷，协助黄芪、人参等升提下陷之中气。若兼有血虚肾亏者，可用八珍汤倍茯苓加杜仲、枸杞、牛膝，以益气养血，脾肾双补。

4. 肾阳亏虚型

症候：两腰冷痛，解尿不爽，滴沥而下，涩痛难忍，四肢不温，形寒神倦，舌质淡苔薄，脉沉细无力。

辨证分析：多因房劳太过，或素体阳虚，致精气虚冷，命门火衰，肾阳不足，腰失温煦，则两腰冷痛。命门为一身阳气之根本，膀胱得阳气而开阖，命门之火不足，则解尿不爽，滴沥而下，涩痛难忍。阳不达四肢，则四肢不温，形寒神倦。

治法：温阳散寒通淋。

方药：金匮肾气丸（《金匮要略》）。组成：熟地、山药、山茱萸、茯苓、泽泻、丹皮、附子、肉桂。

方中熟地滋阴补肾；山茱萸、山药补肝脾而益精血；桂枝、附子之辛热，以温阳化气。又配泽泻、茯苓淡渗泄浊，丹皮清肝泻火，三药于补中寓泻，使邪去则补乃得力。肾阳充盛，则可消阴翳，司膀胱，四肢温运，腰身痛减，小便通利。

第五章 鉴别诊断与类证鉴别资料

1. **肾小球肾炎** 急性肾炎初期可有轻微尿路刺激症状，尿常规检查中红细胞增多，有少数白细胞，但多有管型及蛋白尿，且多伴浮肿、高血压及尿培养阴性有助鉴别。

2. **肾结核** 多见于年长儿，有结核接触史及结核感染中毒症状，结核菌素试验阳性。如病变累及膀胱可出现血尿、脓尿及尿路刺激症状，尿液中可查到结核杆菌，静脉肾盂造影可见肾盂肾盏出现破坏性病变。

3. **高钙尿症** 可表现有尿频、脓尿等，但尿钙/尿肌酐 > 0.20、24 小时尿钙 > 4mg/Kg 及尿培养阴性有助鉴别。

第六章　治　　疗

第一节　中医经典治疗经验资料

一、诊治进展

（一）证型研究

研究肾虚证与免疫功能下降对慢性尿路感染的影响，证实慢性尿路感染缓解期所存在的肾气不足之证以全身和尿路局部免疫功能低下为内在病理基础，系肾气不足的本质所在。微生物的入侵是尿路感染发生的先决条件，由于细菌强大的繁殖能力加上患者可能存在的机体易感，即中医理论上"肾虚"因素的存在，与现代医学认为泌尿系防御功能减退是造成尿路感染的主要原因相吻合。有报道通过益气补肾法治疗，在肾虚证得到明显好转的同时，全身及局部免疫的低下状态也得到了纠正，说明肾虚证与免疫功能低下存在内在联系。

还有学者将尿路感染急性期分为膀胱湿热型，以八正散加减；少阳郁热型，以小柴胡汤合八正散加减。慢性期分为脾肾气虚型、余邪未清型，以补中益气汤加清热利湿药；肾阴亏虚、湿热留恋型，以知柏地黄汤加清热利湿药；气滞血瘀型以血府逐瘀汤加健脾益气药。

（二）治法研究

1. 清热解毒法　在辨证基础上，加重清热解毒药物，则菌尿转阴率明显提高。现代药理研究亦证明，凡清热解毒药物，无论在体内外，均有直接杀菌或抑菌，抗病毒或提高免疫的作用。感受热毒之邪是本病的主要原因，而且热邪在本病全过程中均存在，因此清热解毒法是在本病治疗时贯穿始终的法则。一般处方选八正散，但八正散中的清热解毒的药味数太少，只有栀子、大黄两味以及甘草梢清热泻火，方中绝大多数是通淋利湿药。既然本病是以热毒为患，就应抓住主要矛盾，以清热解毒为主，利尿只是给热毒之邪以出路，应把利尿作为辅助治疗。

2. **清热利湿法**　清热利湿是中医治疗尿路感染的传统治法，清热利湿法是中医治疗尿路感染最为常用的治法。现代药理学研究表明，清利湿热药物能显著抑制尿道致病性大肠杆菌 P 菌毛的表达，使其在人尿道上皮细胞的黏附能力下降，容易通过尿流和尿道蠕动而排出体外，因而有利于患者临床症状消除和化验指标改善。清热解毒利湿中药还具有广泛的抗病原微生物、抗毒素、抗炎、解热、抗肿瘤及增强机体非特异性免疫、抑制变态反应等作用；同时某些药物还具有调节胃肠道运动，促进消化液分泌，抗溃疡的作用。

3. **活血化瘀法**　淋证初起湿热固为病因，但湿热多侵入血分，以致血热妄行，血溢成瘀，临床可见急性尿路感染患者尿中常出现大量红细胞、白细胞。因此治疗用凉血行瘀法并结合清热利湿法，可提高疗效。研究结果提示凉血行瘀中药对感染导致的凝血机制紊乱有良好的治疗作用。

4. **益气养阴法**　尿路感染的发生在于正邪两方面，尤其取决于正气的强弱。正气主要包括机体免疫系统的正常功能。正气不足者则表现为免疫功能低下或失常。研究发现慢性尿路感染患者全身免疫血清 IgG、IgM、补体 C_3 均明显减少。结果表明，益气养阴法兼清利湿热法治疗后，患者的血清 IgG、IgM、补体 C_3 均升至正常范围，表明本法可提高患者免疫功能，对本病治愈率的提高意义重大。

（三）方药研究

1. 单味中药的药效学研究

研究发现，许多活血化瘀的药物如丹参、川芎、泽兰等对大肠杆菌、绿脓杆菌及金黄色葡萄球菌均有抑制作用。与清热解毒药物合用，有控制感染、改善微循环、调节变态反应、促进炎症吸收及瘢痕组织软化等作用。不少学者研究了中药对免疫的调节作用，发现中药女贞子、旱莲草有很好的免疫增强作用，不仅可使正常小鼠的淋巴细胞转化率和小鼠的迟发超敏反应显著提高，而且可拮抗环磷酰胺的免疫抑制作用，使处于低下状态的机体细胞免疫得到恢复。研究表明中药五味消毒饮可改善机体组织代谢，增加能量贮备，促进免疫器官发育，增强特异性和非特异性免疫功能，与益气和活血化瘀药合用有利于改善双向免疫调节和抗变态反应作用，并可改善肾组织瘢痕中细菌抗原引起的末梢动脉炎和栓塞等自身免疫性损害。研究还发现利尿通淋等药可促进病原体及其代谢产物、炎性介质等湿热毒邪排出体外，减少局部刺激，有利于组织修复。

另外，研究发现对大肠杆菌有效的中药有大黄、木香、黄芩、苦参、知母、黄柏、白头翁、秦皮、穿心莲、甘草、茵陈、虎杖、厚朴、黄连、紫草、丹皮、赤芍、大蒜、马齿苋、茯苓、金樱子、山茱萸、半边莲、川椒、五味子等。

对真菌有效的中药有黄精、虎杖、知母、黄柏、山豆根、黄连、丁香、木香。

对支原体、衣原体有效的中药有黄柏、白芷、地肤子、大黄、甘草、板蓝根、鱼腥草、益母草、旱莲草等。

对革兰阴性杆菌所致发热有解热作用的中药有黄芩、黄连、金银花、连翘、大青叶、石膏、知母、玄参、紫草、地骨皮、穿心莲等。

研究发现清热解毒类中药大多有抗实验性炎症作用。如金银花能抑制炎症渗出和增生。

对输尿管蠕动有影响的药物可分为 3 个类型，一是由于利尿作用并间接引起输尿管蠕动的增强，如金银花、瞿麦；二是直接作用致输尿管蠕动增强而不引起利尿作用，如大黄和川芎；三是对输尿管平滑肌的直接作用与其利尿间接作用协同，如川牛膝。

2. 复方中药的研究

复方八正散对大鼠逆行性大肠杆菌肾盂肾炎模型具有增加大鼠尿排量和有效清除尿路感染菌作用。体外抗菌试验显示，对大肠杆菌、变形杆菌等尿路致病菌有较强的抗菌作用，体内抗菌试验显示对大肠杆菌、变形杆菌等引起的尿路感染小鼠均有很好的保护性治疗效果，能显著提高感染小鼠的存活率，降低死亡率。八正散对普通大肠杆菌无明显抑制作用，但对尿道致病性大肠杆菌的菌毛表达和对尿道上皮细胞产生的黏附作用有抑制作用，并认为该药治疗尿路感染的原理就是通过上述作用而使致病性大肠杆菌失去黏附作用，至于已黏附到尿道上皮的细菌，由于尿道上皮更新迅速，随着上皮细胞的脱落而被排出，不能再黏附到其他新生的上皮细胞上。

从抗尿道致病性大肠杆菌对尿道上皮细胞的黏附和机体免疫功能的影响两方面对该药治疗尿路感染的机制进行了初步研究，结果表明三金片有良好的体外、体内抗尿道致病性大肠杆菌黏附的作用，同时可明显提高机体的非特异性免疫功能。

（四）中西医结合研究

西药抗生素治疗本病，在急性期对控制病情、缓解症状确实比较迅速，但复发率高。而中药治疗对控制症状、调整全身情况，改善机体状态较佳，疗效持久而稳定，毒性及不良反应小，且可缓解和纠正抗生素引起的毒性及不良反应。但中药尿培养细菌转阴率、尿中白细胞的清除不够理想，急性发作期控制尿路刺激症状所需的时间较长。二者各有所长，若相互配合应用，则可提高疗效。

中西医结合治疗方案被大多数人接受，采用中西医结合方法可以大大提高临床疗效，缩短病程，减少抗生素的毒副作用和耐药性，减少和预防复发。大多数研究表明，中西医结合治疗明显优于单用西药抗菌治疗。近年来新的抗生素不断问世，为尿路感染的药物治疗提供更多的选择，大大提高了单纯性尿路感染、初发性尿路感染的治愈率。但有作者研究发现反复发作性尿路感染的复发率、复杂性尿路感染的病死率并未由此获得改善。目前，抗生素治疗盲区的逐步扩大正日益引起广大临床工作者的重视。抗生素的滥用，耐药菌株层出不穷，使越来越多的原先敏感的菌株变得"无药可救"。

（五）新的治疗方法

1. **保留灌肠**　灌肠疗法在张仲景所著的《伤寒论》中就有记载，药物直接作用于直肠，无苦寒败胃之弊；在解剖结构上，直肠与子宫、阴道、尿道相近，且中药水剂有利于药物扩散和渗透，直达病所，迅速地发挥治疗作用。

2. **针灸**　近年来，人们从针灸的角度来治疗尿路感染也有一些进展。中医学认为：关元穴为人体元阳潜藏之处，是人体三大强壮要穴（足三里、关元、气海）之一，灸关元更可起到培源固本、温经散邪的作用。近来，学者们对这个位于人体正中线上，肚脐下约 10cm 的穴位进行了研究，结果发现灸关元穴对尿路感染等都有很好的辅助疗效。以石门穴为主治疗尿路感染等病症，疗效显著。针刺治疗本病，在急性期可迅速缓解疼痛。石门穴为下腹部要穴，三焦之募穴，三焦通调水道，为决渎之官，针刺本穴可通达、疏利三焦气机达通淋止痛之效。

二、中医治疗优势

尿路感染是中医治疗比较有优势的病种之一，中医在尿路感染治疗中取得了丰硕的成果。其优势和价值体现在以下 3 个方面：（1）增强疗效，单用或配合西医治疗，可明显提高疗效；（2）有效地防止西药治疗带来的不良反应；（3）可迅速改善症状，在提高生活质量等方面，显示了其独特的优势。

中医学对疾病的治疗原则是"整体观念"、"辨证施治"，几千年来积累了丰富的治疗经验，许多古方现在还继续在临床广泛应用，疗效确切。经过适当的辨证加减，可使中医的治疗更体现个性化原则。慢性肾盂肾炎反复发作者用抗生素往往收效甚微，一些患者用抗菌治疗可控制病情，但往往不能解决反复发作的问题，经中医辨证施治大都获得了较为满意的疗效。在尿路感染的治疗方面，中医大有可为。

（一）综合治疗

近年来由于耐药菌珠不断出现，增加了尿路感染的治疗难度，尿路感染反复发作，久病不愈的病例增多，单用抗生素已难以解决所有临床问题。近年研究表明，尿道致病性大肠杆菌对尿道上皮细胞具有特异性黏附作用，其紧密的黏附避免了尿流的冲洗，使之得以生长、繁殖并产生炎症，因而是尿路感染的重要一环。另一方面，机体免疫力低下又是该病反复发作、久病不愈的重要因素。故杀灭病菌、抑制大肠杆菌的黏附、提高机体的免疫力等综合治疗是防治尿路感染的有效途径。中医在综合治疗方面有突出优势，这就可以解释许多中药复方在体外抑菌试验中，其作用大不如抗菌西药，但在临床应用时却有良好疗效的原因。

（二）预防复发

恰当的中医治疗有良好的预防复发的作用，对反复发作的尿路感染，在发作期，用中药配合口服抗生素控制感染，使尿菌转阴，感染控制后则用扶正中药改善免疫功能及全身状况，近年来采用上述方法使大多数患者复发减少，不少患者得到根本控制。

（三）缓解症状迅速

中药在改善尿路感染的症状上有明显优势。在急性肾盂肾炎、急性膀胱炎时，单用抗生素往往亦可获得良好疗效，但中药的治疗，可快速减轻尿道刺激症状，还可明显改善全身症状，如恶心等胃肠道症状。临床上发现，经有效抗菌治疗后，主要症状缓解，尿菌阴性，但不少患者仍有尿急，腰痛症状，或有尿道灼热感或排尿不适，中药在解决这些问题方面有良好的疗效。

（四）个性化

辨证施治，个性化治疗是中医治疗的又一大优势。中医学主张要因时、因地、因人治宜。中药汤剂，加减灵活，可根据患者病情进行针对性治疗。

（五）全身调理

中医长于全身调理，对一些顽固难治的感染，全身状况的改善对治疗十分重要。有的患者是在使用抗生素的过程中，出现了恶心、呕吐、胃部不适等。进行相应调治，改善不适，对改善患者生活质量及缩短疗程、提高疗效都十分有益。

三、中西医结合思路

（一）尿路感染是中西医结合治疗临床实践中较成功的病种之一，中西医结合临床研究，近年来已取得了许多可喜的进展。采用辨病与辨证结合、宏观辨证与微观辨证相结合的中西医结合治疗尿路感染的临床思路与方法不仅为广大中医工作者所认可，西医肾病工作者也接受这些观念并在临床上应用这些方法进行治疗。实践证明，中西医结合治疗尿路感染，尤其是慢性、反复发作的尿路感染，优于单纯中医或西医治疗。

（二）中西医结合提高了疗效，也丰富了中医的辨证手段。如尿路感染的病理过程有充血、水肿、炎性细胞浸润，纤维组织增生，瘢痕形成。从中医辨证的角度，这一病理过程存在"瘀滞"，故可在辨证用药的基础上加用活血化瘀药物。研究发现，活血化瘀中药有抗凝、抗炎、促进纤维组织吸收的作用。另外无症状尿路感染的患者，自觉无不适，但尿检、尿细菌培养等化验指标异常，如不参照西医化验指标，常"无证可辨"，使治疗针对性不强，疗效欠佳。临床工作者从中西医结合的思路出发发现并总结出了尿检出现脓球与湿热证，血流变异常、纤维组织增生与血瘀证的对应关系，临床据此遣方用药，取得了良好疗效。

（三）中西医并用综合治疗，可以发挥各自优势，可同时解决全身调理与局部治疗的问题，对有严重基础病者，如慢性肾衰尿路感染这一点尤为重要，可提高疗效，尽早缓解临床症状，改善预后。细菌感染是尿路感染发病的因素之一，但不是惟一的因素，发病还取决于机体的抵抗力等。中西医并用可更好地发挥中医全身调理综合治疗的优势。

（四）在治疗尿路感染方面中西医结合治疗已积累了不少经验，但多为临床疗效观察，尚缺乏与疗效机制相关的研究，在治疗疗程、疗效判定方面也不统一，在中医较有优势的预防复发等方面的大宗临床研究不多见。今后应避免回顾性小样本、低水平重复的临床疗效观察研究，规范中医分型、治疗疗程、用药方法、西医治疗规范、疗效判定标准及实验室改变依据等，进行前瞻性大样本量的研究，使中西医结合治疗尿路感染的研究走向新的台阶。

（五）尿路感染病机及中医证型的研究为提高中西医结合临床研究水平，总结经验提高疗效起到了重要作用。在不断完善临床分型的基础上，对尿路感染特别是复杂性尿路感染进行规范、大样本量的临床研究将会进一步提高中西医结合临床研究水平，提高本病的治愈率及复发率。

四、中医治疗的价值

1. 急性期治疗　以西药为主，中药为辅。如在急性膀胱炎、急性肾盂肾炎、慢性肾盂肾炎急性发作时，采用中西医结合的疗法。在急性期中西医治疗本病均有较好疗效，但如治疗不彻底，常可形成慢性、隐匿性，易导致今后反复发作。中西医结合治疗，则可相互取长补短。多选用细菌敏感的抗生素，有效杀灭或抑制细菌。急性阶段多以邪实为主，中药以清热通淋为治疗大法起辅助治疗作用，可协助西药抗菌，利用通淋类中药还有清洁泌尿道作用，有助于病灶修复。

2. 慢性期治疗　以中药为主，必要时可用西药。对肾盂肾炎反复发作者，由于患者往往反复使用抗生素，致病菌对大多数抗生素已不敏感，此时可用中药为主治疗，提高机体免疫力。此时由于病情迁延，湿热留恋，耗伤气阴，出现气阴两虚证，故中药可攻补兼施，以益气养阴为主，兼清利湿热。可短期酌情配合抗生素如阿奇霉素、复方新诺明口服等，对菌尿转阴有一定帮助。

3. 复杂情况治疗标本兼治，中西医并重　对一些病情复杂的患者，则可利用中西药各自之长，二者并重进行治疗。如肾病综合征服用激素者出现尿路感染，则用西药根据敏感菌采用强有力抗菌治疗，中药辨证施治解决浮肿、激素不良反应等问题。如有慢性胃病患者服用西药抗生素出现胃痛、呕吐者，可用中药辨证治疗胃痛呕吐，和胃降逆止呕，西药抗菌治疗。

第二节　名老中医治疗经验

一、姜良铎通利三焦治疗淋证经验总结

一般认为，淋证病机为湿热蕴于下焦导致气化不利所致，治疗多从肾与膀胱立论。临床宗此观点施治，虽疗效尚可，效者亦不少。姜良铎老师临证以三焦为切入点，运用通利扶正达邪，调理人体表里和内外状态的平衡，常取得良好效果。

（一）关于病因病机

淋证为全身性疾病，病因很多，如《中藏经》说"五脏不通，六腑不和，三焦痞涩，营卫耗失"皆可致淋。这一论述是最早从三焦整体观念出发来认识淋证。中医学认为，人体是一个有机的整体，各脏腑的关系是既相互协同又相互制约的；每一脏腑的病理变化都与其他脏腑相关。若仅从肾与膀胱论，颇失辨证要旨。

（二）三焦生理功能

三焦的主要生理功能有两个方面：一是主持诸气，总司人体气

机气化，脏腑之功能、气血津液的生化代谢、气机升降出入、气化之聚散离合均在此完成；二是疏通水道，运行水液。三焦是人体水液运行的通道，又是元气通行的道路。人体的津液代谢是在多脏腑密切配合下，以三焦为通道而进行的。因此，三焦通畅水液代谢才能顺利完成。以六经划分，三焦为手少阳所属，位于人体的半表半里，外接太阳，内连阳明及三阴。三焦为上下升降、表里出入、阴阳交接之枢纽。上述三焦的两个功能密切相关，水液输布与排泄须以气机、气化为动力，而气的运行又必须以水液为载体。因此，三焦的两个功能相辅相成、相互为用。三焦既是气化场所，也是水液运行的通路，水液的正常代谢有赖于气机调畅，气化有司。然水液代谢是在由肺、脾、胃、肠、肝、肾、膀胱诸脏腑有机协同完成，割裂来看便失却意义；三焦的功能不等同于诸脏腑功能简单相加，这里着重言及三焦，即是中医整体思辨的关键。三焦以通调为顺，其功能正常，则水液输布通畅，浊液外泄顺利；若三焦功能失常，失却通调，则气化功能失常、水液代谢紊乱，而见小便不利、肌肤水肿、小腹胀满之症。即如《灵枢·本输》所说："三焦者，约下焦，实则癃闭，虚则遗溺。"《灵枢·邪气藏府病形》亦云："三焦病者……不得小便，窘急，溢则水留即为胀。"从三焦论治淋证，合乎淋证的基本病机，通利三焦，使之气化有司，水道通调。

（三）辨证论治要点

1. 通利三焦，理气活血

《中藏经》曰："三焦者……总领五脏六腑、荣卫、经络，内外左右上下之气也。三焦通，则内外左右上下皆通也。其于周身灌体，和调内外，荣左养右，导上宣下，莫大过于此也。"这说明了三焦是气的升降出入的通道、气化之场所。三焦的功能正常与否，直接影响到人体正常的水液代谢及气机的运转。三焦的功能特点为"以通为用"。若三焦闭塞，则会导致气滞不通，或水行受阻，而致腹胀满闷、小便不利，或水肿等症。通利三焦，调理脏腑，调整机体表里上下，扶正达邪，使气机调畅，气化有司，则其病自愈。

以柴胡剂通利三焦为其重要思路。少阳为枢，肝胆三焦同属少阳，肝胆疏泄正常，三焦气机升降相因，少阳枢转通畅，以和为贵。

张仲景首创小柴胡汤为和解少阳第一主方。许多医家对少阳病证的认识拘于"半表半里"、胆系之病理变化，对小柴胡汤及其化裁方的运用也多以"少阳半表半里、寒热、虚实夹杂"或"肝胆脾胃不和"等病机论治，因而未能全面把握少阳病证的内涵。

清代柯琴、唐容川等医家在阐发张仲景六经为百病立法的同时，提出少阳证治关乎三焦之腑，柴胡之剂贵在转运枢机的观点。柯琴认为"小柴胡汤"为"少阳枢机之利，和解表里之总方"。少阳为枢，枢者，转运门户之枢轴。枢轴运转，动而不穷。太阳主一身之表，为诸经藩篱；阳明主胃肠病，在三阳之里；少阳处于太阳、阳明之间，主胆与三焦。手少阳三焦是一身气机运行的通道，三焦升降协同肝胆疏泄，调节气机运行，助水谷运化而布达气血津液。少阳以三焦为道路，内而脏腑外而腠理。少阳为枢，就其部位而言，外邻太阳之表，内近阳明之里，半表半里为交通要地；就其实质而言，在于气机畅达流通。小柴胡汤取柴胡、黄芩、半夏、人参等不同性味之品合于一方，能得寒热并用、攻补兼施、升降宣通之义。辛开苦降是小柴胡汤的核心环节，柴胡、半夏合用，一辛一苦，一寒一热，一阴一阳，开散升发，通泄升降，二者相辅相成，使肝胆三焦气机上下升降枢转通畅；柴胡、黄芩二者，辛味可透，寒凉可清，清里透外，使表里之气因枢机运转而和达通利。小柴胡汤不但能和解少阳，更有疏肝和脾、推动气机协调升降、调和气血营卫、扶正祛邪等多方面作用，可达到平衡阴阳、安和五脏的目的。三焦气化障碍、水液疏泄失调是淋证的重要病机，少阳为枢，通畅气机，决渎水道。三焦气化障碍治宜转运枢机，通利三焦，首选小柴胡汤化裁，起到化气行水、疏利三焦的作用。水液的正常代谢有赖于气机调畅和气化有司。肺的气化功能不利，宣降失职，水液向下输布失常，水之上源不清，浊邪下流，肾与膀胱气化不利而患淋证。肝气郁结，气失条达，膀胱气化失司而致淋；日久气血瘀滞，阻于脉络，或瘀血败精阻滞溺道，影响膀胱气化功能，尿液不能畅下而致淋。故而调畅气机在治疗淋证中有重要意义。临床上，肝郁气滞致淋，证见小便涩滞刺痛，淋沥不畅，常随情志变化增剧或减轻，少腹胀痛，胁肋作胀，舌苔薄白，脉弦。治以疏肝理气、导涩通淋。药如柴胡、枳壳、香附、白芍、沉香、川楝子、乌药、石韦、滑石、冬葵子、琥珀、车前子、甘草等。气滞血瘀致淋，证见尿频急，淋沥不畅，尿道涩痛，小腹坠胀刺痛，舌黯或有瘀斑，脉沉弦或涩。治以活血祛瘀、清利通淋。药如赤芍、当归、桂枝、益母草、滑石、乌药、琥珀、车前子、石韦等。气为血帅，气阻易血瘀，故后期或复发阶段，瘀血成为病理产物，气滞血瘀，进一步阻碍三焦气化和水道通达，故治疗又须加用活血化瘀之品，以达到三焦气血宣通。

2. 辨别标本，分清虚实

淋证初起或在急性发作阶段多属实证，以湿热蕴结，气化不利为主；久病或复发多属虚，以脾虚、肾虚、气阴两虚为主；亦可出现虚实夹杂的证候。故辨证时要审查证候的虚实标本扶正驱邪。初起湿热蕴结、气化失司者，宜清热利湿、通利三焦；病久脾肾亏虚、气化无权者，宜培补脾肾；虚实夹杂者宜标本兼治。

3. 清热化湿，固护脾胃

热、湿为本病病机之标，标不去则虚难补。因本病疗程长，易反复，故驱邪时要注意护正气，尤其是要护脾胃，因为胃为后天之本，精微化生之源。祛湿不能太过温燥，否则伤阴

清热不可过用苦寒，过则必碍脾胃；化瘀不宜太过峻猛，太过易伐正。

4. 辨证用药

在临床治疗淋证时，姜老师常根据患者的个别突出症状择药物，如热象偏重者，加用清热解毒药，如大黄、栀子、黄连、黄柏；尿血者酌加凉血、止血、活血之品，如三七、仙鹤草、白茅根；尿中有砂石或泌尿系结石者可加金钱草、海金沙。

二、阮诗玮教授对淋证辨证论治经验

凡小便频数短涩、滴沥刺痛、小腹急引痛者为淋证，可见于西医学中的急、慢性感染膀胱结核、结石，乳糜尿和膀胱肿瘤。

《素问》曰："小便黄赤，甚则淋。"《金匮要略》曰"热在下焦者则尿血，亦淋秘不通。"汉以后，历代医家对淋的认识有了较大的发展，尤其在分类上论述甚详。《诸病源候论》分石、劳、气、血、膏、寒、热为七淋；《千金方》、《外台秘要》均以气、石、膏、劳、热为五淋。现今分类亦不一致，有以热、血、膏、石、劳为五淋者也有认为，气、血、热、膏、石、劳六淋均属常见者。

（一）病因

淋证多因外感湿热、饮食不节、情志郁怒等导致外感湿热：下阴不洁，秽污之邪从下入侵，热蕴膀胱。饮食不节：饮酒过度或偏嗜肥厚辛辣之品，脾失健湿生热，湿热下注。前者为湿热外浸，后者为湿热内热蕴结膀胱，皆可致发病。《丹溪心法》曰："淋有五，皆热。"情志郁怒：郁怒伤肝，肝失疏泄，气滞膀胱或气郁化火互结，膀胱不利为淋。反复发作，耗伤，脾肾两虚，而致膀胱气化不利。综合上因，湿热、肝气膀胱或肾虚受邪，均可导致淋证的发作。其中尤以湿热虚为主。湿热火蕴必然伤肾，肾虚之体亦易感邪发病可互为因果。既患淋证，如治疗不彻底，可呈慢性过程，常因复感外邪过度或情志不畅等诱发。由于各种淋证的病机不同，其因素不一。如膏淋与饮食、劳累有关，劳淋与疲劳有关与情绪有关，热淋则与感受湿热有关。淋证的病位病机病性：淋证的病位在膀胱，但与肾密切。《诸病源候论》曰："诸淋者，由肾虚而膀胱热故也。"说肾与膀胱有脏腑表里关系，其经脉相互络属，共主水道情况下可以相互影响。虚者在肾，肾虚气化不及膀胱便涩痛不畅。因此淋证多以肾虚为本，膀胱湿热为标。

（二）主要病机表现

淋证初起为湿热蕴结下焦，膀胱气化不利。《景岳全书》曰："淋之初病，则无不由乎热剧。"故初起皆为湿热蕴结膀胱，导致膀胱气化不利，发生尿频急促痛。由于湿与热导致不同的病理变化，临床上乃有六淋之异。热结膀胱，小便灼热刺痛则为热淋；热熬尿液，日积月益，聚砂成石则为石淋；湿热阻肾，肾失分清泌浊，清浊相混，尿白混浊则为膏淋；湿热内盛，热伤血络，血随尿出则为血淋；气滞火郁于膀胱则为气淋。湿热病邪，多在膀胱，膀胱有热，气化不利，故小便淋证经久不愈，湿热邪恋膀胱，每易由腑及脏，伤及于继则由肾及脾，湿热伤肾或脾肾两伤；中焦湿热下注，终肾两虚，气失固摄，或气血两虚；病久生瘀，瘀热交结。以上可表现为血淋。肾阴亏虚，虚火灼络或气虚阳衰，血不归经。膏淋：脾气下陷，肾元失固，精微脂液下尿如脂膏。气淋：肾虚脾弱，膀胱气化无权，少腹坠胀，尿沥。劳淋：小便淋沥，遇劳即发。瘀淋：小腹刺痛，至夜发狂。淋证初起多实，病久转虚，每见虚实夹杂证。若能及时，湿热清除，自可趋向痊愈；如病延日久，"湿热每易耗伤。或阴伤及阳，而为阴阳两虚或肾阳虚衰。"在由实转虚程中，或受邪发作之时，常见虚实夹杂情况，如阴虚夹湿气虚夹水湿，亦可见到阳虚夹湿热者。

（三）病机分类

1. 辨湿热来源　若热传于肾、注于膀胱，症见尿频、尿急、尿黄、尿道灼热疼痛，可清热利湿通淋，方选八正散；若膀胱热盛，热灼伤阴络，迫血妄行，血随尿出，症见血尿、尿涩、尿痛可用凉血止血，方选小蓟饮子加减；若湿热稽留阻滞脉脂液不循常道，下渗膀胱，症见尿液混浊如脂膏，可用分浊法，方选程氏萆薢分清饮；若热盛煎熬尿液，尿中杂质砂石，症见尿色深黄而浊或兼夹沙石，或有尿中断，尿道痛或痛引腰腹，可用利石通淋法，方选四金汤加味（金钱草、鸡内金、海金沙、郁金、牛膝、赤白芍）

或选石韦散加味；若为心火下移小肠，症见口渴面赤，心胸烦热，或口舌生疮小便短赤而涩，尿时刺痛，可用轻利其水，稍清其火，则火调，口疮尿赤自解，方选导赤散加减；若为少阳郁热，症见尿频尿急，尿时涩滞不爽，小腹酸胀、腰胁疼痛，或寒热往或阴痒，可用泻肝胆实火、利三焦湿土法，调畅气机，清利湿热，方选小柴胡汤合八正散加减，或选龙胆泻肝汤加减；若是小肠热盛兼腑实，可用利腑通淋，二便导湿热邪出，方选导赤承气汤；若热聚三焦、三焦湿热者，热重于湿选黄芪滑石汤，湿重于热选三仁汤，湿热并重选甘露消毒饮加减。

2. **辨虚证的病位**　虚证主要因病势缠绵伤及脾肾。肾虚为主，症见小便短涩，或夜尿增多，腰痛，足膝酸软，头晕心悸，遇劳或外感即发，少腹胀，治宜：补肾养阴，方用六味地黄丸；以脾虚为主，症见小便淋漓不已，时作时止，伴食少、便溏，或泻或吐，四肢无力，饮食不化，胸脘痞满，面色苍白或内脏下垂。治宜补中益气，升阳益胃，方用补中益气汤；脾肾两虚，治宜补脾益肾，方用无比山药丸。辨气血的虚滞：气血俱虚，症见小便频数或失控，溺管坠痛，面色无华，腰酸倦怠，食少懒言，遇劳即甚，女子白带淋漓或月经过少，治宜补益气血，方用归脾汤、补中益气汤、完带汤或八珍汤；肝郁气滞，症见小便涩滞，淋漓不宣，少腹胀痛，治宜疏肝利气，方用丹栀逍遥散加味或沉香散；瘀热交结，症见小便热涩刺痛，尿色深红，或夹有血块，疼痛满急加剧，或伴腰部刺痛或谵语发狂，至夜发热，以及血瘀闭经、痛经等，治宜破血下瘀，方用桃仁承气汤加减。情志过极者多肝胆郁热，还有阴虚、阳虚、气滞、血瘀等体质差异。治疗上，偏热体质壮实者，八正散泻火通淋；偏热体质虚弱者，选清心莲子饮清利湿热与益气养阴等。

清热通淋药多寒凉，易碍脾运，虚人应注意补益或加薏苡仁、扁豆等淡渗健脾。若病程迁延或伴结石、尿路畸形等体质，都应注意活血化瘀，以祛瘀生新、通利尿道，加用赤芍、益母草、当归等活血药。

总之，尿路感染患者急性期多实，以膀胱湿热为主；慢者多虚，以肾虚为关键，其涉及病机复杂。据临床表现分析归纳时，若先辨明湿热来源、虚的病位、气血的虚滞、质的差异，则可准确对气、血、膏、石、热、瘀淋的辨治，做到审因察症，辨证施治。同时还应注意防止复发，如嘱病人平时多饮水、注意外阴清洁等。

三、廖志峰主任医师辨证治疗淋证经验

1. 诊治原则

淋证治疗要在清利的基础上辨证用药。中医所讲淋证，是以小便淋漓涩痛为主症，伴小腹拘急或痛引腰腹的病症，一般由膀胱湿热、肾虚肝郁所致。治疗上一般采用实则清利，虚则补益的原则。辨证施治的过程中不仅因病因证而用药不同，而且还因人而异，灵活处方，不拘于八正之类苦寒之方。淋证治疗，以清热通淋为基本，但要根据不同的病人、不同的病程阶段，施以不同的治法。尤其是在疾病恢复期，更要根据病情适当于清利当中增加补益或理气之剂，方能收到较好疗效。

2. 典型病例

例1：陈某，男，12岁。10天前出现小便淋漓涩痛、小腹灼热、腰困腰痛等症，西医诊为泌尿系感染。在门诊服用八正散等方，小便淋漓涩痛基本缓解，小腹灼热较前减轻，但复查尿常规仍有少量潜血。舌质红、苔薄，双尺脉沉细。处方如下：金银花15g，连翘15g，赤小豆15g，大蓟15g，小蓟15g，瞿麦15g，桑寄生30g，生地黄20g，山药20g，牡丹皮10g，杜仲10g，紫草10g，莲子10g，茜草10g，陈皮10g，甘草6g。服药6剂后患者小便无不适，小腹无灼热，腰困痛亦显著减轻，以六味地黄丸调理2周而痊愈。

例2：裴某，女，13岁。1周前小便淋漓涩痛，尿中带血。西医诊为肾结石合并感染，经抗炎治疗，小便不适减，仍有小腹灼热感及腰痛，偶胸闷胁胀。舌质淡、苔白腻，脉弦。处方如下：当归12g，白芍15g，柴胡15g，枳壳12g，郁金9g，香附9g，公英18g，地丁30g，白茅根30g，牛膝12g，黄芩10g，泽兰10g，海金沙

10g，金钱草 30g，甘草 6g。服上方 5 剂后患者上症大减，于上方中去泽兰、黄芩，加丹参 15g，延胡索 10g，令病人多煎药液服用并配合运动，6 剂后 B 超复查未见结石，病情痊愈。

3. 体会

临床上治疗淋证，往往只顾一味清利，不注意辨证遣方用药；只注意一时症状的缓解，不注意全身综合调理。尤其是恢复期的治疗，有一个"度"的问题，过早补益则易留邪，一味清利则苦寒败胃而病难痊愈。故要在治疗中于湿热已减之时，根据辨证适当配以理气补益之剂。老师所治以上两例，前方于清热通淋中酌加温肾固涩之剂，后方于清热通淋中多加疏肝解郁之剂，将"男子多肾虚，女子多肝郁"的理论完美诠释于临床用药中。这样综合了患者体质和病情的辨证用药，才能药到病除，又何愁其病不愈。

第三节　民间单方验方

一、膀胱湿热

见小便频数短涩，尿色黄赤，灼热刺痛，小腹拘急胀痛，或腰痛拒按，或畏寒发热，恶心呕吐，口苦，大便秘结，舌苔黄腻，脉濡数或滑数。

1. 玉米须冬瓜皮汤　玉米须 20g，冬瓜皮 20g，赤小豆 20g。将玉米须、冬瓜皮洗净，煮汤去渣，取汁。赤小豆淘洗干净，放入锅内，加少许清水，文火煮熟，加入玉米须冬瓜皮汁，煮沸即可。注意久服赤小豆可损阴伤阳，体弱久病者不宜食用。也不宜与四环素类、红霉素、甲硝唑等同食。

2. 苋菜粥　苋菜 60g，粳米 45g，大蒜 1 瓣，猪油 6g，盐1.5g，味精 1g，清水 500ml。先把苋菜洗净，切成寸段；再将大蒜剁最碎米粒状；将粳米洗净，放入锅内加清水，上火烧煮，待米粒开花时，加入苋菜、盐、味精、猪油、大蒜，继续煮成粥即可。早晚温热服，3～5 天为 1 疗程。

3. **小蓟草汤** 小蓟草 9g，马兰根 9g，煎汤服。

4. **马齿苋汤** 马齿苋干品 120~150g，红糖 90g。将鲜品洗净切碎，加红糖，煎半小时取汁。每日 1 剂温服。

5. **猕猴桃膏** 鲜猕猴桃 250g，加水适量煮汁，浓缩后加蜂蜜收膏即成。或用鲜猕猴桃 300g，去皮生吃。

二、肝胆郁热

见小便短赤，涩滞不畅，小腹胀痛，寒热往来，口苦咽干，心烦欲吐，不思饮食，舌红苔薄黄或黄腻，脉弦数。

1. **竹叶粥** 竹叶 9g，生石膏 50g，加水煎汁去渣，与粳米 100g，同煮稀粥，放少许砂糖。

2. **甘露茶** 橘皮 20g，乌药、炒枳壳、冬葵子各 50g，茶叶适量。先将橘皮用盐水浸润炒干，诸药并茶叶共为粗末，和匀过筛，分装，每袋 9g，每次 1 袋，开水冲泡代茶饮。

3. **茴香芹菜饺子** 茴香菜 50g，芹菜 100g，瘦肉 30g，香油、盐适量，面粉 250g，用常法包饺子食用。功效疏肝理气，清热利湿。

三、肾阴不足，湿热留恋

见尿热痛，色黄赤混浊，头晕耳鸣，腰膝酸软，咽干唇燥，舌红少苔，脉细数。

1. **龟板汤** 炙龟板 15g（先煎），后入熟地 18g、白茅根 12g，去渣取汁，冲入烊化阿胶 6g，饮服。日 1 剂分 2 次服。

2. **益肾粥** 猪肾 1 个，冬葵叶 100g，粳米 50g。将猪肾洗净细切；煎冬葵叶取汁，后入猪肾及粳米，煮成粥，空腹食用。

3. **粟米粥** 粟米 100g，加水煮粥。早晚服用，可用 1~2 月。

四、脾肾两虚，余热未清

见小便频数，淋漓不尽，遇劳即发，腰膝酸软，唇干咽燥，舌红少苔，脉细数。

1. **黄芪甘草山药膏**　生黄芪 20g，蜂蜜 30g，甘草 6g，山药 10g，鲜茅根 12g，橙汁 300ml。先将黄芪、茅根洗净，放入砂锅武火煎沸，改文火煎 30 分，去渣，用橙汁调入甘草、山药末搅匀同煎。不停搅动煎成膏，再调入蜂蜜即可。

2. **山药茯苓包子**　山药粉 100g，茯苓粉 100g，面粉 1200g，白糖 100g，猪油 30g，红丝、绿丝适量，发酵粉 1g。将山药粉、茯苓粉混合，加清水适量浸泡成糊状，上笼屉蒸 30 分钟，加面粉 200g、白糖、猪油拌成馅。将 500g 面粉中放入发酵粉，加水适量，使其发酵后制成面皮，与馅料包成包子，上笼武火蒸 15 分钟即熟。益脾胃、补气阴、涩精气。

3. **枸杞茯苓茶**　枸杞子 50g，茯苓 100g，红茶适量。三者共为细末，每次 10g，开水冲泡代茶饮。

4. **胡桃粥**　胡桃仁 120g，粳米 100g。加水煮成稀粥食用，日 1~2 次。

五、尿路结石

1. **芹菜汁**　鲜芹菜 500g，洗净，捣烂或用榨汁机取汁。日 3 次，每次 15ml。注意低血压者慎用。有平肝清热，祛风利湿的作用。

2. **陈皮炖鲫鱼**　鲫鱼 250g，大蒜 6g，胡椒 3g，陈皮 6g，砂仁 3g，荜茇 3g，料酒 10ml，姜 5g，葱 10g，盐 3g，鸡精 2g，味精 2g。鲫鱼杀后，将蒜去皮，砂仁、陈皮洗净，生姜切片，葱切段后同胡椒、鸡精一起放入鱼肚内，加清水适量，武火煮沸，改文火慢炖至鱼肉熟烂，放盐、味精后食之。可配车前子 9g 煎水代茶饮以助药效。具有活血通络，温中下气的功效。

3. **金石赤豆粥**　金钱草 15g，石韦 9g，赤小豆 20g，粳米 30g。前 2 味水煎取液，后加入赤小豆、粳米煮粥。有清热化湿，利尿排石之功。适用于下焦湿热者。

4. **茯苓核桃饼**　茯苓 45g，鸡内金（焙）15g，核桃仁 90g，蜂蜜适量。前 2 者研成细粉，调糊作薄层煎饼，加蜂蜜调味，共研成膏作饼馅。具有健脾补肾之功效。用于气虚湿热者。

5. **旱莲二金茶** 旱莲草15g，茶2g。水煎或沸水冲泡代茶饮。

6. **二石知金粥** 石斛9g，知母8g，金钱草18g，石韦9g，粳米30g。前4味洗净水煎，去渣取汁，药汁中加入粳米煮粥，粥好后可加少量白糖调味。具有滋阴清热，利水通淋之效。用于阴虚内热者。

7. **荷叶滑石茶** 鲜荷叶1张分4份，分别包滑石25g煎汤代茶。功效清热利湿，通淋化石。尤适用于湿热型草酸钙泌尿系结石。或加甘草梢5g缓中止痛。

第四节　中成药治疗

1. **鱼腥草注射液** 1~2ml/kg，加入10%葡萄糖50~100ml静脉滴注，日2次。

2. **尿感宁冲剂** 3~6岁每次5g，6~9岁每次10g，9~12岁15g，日服3~4次。具有清热解毒、利尿通淋的作用，用于急、慢性尿路感染。

3. **清淋冲剂** 3~6岁每次3g，6~9岁每次6g，9~12岁每次9g，日服2次。具有清热泻火、利水通淋的功效。用于膀胱湿热型的尿路感染。

4. **知柏地黄丸** 用于肾阴不足兼膀胱湿热者。

5. **济生肾气丸** 用于肾气不足的尿路感染。

第五节　外 治 法

一、坐浴

金银花、蒲公英、地肤子各24g，赤芍、生姜各9g，通草6g，水煎，坐浴。日1~2次，每次30分钟。用于治疗尿频、尿急、尿痛。

二、外洗

黄芩、金银花各 6g，蒲公英 15g，土茯苓、白茅根各 9g，白花蛇舌草、凤尾草各 10g，剂量随年龄酌情增减。日 1 剂，水煎 2 次，取药液 200ml，分 3 次服。另用舒乐宁 50ml，加温水 2L 外洗尿道口，日 2 次。

三、针灸疗法

1. **急性尿路感染主穴**　委中、下髎、阴陵泉；配穴：热重加曲池；尿血加血海、三阴交；寒热往来加内关；腰痛取耳穴之肾腰骶区。

2. **慢性尿路感染主穴**　委中、阴谷、复溜、照海、太溪；配穴：多汗泻合谷；尿频尿痛加中极、阴陵泉；气阴两虚加照海、中脘；阳虚灸关元、肾俞。

3. **膀胱湿热主穴**　取肾俞、小肠俞、膀胱俞、三焦俞、曲泉、三阴交等穴位，毫针刺，用泻法，留针 20 分，每日 1 次，10 次为 1 个疗程。适用于膀胱湿热证。

4. **脾肾两虚主穴**　取肾俞、膀胱俞、脾俞、足三里，毫针刺，用补法，留针 20 分，每日 1 次，10 次为 1 个疗程。适用于脾肾两虚证。如偏于脾虚者加灸中脘，刺公孙、隐白；偏肾虚者，加灸命门、关元，刺三阴交、章门。

5. **温针灸治疗中风后无症状性菌尿**　选取肾俞、膀胱俞，均双侧取穴，用温针灸，每天治疗 1 次，治疗 6 天后休息 1 天，连续治疗 4 周。

四、推拿疗法

患儿俯卧先施推法于八髎穴、肾俞穴区域，后重点按揉肾俞、膀胱俞、八髎穴。然后患儿仰卧，按摩关元、中极。之后再按关元、中极、曲骨穴，平推小腹部。最后拿昆仑穴，按揉三阴交、足三里、阴陵泉、血海。按摩之后要大量喝水。

五、耳针

取肾、膀胱、枕、肾上腺、神门、输尿管等。

第六节 现代医学和前沿治疗

小儿尿路感染是儿科常见的感染性疾病，常为婴幼儿时期不能解释的发热原因之一，临床表现多不典型，极易造成误诊、漏诊，及早诊断及彻底治疗对其预后好坏非常关键。

治疗本病的关键在于积极控制感染，预防复发，去除诱因，纠正先天或后天尿路结构异常，防止肾功能损害。

一、西医治疗

（一）抗生素选择的原则

1. 应根据感染部位、途径、尿培养及药敏试验选择。

2. 肾盂肾炎选血浓度高、膀胱炎选尿浓度高的药物。

3. 感染途径对上行性感染，首选磺胺类药物；血行性感染多选用青霉素类、氨基甙类（年长儿）或头孢菌素类单独或联合治疗。

4. 最好选用强效杀菌药物，使细菌不易产生耐药菌株，且对肾功能损害较小的药物。

5. 疗程：现在临床存在争议。有结果显示，2~4 天口服抗生素与口服 7~14 天一样能根除儿童下尿路感染。有学者认为儿童在没有更准确的方法区分上、下尿路感染前，仍应选择 1 周到 2 周的治疗方案治疗尿路感染。长程疗法治疗失败的可能性小，而且复发的可能性低，即使将那些包含了肾盂肾炎的患者的研究剔除，结果也是如此，故认为儿童尿路感染的疗程应该是 7~14 天。

二、内科治疗

(一) 一般治疗

急性感染时应卧床休息，多饮水，勤排尿，减少细菌在膀胱内停留时间。女孩应注意外阴的清洁，积极治疗蛲虫。

(二) 急性尿路感染的抗菌治疗

根据患儿年龄及病情的不同采取不同的治疗措施。存留取尿标本后再用药。

若患儿 < 2~3 个月，不能耐受足量口服摄入，有全身疾病或免疫功能受损，应住院采用广谱抗生素静脉给药。抗生素可联合应用氨基甙类（虽有较好的抑菌作用，但因其肾毒性较大，且对听力也有不良影响，应慎重）+ 氨苄青霉素或头孢菌素，或用第三代头孢菌素。若依从性好，可门诊静脉给药，选用头孢曲松钠，日 1 次，最合适。静脉给药常持续 48~72h，至体温正常和临床稳定后改为对病菌敏感的口服抗生素治疗。但有研究表明，在发热性泌尿系感染的婴幼儿静脉抗生素治疗可能没有必要。

青少年和青春期肾盂肾炎，如未出现明显的中毒症状，能耐受口服抗生素治疗，初始治疗合适选用口服抗生素。药物选用头孢克肟、第二、三代头孢菌素、阿莫西林/克拉维酸、增效磺胺甲基异噁唑，偶可用喹诺酮（用于儿童尿路感染的有效性和安全性缺乏循证医学资料，但至今现有的资料倾向于其治疗儿童尿路感染是安全和有效的）。

急性单纯性膀胱炎，多数情况口服治疗已足够。可选用增效磺胺甲基异噁唑（50mg/（k·d），分 2 次服，疗程 1~2 周，肾功能不全时慎用，近来其耐药增多应注意）、阿莫西林 - 克拉维酸、第二、三代头孢菌素。

（三）慢性尿路感染的抗菌治疗

药物的选用与急性尿路感染相似，常两类药物联合应用，疗程可适当延长，通常治疗 2~4 周，若无效或复查中再发，可选用敏感药物分 2~4 组轮换应用，每组 1 个疗程，结束后停药 3~5 天，共治疗 2~4 个月。

上述长程抗菌治疗仍无效或常复发者可采用低剂量（常规剂量的 1/3~1/2）长期抑菌治疗。常用 SMZco、呋喃妥因、阿莫西林、诺氟沙星等，1 次剂量，于每晚排尿后睡前服用，可用 6~12 个月，多可防止复发，尤其是对重新感染引起再发的慢性肾盂肾炎更为有效。

（四）复发性尿路感染的治疗

复发性尿路感染的病原菌除大肠杆菌外，变形杆菌最常见。多数学者建议，抗菌治疗应按药敏试验选择敏感的杀菌性的抗生素，在允许范围内，大剂量、长疗程，至少 6 周以上，大多数能治愈。如细菌持续存在或 2 次 6 周以上治疗仍频繁复发，则选用长程低剂量抑菌疗法，以每晚睡前 1 次顿服，剂量为常规治疗量的 1/3~1/2，药物选用 SMZco、呋喃坦啶、头孢氨苄、阿莫西林等，或两种交替使用，以防产生耐药菌株。如患者能耐受，长程低剂量抑菌疗法应持续 1 年或更长时间。

（五）再发性尿路感染的治疗

应首先采用 10~14 天的常规治疗，如症状和菌尿消失，继之以小剂量抗生素预防重新感染，可供选择的药物有：SMZco、呋喃妥因、阿莫西林或头孢氨苄等，剂量为常规剂量的 1/5。如 10~14 天的常规治疗无效，应延长疗程至 6 周，有效者继续以小剂量抗生素预防，无效者或当时有效而随后再感染频发，宜选用长程低剂量抑菌疗法，方法同上。对于再感染的患儿，无论采用小剂量抗生素预防或长程低剂量抑菌疗法，疗程至少 1 年以上，如确诊有尿路畸形，则需要用至畸形矫正或膀胱输尿管返流中止后 1 年为止。

（六）无症状性菌尿的治疗

单纯无症状菌尿无需治疗，因为抗菌治疗并不能降低再感染的发生率，但应随访。但如果合并尿路梗阻及其他尿路畸形，或既往感染使肾脏留有陈旧性瘢痕者，应积极使用抗生素预防，直至尿路畸形被矫正。否则菌尿并畸形可促进旧瘢痕的发展和新瘢痕的形成，导致肾脏功能受损、肾性高血压形成，直至终末期肾衰竭。

无症状菌尿的治疗：先采用 10～14 天常规疗法，菌尿转阴后，给予小剂量长期预防，药物选择、剂量和疗程与再感染患儿的预防相同。

（七）对症治疗

尿路刺激症状明显者，可用阿托品、山莨菪碱等抗胆碱药物；并给予碳酸氢钠静脉滴注或口服以碱化尿液。

（八）尿路感染的局部治疗

对顽固性慢性膀胱炎，尤其是神经源性膀胱导致的尿路感染，全身治疗效果不佳时，常采用膀胱内药物灌注治疗。

（九）关于长期低剂量抗生素预防尿路感染理想的预防性治疗

抗生素应具备以下特点：①对泌尿系病原菌敏感；②口服生物利用度高；③原型主要通过尿液排泄，在尿中浓度高；④长期应用对肠道微生态平衡影响不大；⑤价格便宜；⑥长期应用不良反应少，耐受性好。

长期低剂量抗生素如 SMZco、呋喃妥因治疗是预防小儿泌尿系感染传统的方法。有研究表明，在膀胱输尿管反流的小儿长期低剂量抗生素预防泌尿系感染是无效的。因此长期低剂量抗生素预防泌尿系感染的有效性是相当不确定的，需进一步评价。

（十）抗生素使用注意

我国卫生部在2004年10月颁布的《抗菌药物临床应用指导原则》中规定，呋喃坦啶、喹诺酮类、氨基甙类抗生素不用于儿童。如确因病情需要使用，医生一定要尽到告知义务。

三、外科治疗

有先天畸形影响尿路通畅的疾病都应进行相应的处理。其处理原则与成人相同，对有尿返流的患儿应先用药物控制感染，再行手术，其发病率随年龄增大而减少，即使较严重的返流也应在尿路感染控制后再行手术。否则手术效果不佳。对远端尿路狭窄者，可在麻醉下行尿道过度扩张或尿道内切开，以改善尿路。复杂性尿路感染于手术纠正后应继续服药，预防数月。

第七章　预防与康复

第一节　预　　防

尿路感染是儿科临床常见病，其发病率在住院患者感染性疾病中仅次于呼吸道感染而居第二位。虽经抗生素治疗，由于致病菌分布发生改变及耐药性的产生，使复发率和再感染率得不到明显降低，成为引起肾功能衰竭的主要原因之一，因此预防尿路感染就显得尤为重要。尿路感染的预防应从局部和整体两大方面入手：

1. 注意体育锻炼，得到充足睡眠，保证足够营养，提高机体的抵抗力及抗病能力。保持精神愉悦，情绪稳定，防止过度疲劳。避风寒。

2. 坚持每天多饮水，定期排尿，每 2~3h 排尿 1 次，以冲洗膀胱和尿道，避免细菌在尿路繁殖，这是最实用和有效的预防方法。

3. 注意外阴部的清洁，减少尿道口的细菌群。尤其是男性，包皮过长，应注意清洁，应矫正包皮。

4. 消除各种诱发因素，如尿路结石及尿路梗阻等。

5. 积极寻找并去除炎症病灶。

6. 尽量避免使用尿路器械，非常必要使用时，应严格无菌操作。在尿路器械使用 48h 后，应坚持做尿培养，以观察有无尿路感染的发生。在尿路器械检查之前已有菌尿者，应先使用抗菌药以控制感染。以往有反复尿路感染史或尿路有异常者，在尿路器械检查前后 48h 宜服用抗生素预防感染。

7. 必须留置导尿管时，在插管的最初 3 天内服抗菌药物有预防作用，之后则无预防作用。为延缓菌尿的发生和减少产生耐药菌，可从以下几方面着手：

（1）绝对需要时才使用导尿管，尽可能地缩短使用时间。

（2）应采用硅质导管插置，严格无菌操作，由训练有素的护士管理留置的导尿管。

（3）必须使用无菌的密闭的引流系统，导尿管和引流管切勿解离，除非因阻塞需要冲洗时。

（4）取尿做培养时，不应打开集尿系统，应先消毒导尿管，用小针头穿刺导尿管抽取尿液。

（5）贮尿袋置于膀胱水平以下，保持尿液向下畅流，并定期排空尿袋。

（6）应该及时更换阻塞的引流管。

（7）有条件可让留置导尿管的患者住隔离消毒室。

（8）预防术后感染，尤其是在男性菌尿的泌尿外科手术患者中使用抗生素有益。用抗菌药冲洗膀胱、尿道口涂抹抗生素药膏，对防治尿路感染效果甚微。

（9）选用其他尿液引流方法。如阴茎套引流法、耻骨上插管、间隙性尿道插管。

（10）有许多情况会发生尿潴留，如尿道狭窄患者。在潴留的尿中，细菌可大量地繁殖，残余的大量细菌就能攻击黏膜上皮而发生感染。

第二节　康　　复

一、饮食康复护理

饮食与疾病的关系非常密切，合理的饮食是疾病康复的必要条件，饮食护理是治疗疾病的基础护理。在日常护理工作中，通过了解患者的饮食习惯，并对症进行饮食护理，不仅能提高疗效，还使患者和家属掌握了日常饮食护理的常识，提高了生活质量。所以，只有重视饮食护理，合理饮食，加上正确的药物治疗，才能保证疾病康复。饮食护理包括饮食配伍、平衡饮食、饮食禁忌、对症饮食等。

（一）饮食宜忌

1. 宜选择清淡、营养丰富、易消化之品，多饮水。多食新鲜蔬菜水果，如西瓜、冬瓜、梨、莲藕等，性味甘寒，既可清热解毒利水，又可滋养阴液；或食用黄豆、鲤鱼、鲫鱼、田螺、薏苡仁、山药、赤小豆清利下焦湿热。大量饮水可加速水液代谢，以清利毒素。

2. 忌食肥腻、辛辣、煎炸之品；忌烟酒刺激；忌发物，发物对炎症发热有加重病情的作用；忌胀气之物，尿路感染常出现小腹胀痛，而腹部胀满往往又加重病情，使排尿更加困难；忌酸性食物，尿的酸碱度与细菌的生长及药物抗菌活力都有密切的关系，忌食酸性食物的目的是使尿液呈碱性环境，增强抗生素的作用能力，因糖类在体内可提高酸度，故含糖量高的食物也需限制；急性期忌温补之品。

3. 应根据疾病类型及肾功能情况合理饮食。饮食宜清淡，适当控制脂肪的摄入。近年国外主张，低磷饮食相当重要，一般认为，动物内脏、黄豆、腐竹、炒花生米等含有较高的磷，尽量少食。

4. 向患者介绍饮食治疗的意义和具体操作措施，协助患者制定好食谱，根据病情的变化，灵活改变进食的种类和数量，让患者在饮食方面能灵活掌握各膳食的数量。既注意总量，又注意其结构构成。让患者努力做到定时定量，强调食品的多样性，不偏食，忌食肥甘、厚味、辛辣之品，少吃"垃圾食品"，即高热量、高胆固醇、低维生素及低矿物质的煎炸食品；少吃腌制食品。在烹调时禁用甘甜类，如糖类、蜜饯、果酱、藕粉、百合、杏仁茶、甜点心、马铃薯、山芋、荸荠等；糖的代替品有糖精、木糖醇，每天用量不超过 1 两。总之，要合理搭配饮食，使患者每天摄入适当的热量、蛋白质、脂肪、碳水化合物等。

5. 尿路结石患者应多饮水，以起到防止尿浓缩、调节尿液酸碱度、防止结石进一步增大、冲洗尿路、促进结石排出的作用；所饮之水以自来水、矿泉水、含草酸少的麦茶为好；并应据结石成分合理膳食。尿酸盐结石患者，应少吃动物内脏、肉类、甲壳动物以及扁豆类，多吃低嘌呤类食物，如玉米面、芋粉、麦片、藕粉、蛋类；常饮茶水。磷酸盐结石患者，因其在碱性尿中易形成，可吃酸性食物，如乌梅、梅子、山楂等；草酸盐结石患者，宜少吃草酸多的食物如西红柿、苹果、竹笋、菠菜、毛豆、苜蓿、红茶、巧克力等。另外，以晚餐为中心的饮食生活习惯者因就寝时尿中利于结石形成的物质过多，易导致结石形成，因此保持早、中、晚三餐的均衡性非常重要；而且因餐后 2~4h 内尿中利于结石形成的物质增加，故从晚餐到就寝前这段时问要非常注意。

二、健康教育与心理护理

健康教育与心理护理是护理泌尿系感染患儿的重要组成部分。有效的健康教育是提高患儿自我保健意识，改善患者的遵医行为，提高护理质量，促进康复的有效措施之一；既重视机体功能又考虑心理状态，把医学心理学和社会学的理论知识有机地结合起来，根据患儿的身心需要，选择教育内容和心理护理，提供适合于个人的护理方案，确保了护理的连续性、完整性，使患儿以最佳的心理状态接受治疗。

肾小球肾炎

第一章　概　　述

引起肾炎的原因有多种，分为原发性的和继发性的，其中原发性肾小球肾炎（primary glomerulonephritis）又包括急性肾小球肾炎、急进型肾小球肾炎、迁延性肾小球肾炎及慢性肾小球肾炎；继发性肾小球肾炎包括紫癜性肾炎、狼疮性肾炎、乙肝病毒相关性肾炎及毒物、药物中毒或其他全身性疾病所致的肾炎及相关性肾炎。其中急性肾小球肾炎临床最为常见，本书主要围绕急性肾小球肾炎进行论述。

一、急性肾小球肾炎（简称急性肾炎，acute glomerulonephritis，AGN）

是指一组病因不一，临床表现为急性起病，多有前驱感染，以血尿为主，可伴有不同程度的蛋白尿，可有水肿、高血压，或肾功能不全等特点的肾小球疾患，病程多在 1 年内。急性肾炎可分为急性链球菌感染后肾小球肾炎（acute poststrept ococcal glomerulonephritis APSGN）：有链球菌感染的血清学证据，起病 6～8 周内有血补体低下；和非链球菌感染后肾小球肾炎（nonpoststreptococcal glomeru lonephritis），本书急性肾炎主要指前者。1982 年全国 105 所医院的调查结果为急性肾炎患儿占同期泌尿系统疾病的 53.7%，本病多见于儿童和青少年，5～14 岁多见，小于 2 岁少见，男女之比为 2：1。

二、急进型肾小球肾炎 (rapidly progressive glomerulonephritis RPGN)

起病急，有尿液改变（血尿、蛋白尿、管型尿）、高血压、水肿，并常有持续性少尿或无尿，进行性肾功能减退，若缺乏积极有效的治疗措施，预后严重。

三、迁延性肾小球肾炎 (persisten glomerulonephritis)

有明确急性肾炎病史，血尿和（或）蛋白尿迁延达 1 年以上；或没有明确急性肾炎病史，但血尿和蛋白尿超过半年，不伴肾功能不全或高血压。

四、慢性肾小球肾炎 (简称为慢性肾炎, chronic glomerulonephritis)

是指各种病因引起的不同病理类型的双侧肾小球弥漫性或局灶性炎症改变，临床起病隐匿，病程冗长，有不同程度的肾功能不全或肾性高血压，病情多发展缓慢的一组原发性肾小球疾病的总称，故严格说来它不是一独立性疾病。但由于临床上未能广泛开展肾活组织检查，这一组慢性肾小球肾炎综合征的临床分型对临床工作中制定治疗方案与预防病情进展和肾功能恶化有一定帮助，故仍保留慢性肾小球肾炎的内容。它可能是由于各种根治细菌病毒或原虫等感染通过免疫机制炎症介质因子及非免疫机制等引起的。

五、乙型肝炎病毒相关性肾炎 (简称乙肝肾炎, hepatitis B virus associated gomerulonephritis, HBV - GN)

是指 HBV 感染人体后通过免疫反应形成免疫复合物损伤肾小球或 HBV 直接侵袭肾组织引起的肾小球肾炎。表现为蛋白尿、血尿或肾病综合征，典型病理改变为膜性肾病。HBV 感染伴肾小球肾炎的发病率约为 6.8% ~ 20.0%。儿童多见。

六、紫癜性肾炎 （Henoch – Schonlein purpura，HSP ，anaphylatic purpura nephritis）

是一组以变态反应所致的广泛性毛细血管炎为主要病理基础的临床综合征，包括特征性出血性皮疹、腹部绞痛、关节痛及肾小球肾炎，有时还出现上消化道出血。由于皮肤病变并不是该病仅有的特征，许多学者认为不能单纯称为"过敏性紫癜"，而用"Hchonlein – Henoch 综合征"称之更加恰当。

由于过敏性紫癜病人约 1/3 以上出现肾损害，其预后主要取决于肾病变的严重程度，因此将过敏性紫癜所引起的肾损害称为紫癜性肾炎。过敏性紫癜引起的肾脏损害，其病因可为细菌、病毒及寄生虫等感染所引起的变态反应，或为某些药物、食物等过敏，或为植物花粉、虫咬、寒冷刺激等引起。临床表现除有皮肤紫癜、关节肿痛、腹痛、便血外，主要为血尿和蛋白尿，多发生于皮肤紫癜后一个月内，有的或可以同时并见皮肤紫癜、腹痛，有的仅是无症状性的尿异常。如果蛋白丢失过多，亦可出现肾病综合征的表现，如果血尿、蛋白尿长期持续存在，亦可伴有肾功能减退，最后导致慢性肾功能衰竭。过敏性紫癜导致肾受累的比例为 20% ~ 100%，男性患者多于女性。

七、狼疮性肾炎 （Ipusnephretis，LN）

是指系统性红斑狼疮合并双肾不同病理类型的免疫性损害，同时伴有明显肾脏损害临床表现的一种疾病。多见于中、青年女性，轻者为无症状蛋白尿 （< 2.5g/d）或血尿，无水肿、高血压；多数病例可有蛋白尿、红白细胞尿、管型尿或呈肾病综合征表现，伴有浮肿、高血压或肾功能减退，夜尿增多较常见；少数病例起病急剧，肾功能迅速恶化。多数肾受累发生于发热、关节炎、皮疹等肾外表现之后，重型病例病变常迅速累及浆膜、心、肺、肝、造血器官和其他脏器组织，并伴相应的临床表现。约 1/4 的病人以肾脏损害为首发表现。对于生育年龄妇女有肾脏疾病时应常规检查与本病有关的免疫血清学指标。

第二章　病因与发病机制

第一节　现代医学的认识

一、急性肾小球肾炎现代医学认识

是细菌、病毒等感染，特别是链球菌感染后，形成抗原－抗体复合物，沉积在肾小球中，激活补体，引起肾小球炎症反应（称免疫复合物病）；通过抗原、抗体反应，形成抗肾抗体型肾炎（称基底膜病）。

（一）病因

尽管本病有多种病因，但绝大多数的病例属于 A 组 β 溶血性链球菌急性感染后引起的免疫复合物性肾小球肾炎。溶血性链球菌感染后，肾炎的发生率一般在 0% ~20%。1982 年全国 105 所医院儿科泌尿系统疾病住院患者调查，急性肾炎患儿抗"O"升高者占 61.2%，全国各地区均以上呼吸道感染或者扁桃体炎最常见，占 51%，脓皮病或皮肤感染次之，占 25.8%。除 A 组 β 溶血性链球菌之外，其他细菌如草绿色链球菌、肺炎球菌、金黄色葡萄球菌、伤寒杆菌、流感杆菌等，病毒如科萨基病毒 B4 型、ECHO 病毒 9 型、麻疹病毒、腮腺炎病毒、乙型肝炎病毒、巨细胞病毒、EB 病毒、流感病毒等，还有疟原虫、肺炎支原体、白色念珠菌、丝虫、钩虫、血吸虫、弓形虫、梅毒螺旋体、钩端螺旋体等也可导致急性肾炎。

（二）发病机制

目前认为急性肾炎主要与 A 组溶血性链球菌中的致肾炎菌株感染有关，所有致肾炎菌株均有共同的致肾炎抗原性，包括菌壁上的 M 蛋白内链球菌素（endostretocin）和"肾炎菌株协同蛋白"（nephritis strain associated protein，NSAP）。主要发病机制为抗原抗体免疫复合物引起肾小球毛细血管炎症病变，包括循环免疫复合物和原位免疫复合物形成学说。此外某些链球菌株可通过神经氨酸苷酶的作用或其产物如某些菌株产生的唾液酸酶，与机体的免疫球蛋白（IgG）结合，改变其免疫原性，产生自身抗体和免疫复合物而致病。另有人认为链球菌抗原性与肾小球基膜糖蛋白间具有交叉抗原性，可使少数病例呈现抗肾抗体型肾炎。

（三）病理

1. 肾小球的组织结构

肾小球由毛细血管球和肾球囊两部分组成：

（1）毛细血管球：毛细血管球来自肾动脉的终末支，即入球小动脉，后者进入小球后分成 5～8 个初级分支，使血管球形成相应的小叶或节段。每支又分出数个分支，总共形成 20～40 个盘曲的毛细血管袢，最终又汇聚成出球小动脉而离开肾小球，成为肾小管的营养血管，肾小球血管出入端称为肾小球的血管极。

肾小球毛细血管丛又可分为周边部和轴心部。

周边部： 即肾小球的滤过膜，由毛细血管内皮细胞、基膜和肾球囊的脏层上皮细胞组成。内皮细胞：一个毛细血管腔通常内衬 1～2 个内皮细胞，后者呈扁平状，胞质稀薄，且不连续，形成许多直径为 70～100nm 的窗孔。除血细胞成分外，血浆内任何大分子物质均可由此自由通过。基膜（glomerular basement membrane，GBM）：厚约 300nm，由中间的致密层和内外两侧疏松层构成，其主要成分为Ⅳ型胶原蛋白、多种糖蛋白（如纤连蛋白、层连蛋白、内肌动蛋白）和带多聚阴离子的蛋白聚糖（主要为硫酸肝素）等。

基膜依赖其机械屏障（胶原网眼）及电荷屏障（多聚阴离子）作用可有效地阻止血浆内带负电荷的白蛋白等小分子物质的漏出。脏层上皮细胞（足细胞）：以胞质形成许多足突而位于基膜外侧，足突间存在直径 20～50nm 的裂孔，其间有一层带筛孔的裂隙膜。足突表面也富含带负电荷的唾液酸糖蛋白，从而维持足突间的分离状态并阻拦白蛋白分子的漏出。

轴心部：即系膜区，是毛细血管袢的支持组织，由系膜细胞和基质组成，每一个终末端的系膜区只含 1～2 个系膜细胞和少量基质。系膜细胞还具有收缩、吞噬和合成酶类（如中性蛋白酶）、激素（如肾素、红细胞生成素）、细胞因子以及细胞外基质等功能，分别参与肾小球血流量调节、摄取和清除进入系膜区的异常物质以及肾小球损伤后的修复过程等。

（2）肾球囊：内层为构成滤过膜的脏层上皮细胞，外层为壁层上皮细胞和球囊基膜。壁层上皮细胞呈单层扁平状，一端与脏层上皮细胞相连，另一端和近端肾小管上皮细胞相延续。壁层和脏层上皮细胞之间则为肾小球囊腔，原尿在此形成。球囊腔与近曲小管连接处称为肾小球的尿极。

2. 病理机制

肾小球肾炎目前已公认为由抗原 – 抗体反应引起的免疫介导性炎症性疾病。引起肾小球肾炎的抗原物质很多，大致可分为内源性抗原（包括肾小球本身的成分及核抗原、DNA、肿瘤抗原等）及外源性抗原（如各种细菌、病毒、寄生虫和金、汞制剂等）。各种不同的抗原物质可与机体免疫系统产生的抗体反应而形成免疫复合物。免疫复合物引起肾小球肾炎有两种方式。

（1）肾小球原位免疫复合物形成：有两种不同情况：

肾小球基膜抗原：人体 GBM 抗原性的形成可能是由于感染或其他因素使基膜结构发生改变或某些病原微生物与 GBM 具有共同抗原性而引起交叉反应。临床上典型代表为 Goodpasture 综合征（肺出血 – 肾炎综合征）。成功建立的动物模型有两个：①抗肾小球基膜肾炎：用大鼠肾组织免疫兔后提取抗 GBM 抗体，注入大鼠体内可引起肾炎。②Heymann 肾炎：用近曲小管刷状缘成分免疫大鼠，使之产生抗刷状缘抗体，并引起肾炎。电镜显示上皮下电子致密物沉积。免疫荧光检查显示不连续的颗粒状荧光。其病变与人膜性肾小球肾炎相似。

植入性抗原：非肾小球抗原（包括外源性与内源性抗原）可与肾小球基膜结合，形成植入性抗原。抗原刺激机体免疫系统产生抗体而出现于血循环内，循环抗体可与植入抗原在肾小球内原位结合形成免疫复合物而引起肾炎。荧光显微镜下可见 IgG 及 C_3 沿肾小球毛细血管壁沉积，呈均匀一致的不连续颗粒状荧光。临床上典型代表为膜性肾小球肾炎。

（2）循环免疫复合物沉积

机体在非肾小球抗原物质的刺激下产生相应的抗体，抗原与抗体当比例合适时在血液循环内形成中等大小的免疫复合物，随血液流经肾脏在肾小球内沉积而引起肾小球损伤。如沉积在上皮下（上皮细胞与基膜间）或内皮下（内皮细胞与基膜间），荧光显微镜下可见 IgG 及 C_3 沿肾小球毛细血管壁呈不连续颗粒状荧光；如沉积于系膜内，则可见系膜区呈团块状荧光。

虽然体液免疫发病机制是引起肾炎的主要因素，许多证据表明致敏 T 淋巴细胞也可引起肾小球损伤，并与一些类型的肾炎的发生发展有关，说明细胞免疫在肾小球肾炎发病中也具有一定作用。此外，个别类型肾炎的发生与补体替代途径的激活有关。

（3）肾小球损伤介质（mediators of glomerular injury）

肾小球内出现抗原 - 抗体复合物或致敏 T 淋巴细胞后如何进一步引起肾小球损伤是肾炎发病机制中的一个重要课题。肾炎发病过程中，肾小球损伤介质的产生并引起肾小球损伤是一个重要环节。引起肾小球损伤的介质包括细胞和大分子可溶性生物活性物质两大类。

细胞性成分：包括①中性粒细胞：部分肾炎由于补体激活，形成 C5a 等趋化因子，或因 Fc 段调节的免疫黏附作用，肾小球内出现中性粒细胞浸润。中性粒细胞浸润释放蛋白酶，产生自由基和花生四烯酸代谢产物。蛋白酶使 GBM 降解，氧自由基引起细胞损伤，花生四烯酸代谢产物引起肾小球滤过率下降。②巨噬细胞、淋巴细胞和 NK 细胞：肾炎时此类细胞渗出至肾小球内，细胞激活时刻释放多种生物活性物质，如 IL - 1、蛋白酶、白细胞三烯、前列腺素及其他细胞因子。③血小板：肾小球毛细血管免疫性损伤可导致血小板聚集，并释放二十烷类花生四烯酸衍生物和生长因子等，促进肾小球的炎症改变。④系膜细胞：在肾小球损伤的应激状态下产生氧自由基、细胞因子、花生四烯酸衍生物、一氧化氮和内皮素等介质，引起肾小球的炎症反应。

可溶性介质：包括：①补体成分：补体激活产生 C5a 等趋化因子，引起中性粒细胞和单核/巨噬细胞浸润。中性粒细胞产生多种介质，形成补体 - 中性粒细胞依赖性损伤。C5b - C_3 引起细胞溶解并刺激系膜细胞释放氧化剂和蛋白酶。某些肾炎在无中性粒细胞参与的情况下，C5a - C_3 单独作用可引起蛋白尿。②花生四烯酸衍生物、一氧化氮和内皮素：与血液动力学改变有关。③细胞因子：IL - 1 和 TNF 具有促进白细胞黏附和其他多种功能。④趋化性细胞因子（chemokines）和生长因子：前者促进单核细胞和淋巴细胞在局部聚集，后者中 PDGF 引起系膜细胞增生，TGF - β 在慢性肾炎时促进细胞外基质沉积，在肾小球硬化的过程中起重要作用。⑤凝血系统：肾炎时肾球囊内产生的纤维素可刺激壁层上皮细胞增生。

3. 基本病理变化

通过对肾穿刺进行肾组织的病理学检查在肾小球疾病的诊断方面具有不可替代的作用。肾小球的病变除一般的渗出、坏死等炎症性变化外，尚有一些特殊病变。

（1）增生性病变：增生性病变表现为肾小球的固有细胞成分增多。一般以基膜划线，基膜以内的细胞成分（包括内皮细胞和系膜细胞）增生时，称为毛细血管内增生，基膜以外的细胞（主要为球囊壁层上皮细胞）增生时，可形成新月体，称为毛细血管外增生。

（2）毛细血管壁增厚：可以是基膜本身的增厚，也可以是免疫复合物沉积（包括内皮下、上皮下及基膜内沉积）等。

（3）硬化性病变：包括系膜基质硬化（系膜区细胞外基质增多，使系膜区变宽），血管袢硬化（肾小球毛细血管袢塌陷、基膜增厚皱曲）和肾小球纤维化进而玻璃样变。

4. 病理临床表现

肾炎的不同类型、病程、病变性质和程度常使患者出现不同临床症状的组合，即为临床综合征。肾炎引起的临床综合征主要有两种：

（1）肾炎综合征（acute nephritic syndrome）。肾炎综合征分为以下两个类型：急性肾炎综合征多见于急性弥漫性增生性肾小球肾炎，通常以少尿、蛋白尿、血尿、管型尿、氮质血症、水肿和高血压为主要特征。慢性肾炎综合征多见于慢性肾小球肾炎。通常以尿的改变（多尿、夜尿、等渗或低渗尿）、水肿较轻、高血压、贫血、氮质血症和尿毒症为主要特征。

（2）肾病综合征（nephritic syndrome）。在儿童多见于膜性肾病（即轻微病变性肾小球肾炎），在成年人则多见于膜性肾炎和膜性增生性肾炎。临床上以大量蛋白尿、低蛋白血症、全身性水肿、高脂血症为特征。此类综合征的病理基础是基膜通透性增加，后者多因基膜理化性状改变以及负电荷丧失所致。

5. 肾小球肾炎的常见病理类型

目前，肾炎的分类多采用联合国世界卫生组织（WHO）的病理组织学分类，现介绍几种常见的肾炎类型。

（1）毛细血管内增生性肾小球肾炎（endocapillary proliferative glomerulon ephritis）

以肾小球毛细血管内皮细胞和系膜细胞增生为特征，是临床常见的肾炎类型。多见于儿童和青年，起病急。大多数病例与 A 组乙型溶血性链球菌 12 型和 4 型、1 型的感染有关，常在发病前 1～3 周有扁桃体炎、咽喉炎等感染史，故又称为链球菌感染后肾小球肾炎。其他细菌如葡萄球菌、肺炎球菌和某些病毒也可引起本型肾炎。此型表现为急性肾小球肾炎综合征。

病理变化　①大体检查：可见两侧肾脏呈对称性肿大，包膜紧张易于剥离。肾表面光滑，色红，称为"大红肾"。如伴有出血性病变，可见肾表面及切面有散在的小出血点呈蚤咬状，故有"蚤咬肾"之称，肾切面可见肾皮质肿胀增宽，纹理不清。②光镜观察：显示肾小球呈毛细血管内增生，表现为内皮细胞及系膜细胞均增生肿大，压迫毛细血管腔，使管腔变狭窄，肾小球呈缺血状态。同时，肾小球内有多量中性粒细胞浸润。上述病变使肾小球体积增大，肾小球内细胞数量增多。严重病例，白细胞渗出增多，毛细血管袢可发生纤维素样坏死而致破裂出血。肾小管上皮细胞可发生浊肿，并可见胞质内玻璃样小滴。肾小管管腔内可出现从肾小球漏出的蛋白质、红细胞、白细胞和脱落的上皮细胞，以及他们所形成的各种管型。肾间质内可见不同程度的充血、水肿和少量中性粒细胞浸润。③电镜观察：基膜与足细胞见有电子致密物沉积（即上皮下沉积的免疫复合物），沿基膜外侧突起，呈小丘状，称为驼峰（hump）。④免疫荧光法：可显示 IgG 和 C_3 沿肾小球毛细血管壁呈不连续的颗粒荧光。

临床病理联系

①尿的变化

少尿或无尿：由于肾小球内皮细胞及系膜细胞增生肿大，使毛细血管腔变窄，造成肾小球缺血，滤过率降低，而肾小球的重吸收功能正常，故出现少尿甚至无尿，引起氮质血症。

蛋白尿、血尿、管型尿：由于基膜受损伤，通透性增高，致血浆蛋白和红细胞可漏出至球囊腔内，而出现蛋白尿和血尿；有毛细血管坏死破裂者可出现肉眼血尿。蛋白、红细胞、白细胞和脱落的肾小管上皮细胞可在远端肾小管内浓缩及酸度升高而发生凝聚，形成各种管型（透明管型、细胞管型、颗粒管型），随尿排出，称管型尿。

②水肿

水肿首先出现于组织疏松部位，如眼睑等处，继而下肢，严重者可遍及全身。其发生机制主要为肾小球滤过率减少，而肾小管功能尚正常，致使水钠在体内潴留。此外，也可能与变态反应所引起的全身毛细血管通透性增加有关。

③高血压

血压升高主要与肾小球滤过率减少引起水钠潴留而致血容量增加有关。此外，也可能与肾小球缺血引起肾素分泌增加有关。

转归　儿童病例多数可在数周或数月内症状消失、病变消退而痊愈。不到1%的患儿症状无改善，转化为快速进行性肾小球肾炎。另外1%～2%的患儿病变缓慢进展，转化为慢性肾炎。持续大量蛋白尿和肾小球滤过率下降表明预后不佳。成人病例预后较差，15%～50%的病人转为慢性。

（2）新月体性肾小球肾炎（crescentic glomerulonephritis）

特点为肾小球呈毛细血管外增生，有大量新月体形成。本病故又称毛细血管外增生性肾小球肾炎，其病因不明，多见于青年人及中年人。起病急，进展快，病情重，预后不良，临床上称为快速进行性肾小球肾炎。

病理变化　①大体检查：双侧肾脏肿大，色苍白，皮质表面常有点状出血。②光镜检查：可见多数肾小球内有新月体形成。新月体主要由增生的壁层上皮细胞和渗出的单核细胞构成，还可有中性粒细胞和淋巴细胞。上述成分堆积成层，在球囊腔内有毛细血管从周围形成新月形结构或环状结构，称为新月体或环状体。早期新月体以细胞成分为主，为细胞性新月体。以后纤维成分增多，形成纤维-细胞新月体。最终新月体纤维化，称为纤维性新月体。新月体形成使肾小球球囊腔变窄或闭塞，并压迫毛细血管丛，使肾小球功能丧失。肾小管上皮细胞水肿，严重时可发生萎缩、坏死。肾间质常有炎细胞浸润、水肿和纤维化。③电镜下观察：可见肾小球基膜有裂孔及缺损，血液内的红细胞和纤维蛋白原可通过这些缺损进入肾球囊腔，形成纤维素条索，进而刺激肾小球囊壁层上皮细胞增生形成新月体。④免疫荧光法：结果不一致，IgG可沿肾小球毛细血管壁呈连续线形荧光，或呈不规则的颗粒状荧光，约半数病例未见有IgG沉积，这可能为发病原因不同所致。

转归 此类肾炎的预后极差，一般与受累肾小球新月体形成的数目密切相关，如新月体肾小球数少于总数的 75% 者，病程可稍长；超过 80% 者，多数在半年内死于尿毒症。

（3）膜性肾小球肾炎（membranous glomerulonephritis）

是以肾小球毛细血管基膜弥漫性增厚为特征。膜性肾小球肾炎病变为弥漫性，肾小球的病变主要在基膜，一般不伴有细胞增生或炎性渗出变化，故又称为膜性肾病。是引起成人肾病综合征最常见的一种类型，多见于青壮年，男性为多，发病缓慢，病程长。其抗原种类甚多，包括乙型肝炎病毒、疟原虫、汞或金制剂、肿瘤抗原 DNA 等。

病理变化 ①大体检查：可见两侧肾脏肿大，颜色苍白，称为"大白肾"。②光镜观察：显示肾小球毛细血管壁呈均匀一致性增厚，银染色可见上皮下有许多钉状突起，与基膜垂直相连形如梳齿状，称为钉突。钉突间则为小堆状免疫复合物，可经 Masson 染色证实，与电镜下见到的钉突间小丘状的上皮下沉积物相吻合。免疫荧光法发现沿着肾小球毛细血管袢 IgG 和 C_3 沉积，呈均匀一致的颗粒状分布。随着病变进展，钉突逐渐增粗而相互融合，并将沉积物包围。晚期，沉积物被分解吸收，基膜内出现许多空隙，镜 PASM 染色显示基膜呈"虫蚀状"，此时荧光显微镜下仅见少量 C_3 沉积，无免疫球蛋白。基膜的这些空隙最终被基膜样物质填充，使基膜高度增厚，毛细血管腔逐渐狭小甚至闭塞，而致毛细血管袢塌陷（血管袢硬化），最后肾小球发生纤维化及玻璃样变。肾小管上皮细胞肿胀，常有玻璃样小滴。晚期肾小管缺血而萎缩，间质慢性炎细胞浸润伴纤维化，致使肾小球基膜通透性显著升高，除小分子蛋白外，大分子蛋白液可滤过，出现非选择性蛋白尿。

转归：膜性肾小球肾炎起病隐匿，病程长，大多为进行性，对肾上腺皮质激素不敏感，70%～90% 的病人在较长时间后发展为慢性硬化性肾小球肾炎，10%～30% 的病人预后较好，可部分或全部缓解。

（4）IgA 肾病

在我国十分常见，约占活检病例的 1/3 以上。临床上多数病例表现为复发性血尿或持续性蛋白尿。病变以局灶性节段性或弥漫性球性系膜细胞增生和基质增多为主要形态特征。但肾小球病变程度可有明显差异，轻者肾小球形态大致正常，重者表现为有新月体形成。肾小球局灶节段性增生性病变最后可演变为肾小球局灶节段性或球性硬化。电镜下可见电子致密物多集中分布于系膜区，早期呈结节状，后期可呈弥漫性分布。荧光显微镜下可见 IgA 呈颗粒状或融合为团块状沉积于系膜区。多数病例可发展为慢性肾功能衰竭。高血压发生较早以及以肉眼血尿为主要症状的病例预后较差。IgA肾病分为原发性和继发性，前者与遗传、免疫调节机制异常有关；后者可见于全身性疾病（过敏性紫癜、肝病、肠道疾病）。

（5）微小病变肾病（minimal change disease）

多见于 2～4 岁儿童，临床表现为肾病综合征。肾小球在光镜下无明显变化，故名微小病变肾病。电镜下可见弥漫性脏层上皮细胞组图融合或消失，故又称为足突病。患者有严重蛋白尿，但为高度选择性蛋白尿，这与膜性肾小球肾炎不同。肾小管上皮细胞由于吸收大量蛋白而发生脂肪变性，致使双侧肾脏肿胀，呈黄白色，过去称为"脂性肾病"。本病病因不明，荧光显微镜观察未见有免疫球蛋白或补体沉积，故本病不是由于免疫复合物沉积而引起的。目前认为可能是 T 淋巴细胞功能异常，产生一种淋巴因子样活性物质，损伤足细胞和多聚阴离子丧失而使基膜屏障功能破坏，通透性增加所致。肾上腺皮质激素治疗本病效果很好，儿童病例 90% 以上可恢复，少数病例可反复发作而发展为慢性。

（6）慢性硬化性肾小球肾炎（chronic sclerosing glomer ulone-phritis）

是各种类型肾小球肾炎发展到晚期的结果，大量肾小球硬化、纤维化。多见于成人，预后差，最终可发展为尿毒症而死亡。

病理变化　由于肾炎反复发作、长期持续性进行性破坏，多数肾小球毛细血管基膜明显增厚皱曲，毛细血管腔闭塞，称为肾小球硬化。进一步肾小球可全部被纤维组织取代，称为纤维化，继而发生玻璃样变性，而成为嗜伊红染色无结构的团块。其所属的肾小管由于缺血而萎缩、消失。肾间质纤维组织增生，并伴有淋巴细胞浸润。由于间质中纤维组织的收缩，使病变肾小球互相靠近密集，出现"肾小球集中"现象。同时，残存的正常肾小球发生代偿性肥大，其所属肾小管上皮细胞亦呈代偿性肥大，管腔代偿性扩张甚至呈囊状。这种萎缩硬化性变化与代偿性肥大扩张性变化相交错的现象为本型肾炎的镜下特征。肉眼观察，两侧肾脏对称性缩小，色苍白，质地变硬，重量减轻，肾包膜与肾实质粘连而难于剥离，肾表面弥漫性的细颗粒状，故称为颗粒状固缩肾。切面可见肾皮质萎缩变薄，纹理模糊不清，有时可见微小囊肿形成（即扩张呈囊状的肾小管）。肾盂因组织萎缩而相对性扩大，肾盂周围常填充增生的脂肪组织，肾小动脉管壁增厚、管腔狭窄。

临床病理联系　表现为慢性肾炎综合征。①尿的改变：多尿、夜尿等渗或低渗尿的发生主要因大量肾单位破坏，血液只能通过部分代偿的肾单位，致使滤过速度增快，而肾小管再吸收功能有限，水分不能被大量吸收所致。②高血压：由于大量肾单位纤维化使肾组织严重缺血，肾素分泌增加所致。高血压所引起的细、小动脉硬化可进一步加重肾缺血，使血压长期维持于高水平，进而还可以引起左心室肥大，甚至导致左心衰。③贫血：红细胞生成素分泌不足以及大量代谢产物在血液内积聚可抑制骨髓造血功能或促进溶血所致。④氮质血症和尿毒症：大量肾单位破坏、肾小球滤过面积减少，代谢产物在体内积聚所致。表现为血中尿素氮和肌酐明显升高，磷酸盐和酸性代谢产物堆积导致代谢性酸中毒。慢性肾炎晚期，肾功能的严重障碍，致使代谢产物在体内过度滞留而引起自身中毒，引起全身各系统的继发性病变，出现一系列临床表现和血液生化异常，即为尿毒症。

转归　本型肾炎病程较长，可达数年或数十年，早起采用中西医结合疗法，可获得较好效果。如发展至晚期，可死于肾功能衰竭、心力衰竭、脑出血或由于抵抗力降低而引起的继发感染。

　　总之，急性肾小球肾炎在疾病早期，肾脏病变典型，呈毛细血管内增生性肾小球肾炎改变。光镜下肾小球表现为程度不等的弥漫性增生性炎症及渗出性病变。肾小球增大、肿胀，内皮细胞和系膜细胞增生，炎性细胞侵润。毛细血管腔狭窄甚或闭锁、塌陷。肾小球囊内可见红细胞、球囊上皮细胞增生。部分患者中可见到新月体。肾小管病变较轻，呈上皮细胞变性，间质水肿及炎症细胞浸润。电镜检查可见内皮细胞胞浆呈连拱状改变，使内皮孔消失。电子致密物在上皮细胞下沉积，呈散在的圆顶状驼峰样分布。基膜有局部裂隙或中断。免疫荧光检查在急性期可见弥漫一致性纤细或粗颗粒状的 IgG、C_3 和备解素沉积，主要分布于肾小球毛细血管袢和系膜区，也可见到 IgM 和 IgA 沉积。系膜区或肾小球囊腔内可见纤维蛋白原和纤维蛋白沉积。

（四）病理生理

　　肾小球毛细血管的免疫性炎症使毛细血管腔变窄、甚至闭塞，并损害肾小球滤过膜，可出现血尿、蛋白尿及管型尿等；并使肾小球滤过率下降，因而对水和各种溶质（包括含氮代谢产物、无机盐）的排泄减少，发生水钠潴留，继而引起细胞外液容量增加，因此临床上有水肿、尿少、全身循环充血状态如呼吸困难、肝大、静脉压增高等。本症时的高血压，目前认为是由于血容量增加所致，是否与"肾素－血管紧张素－醛固酮系统"活力增强有关，尚无定论。

（五）原发性肾小球疾病的病理分类

　　由于肾穿刺活检技术的开展、荧光显微镜、电子显微镜等新技术的应用，对于肾小球疾病时病理改变的认识有了很大提高。肾脏病理改变不仅揭示了各种病因作用下肾组织的形态（包括超微结构）改变，而且由于免疫病理的进展，对病因、发病机理也可提供一定的线索，且有助于对预后的估计。通过病理与临床相关的研究，使肾小球疾病的诊断水平有很大提高。目前病理分类方法不一，1982 年世界卫生组织（WHO）对原发性肾小球疾病的病理分类如下：

1. 轻微的肾小球异常（minorglomerular abnormalities）

（1）微小病变（minimal change）：光镜下肾小球形态正常或缺乏明显的病变；电镜下肾小球上皮细胞呈弥漫性的足突融合；免疫荧光检查多为阴性。临床上多表现为单纯性肾病综合征，对肾上腺皮质激素治疗敏感。

（2）肾小球轻微病变（minorchange）：光镜下肾小球呈弥漫节段的或局灶节段的轻微病变，一般表现为系膜细胞的轻度增生，可伴有或无基质的增多；电镜下有时在不同部位出现电子致密物，也可无特异改变；免疫荧光检查有时可在不同部位见到强弱不等、种类不一的免疫球蛋白沉积，有时阴性。临床表现多为轻微蛋白尿、血尿。

2. 局限性/节段性病变

（1）局灶性肾小球肾炎（focal glomerulonephritis）：光镜下肾小球病变呈局灶性、节段性分布，病变性质可为细胞增殖、坏死及纤维化等；电镜下除上述病变外，有时在不同部位出现电子致密物；免疫荧光检查常见免疫球蛋白及补体在肾小球不同部位沉积。临床常以血尿为主要表现。

（2）局灶性节段性肾小球硬化（focal segmental glomerulosclerosis）：光镜下肾小球病变呈局灶性节段性肾小球血管袢硬化灶或玻璃样病变区，细胞可不发生明显增生，晚期可发展为球性硬化；电镜下可见弥漫的上皮细胞足突融合，并伴有系膜基质节段性增多；免疫荧光表现为局灶性巨块状或粗颗粒状 IgM 和 C_3 沉积，有时阴性。临床表现为激素不敏感的肾病综合征。

3. 弥漫性肾小球肾炎

（1）膜性肾病（membranous nephropathy）：

光镜下肾小球病变表现为弥漫的基膜增厚；电镜下可见上皮下有排列有序的电子致密物，基膜呈钉突样改变；免疫荧光能证实 IgG 和 C_3 沿毛细血管袢呈弥漫均匀的细颗粒状沉积。临床表现为大量蛋白尿或肾病综合征。

（2）增生性肾小球肾炎

①系膜增生性肾小球肾炎（mesangialproliferative glomerulone-phritis）：光镜下可见肾小球系膜细胞增生，伴有或无系膜基质的增多，呈弥漫性分布，肾小球基膜正常；电镜下除系膜组织增生外，有时在系膜区出现电子致密物；免疫荧光检查在系膜区可出现某些免疫球蛋白及补体沉积。临床常以血尿及蛋白尿为主要表现，也可见肾病综合征。

②毛细血管内增生性肾小球肾炎（endocapillary proliferative glomerulo nephritis）：光镜下肾小球弥漫性肿大，内皮细胞和系膜细胞增生，有时伴有多少不等的白细胞浸润；电镜下除细胞增生外，上皮下可见为数不多但体积较大的丘状或驼峰状电子致密物；免疫荧光检查可见 IgG 和 C_3 沿毛细血管壁呈不均匀的粗颗粒沉积。临床表现为感染后急性肾小球肾炎。

③膜增生性肾小球肾炎（membranoproliferative glomerulo ne-phritis）：又称系膜毛细血管性肾小球肾炎（mesangiocapillary glo-merulonepgritis），是一组以系膜细胞和系膜基质增生并伴有毛细血管基膜增厚为特征的肾小球肾炎。可分为：

Ⅰ型：系膜细胞和基质增生，肾小球呈分叶状，由于增生的系膜组织沿内皮下向毛细血管壁延伸插入，致使基膜增厚并呈双轨状；电镜下除光镜所见外，可见内皮下插入，内皮下电子致密物；免疫荧光检查可见 C_3 以及较弱的 IgG、IgM 在系膜区及毛细血管壁沉积。

Ⅱ型：光镜下与Ⅰ型相似，但增生较轻，内皮下插入不明显；电镜下在基膜的致密层中，有连续呈带状的电子致密；免疫荧光可见 C_3 在系膜区及毛细血管壁呈稀疏的点状沉积；此型又称致密沉积物病（dense deposit disease）。

Ⅲ型：光镜与免疫荧光检查与Ⅰ型相似；电镜下在毛细血管壁的内皮细胞下及上皮细胞下均有大量电子致密物。膜增生性肾小球肾炎的临床表现不一，多为以肾病综合征为主的慢性进行性肾小球肾炎。

④半月体性肾小球肾炎（crescenticglomerulonephritis）：光镜下可见大多数肾小球（超过50%）有半月体形成，毛细血管壁常见坏死、断裂及挤压现象；电镜下有时可见电子致密物沉积于不同部位；或基膜的变性、坏死及断裂；免疫荧光于半月体处可见纤维蛋白原，此外免疫球蛋白可于毛细血管壁呈颗粒状或线性沉积。临床表现呈急进性肾炎。

（3）硬化性肾小球肾炎（sclerosingglomerulonephritis）：

光镜下可见多数肾小球硬化和废弃，电镜及免疫荧光检查常无特异性发现。临床表现为肾功能衰竭。

以上为原发性肾小球疾病的常见病理类型。对于继发性肾小球疾病，尽管种类繁多，但其病理形态，也如上述各类型如狼疮肾炎，可呈现轻微病变、局灶增殖、膜增生性或膜性肾病改变。该两种分型间有一定的相关，但一个具体的临床类型可有多种病理改变，而某一病理改变又可有不同的临床表现。

（六）肾小球疾病的免疫发病机制

肾小球疾病的发病和以下几个因素有关：①免疫因素；②家族遗传因素；③感染性因素；④代谢和中毒因素；⑤循环障碍（包括由凝血机制紊乱引起的循环障碍。在致病过程中以上②～⑤常有免疫机制参与。目前公认免疫机制是大多数肾小球疾病发病机制的主要环节。其直接证据有：①可用免疫学方法制出一系列病理形态与人类肾小球疾病类似的动物模型；②病变肾脏沉着有免疫球蛋白和补体成分，提示有体液免疫参与；③肾小球疾病病程中血清有免疫成分的异常，如抗核抗体、抗基底膜抗体、循环免疫复合物的出现，以及补体成分的变化；④自病因（如感染）作用于机体至肾小球疾病发病，有一间歇期，提示并非病原直接侵犯肾脏，而是有一免疫病理发展过程。

本世纪初已提出肾小球肾炎是由感染引起的免疫反应性疾病。此后对其免疫发病机制的认识逐步加深。70年代以来由于生物化学、免疫学、电镜、免疫荧光技术等的进展对发病机理的认识有了更大提高。目前一般认为诱发肾炎的起因是多种抗原引起的免疫反应，在发病过程中还有其他介质参与，此外尚与肾小球本身局部因素有关。

1. 免疫反应引起肾小球疾病方式

免疫反应的类型免疫机制是肾小球疾病的始发机制，免疫反应引起肾小球疾病可有以下几种方式：

（1）循环免疫复合物在肾小球内沉积

系指抗原（内源性或外源性）与相应抗体在血循环中形成免疫复合物，并随血流抵肾，停滞于肾小球，从而引起肾小球免疫损伤。

形成免疫复合物的抗原：可分为外源性及内源性两大类。

外源性抗原：包括：①医源性（血清、类毒素、药物等）；②细菌性（如链球菌、葡萄球菌、肠球菌、肺炎双球菌、伤寒杆菌等）；③病毒（乙型肝炎病毒、麻疹病毒、E－B病毒等）；④梅毒螺旋体；⑤寄生虫、原虫（如疟原虫、弓形体等）。

内源性抗原：如DNA、甲状腺球蛋白、肿瘤抗原、免疫球蛋白等。

抗原与相应抗体形成免疫复合物：免疫复合物在一定条件下引起肾脏疾病。这取决于多个因素，如抗原的性质、抗体的亲合力、抗体免疫球蛋白的种类、特别是抗原抗体的比例能影响复合物的大小。当抗原大量过剩时所形成的复合物分子量很小，并不沉积于肾；当抗体大量过剩时形成不溶性颗粒状复合物，并由网状内皮系统清除；仅当抗原稍多于抗体时形成的可溶性免疫复合物方沉积于肾，并激活补体而引起肾小球损伤。

循环免疫复合物型肾炎的特点：免疫荧光检查可见于肾小球系膜区和毛细血管壁有颗粒状免疫沉积（免疫球蛋白和补体）；血循环中有时能检出免疫复合物。

（2）原位复合物致成的肾小球肾炎

指血中游离抗体与肾内抗原，在肾小球局部发生免疫反应而引起者。此种又依肾内抗原是肾组织固有抗原或系植入者而分为两种：

肾内固有抗原引起原位免疫沉积：是指机体产生能与肾小球本身固有的抗原成分相对应的抗体，并于肾小球局部该抗体与抗原相作用引起疾病。其典型疾病为抗肾小球基膜肾炎，人类肾炎中约5%属此类，以肺出血肾炎综合征（Goodpasture 综合征）为代表。本型特点是免疫荧光检查可见沿肾小球基膜有线性免疫沉积，血清中可检出抗肾抗体。

肾小球内植入抗原所致的原位免疫沉积：非肾小球源性的抗原随血流抵达肾脏时，由于免疫性或生化性或离子电荷的特点而"种植"于肾小球，即所谓"植入抗原"。机体产生的相应抗体与植入抗原在肾小球局部形成原位免疫复合物而致病。本型的特点是荧光检查也呈颗粒状免疫沉积，但血中无免疫复合物。

（3）与细胞免疫相关的肾脏损伤

以往对肾炎发病机制的研究多局限于体液免疫方面，近年细胞免疫的作用日益受到重视。由 T 细胞介导的细胞免疫反应可能在以下几方面起作用：①致敏 T 细胞受刺激后释放淋巴因子，引起局部免疫损伤；②具细胞毒性作用的 T 细胞，直接杀伤靶细胞；③吸引、激活各种吞噬细胞并加强吞噬作用。微小病变肾病可能与之有关。

（4）补体旁路活化引起的肾小球疾病

与上述体液免疫引起肾炎的不同点是并不通过抗原抗体复合物激活补体，而是血中出现了一些能直接激活补体第 3 成分的物质，使 C_3 活化，然后依次激活 C_5、C_6、C_7、C_8、C_9。而引起炎症反应。本型的特点是：①血中 C_3 因持续消耗而经常降低，而且血中可测得 C_3 碎片增多，提示 C_3 裂解增多；②肾小球内有 C_3 而无或极少 Ig 沉积。人类 Ⅱ 型膜增殖肾炎可能属于此类。

2. 介质在肾小球疾病发病中的作用

近年注意到肾小球疾病发病中除上述免疫反应外，常需介质参与。介质可分为可溶性和细胞性两大类。

（1）可溶性介质，在免疫性或致炎性因素刺激下这些介质或由其前体被激活、或自储处释出或被合成，而发挥生物效应。

补体是一组血清蛋白质，一方面它参与机体防御机制、中和毒素、促进吞噬；另一方面又作为炎症介质引起免疫病理损伤、导致组织破坏。可直接导致细胞溶解、改变膜的通透性和/或溶解或沉淀免疫复合物，并能吸引聚集多核和单个核细胞，从而引起局部免疫性损伤。

纤维蛋白原和其他凝血有关的蛋白质可造成局部血栓、产生生物活性肽而参与肾的损伤。在免疫引起的炎症中前列腺素和某些淋巴因子等被合成，并影响局部血管舒缩效应和血管通透性。此外激肽的合成、组织胺的释放和血管紧张素的产生也参与局部血管的舒缩改变和影响通透性。这些与肾损伤的组织形态改变和临床表现相关。

（2）细胞性介质，这些细胞成分作为介质参与免疫病理过程，是由于局部释出酶、促凝因子、有丝分裂原和淋巴因子等。由组织蛋白被消化或血栓形成造成组织损伤，此时常伴有细胞增生和分化，而且这些增生或分化的细胞及其产物还可参与组织修复过程例如胶原的形成和纤维化。此外还需指出上述由于介质引起的损伤又可释出新的抗原或改变原有抗原，从而又一次引起体液或细胞免疫的改变，使免疫损伤持续进行。

3. 肾小球局部特点与肾小球疾病发病的关系

除上述免疫因素和介质在肾小球疾病的发生上有重要作用外，肾小球本身的局部因素也有一定关系。

（1）肾血流量大、肾小球滤过压高、滤过面积大，故血流中之抗原、抗体及免疫复合物大量流经局部，有较多机会停留于局部。

（2）肾小球的滤过膜由内皮细胞、肾小球基膜及上皮细胞组成，血流中较大的分子易被此分子筛所阻滞而停留于局部致病。

（3）肾小球的滤过膜的电荷屏障作用，使血流中带阳电荷的抗原物质易于"植入"滤过膜，从而引起原位复合物性肾炎。

（4）肾小球本身某些成分（如肾小球基膜）作为局部的固有抗原可引起原位免疫反应，如抗基膜肾炎。

（5）肾小球上皮细胞和系膜细胞带有 C_{3b} 受体，能与活化的 C_{3b} 结合；系膜细胞还带有 IgG 的 Fc 受体，能与免疫复合物结合，从而使后者停滞于肾小球局部并引发免疫病理损伤过程。

因此肾小球疾病的发生机制十分复杂，有多种因素参与，免疫机制是其中重要的一环。免疫发病机制的研究不仅有其理论价值，还可指导疾病防治，具有重要的临床意义。

4. 免疫治疗原则

如上所述肾炎的免疫发病过程涉及多个环节：如抗原、抗体的形成，免疫复合物的形成及多种介质的参与等，因此肾炎的治疗应针对消除或削弱这些环节。目前临床应用的治疗措施有些已取得较好疗效，如肾上腺皮质激素和环磷酰胺治疗微小病变型肾病综合征；有些可能有效，如抗凝治疗用于某些肾小球疾病；更多方面还需进行深入研究以找出有效的治疗方法。

此外，不同的病因和发病机理可致相似的病理改变，如多种感染原均可通过免疫机制引起毛细血管内增生性肾炎；而同一病因又可因宿主反应及肾小球局部因素不等而表现为不同的病理改变，如狼疮肾即有多种病理改变。还应注意在疾病发展过程中由于机体反应性的改变、治疗手段的干预等因素，还可于临床表现改变（如疾病的进展、恶化）的同时，伴有相应的病理改变（如半月体形成、肾小球硬化等）。故密切结合临床和病理所见，加强随访，将有助于全面了解疾病发展过程，使之对疾病的认识更为全面、深入，以提高诊治水平。

二、慢性肾小球肾炎现代医学认识

是一组多病因的慢性肾小球病变为主的肾小球疾病，但多数患者病因不明，与链球菌感染并无明确关系，据统计仅 15%~20% 从急性肾小球肾炎转变而至，但由于急性肾小球肾炎亚临床型不易被诊断，故实际上百分比可能要高些。此外，大部分慢性肾炎患者无急性肾炎病史，故目前较多学者认为慢性肾小球肾炎与急性肾炎之间无肯定的关联，它可能是由于各种细菌、病毒或原虫等感染通过免疫机制、炎症介质因子及非免疫机制等引起本病。病理改变与病因、病程和类型不同而异。可表现为弥漫性或局灶节段系膜增殖、膜增殖、膜性、微小病变、局灶硬化、晚期肾小球纤维化或不能定型。除肾小球病变外，尚可伴有不同程度肾间质炎症及纤维化，肾间质损害加重了肾功能损害。晚期肾小球肾炎肾皮质变薄、肾小球毛细血管袢萎缩，发展为玻璃样变或纤维化，残存肾小球可代偿性增大，肾小管萎缩等。

三、HBV - GN 的现代医学认识

其发病机制尚未完全清楚，可能有几种方式致病：

1. HBV 抗原 - 抗体复合物沉积于肾小球导致免疫损伤　可以有两种致病形式。

（1）循环免疫复合物：HBV 感染人体后，与其血清抗体可能在血循环中形成免疫复合物，沉积于肾小球毛细血管袢，激活补体造成免疫损伤。HBsAg 与 HBcAg 的分子量较大，且带有负电荷，因此它们形成的免疫复合物很难穿透肾小球基膜而进入上皮下，主要沉积于内皮下及系膜区引起系膜毛细血管性肾炎或系膜增生性肾炎。HBeAg 分子量小，其所形成的免疫复合物的分子量也较小，HBeAg 虽也带负电荷，但是其抗体却带有较强大的正电荷，因此此种复合物可透过基膜沉积于上皮下而引起膜性肾病。

（2）原位免疫复合物：分子量较小的 HBeAg 可以穿过基膜与先植入上皮下的 HBeAb 结合形成原位免疫复合物，沉积于肾小球上皮下而致病。

2. 病毒直接感染肾脏细胞　无论动物实验还是人体研究，均在肾组织中找到了 HBV - DNA，提示 HBV 有直接感染肾脏的可能。

3. HBV 感染导致自身抗体和细胞免疫损伤　HBV 感染刺激机体产生多种自身抗体如抗 DNA 抗体、抗细胞骨架成分抗体、抗肝

细胞膜特异脂蛋白抗体、抗肾小管刷状缘抗体等。HBV 感染靶细胞后引起细胞毒性 T 细胞对靶细胞免疫杀伤，改变靶细胞膜的抗原决定簇，引起自身免疫反应。自身免疫损伤的发生可能与免疫调节功能缺陷密切相关。

第二节　中医学的认识

一、急性肾小球肾炎病因病机

（一）感受风邪

风寒或风热客于肺卫，阻于肌表，导致肺气失宣，肃降无权，水液不能下达，以致风遏水阻，风水相搏，流溢于肌肤而发为水肿，称之为"风水"。

（二）疮毒内侵

皮肤疮疖，邪毒内侵，湿热郁遏肌表，内犯肺脾，致使肺失通调，脾失健运，水无所主，流溢肌肤，发为水肿。又湿热下注，灼伤膀胱血络而产生尿血。在疾病发展过程中，若水湿泛滥、热毒炽盛，正气受损，正不胜邪，可出现一系列危重变症：①邪陷心肝：湿热邪毒，郁阻脾胃，内陷厥阴，致使肝阳上亢，肝风内动，心窍闭阻，而出现头痛、眩晕，甚则神昏、抽搐。②水凌心肺：水邪泛滥，上凌心肺，损及心阳，闭阻肺气，心失所养，肺失肃降，而出现喘促、心悸，甚则紫绀。③水毒内闭：湿浊内盛，脾肾衰竭，三焦壅塞，气机升降失司，水湿失运，不得通泄，致使水毒内闭，而发生少尿、无尿。此证亦称"癃闭"、"关格"。

急性期因为湿热水毒伤及肺脾肾，致恢复期肺脾肾三脏气阴不足、湿热留恋，而见尿日久不消，并伴阴虚、气虚之证。

总之，急性肾炎的主要病因为外感风邪、湿热、疮毒，导致肺脾肾三脏功能失调，其中以肺脾功能失调为主。风、热、毒与水湿互结，通调、运化、开阖失司，水液代谢障碍而为肿；热伤下焦血络而致尿血。重症水邪泛滥可致邪陷心肝、水凌心肺、水毒内闭之证。若湿热久恋，伤阴耗气，可致使阴虚邪恋或气虚邪恋，使病程迁延；病久入络，致脉络阻滞，尚可出现尿血不止、面色晦滞、舌质紫等瘀血之症。

二、过敏性紫癜性肾炎病因病机

属祖国医学中"紫斑"、"葡萄疫"、"血尿"、"水肿"等范畴，是一种由过敏性紫癜导致的肾脏损害的疾病。系感受风热湿毒之邪，或误食异物，以致风热湿毒入营动血，脉络损伤，血不循经；或气不摄血，溢出脉络，渗于皮肤；或由于气阴亏损，正不胜邪，邪热入血，扰动血络，迫血妄行，外溢肌肤而发紫癜，内渗肾脏则见尿血，故本虚是发病的重要因素。近年来，瘀、毒因素被广泛认识，因出血之后，皮疹久不消退，实际上造成了皮肤脉络瘀滞，因离经之血为瘀血，成为一新的病理因素，导致了病情难愈；另外外感或内热损伤营分，邪热稽留营分而酿成毒，毒邪损伤脉络，从而加重出血。有些人认为毒热内蕴是该病的病理基础，脾肾亏虚为其最后转归。在治疗中注重化瘀药的应用。总的病机为热、虚、瘀、毒。病变脏腑涉及肝脾肾。气虚血瘀是本病发病的关键。儿童脏腑娇嫩，形气未充，形成正虚基础，紫癜发生后出血又发展成瘀血。随着病情进展，正气愈虚，血瘀愈重，形成气虚血瘀的病机。气虚血瘀，气血运行不畅，脉络瘀滞，津液留滞经络，故出现水肿。气虚血瘀日久，则可伤及脾肾，致脾肾两虚，脾气不足，则运化失职，水湿不运；肾气不足，则不能化气行水，导致膀胱气化失司，开合不利。脾肾气虚，水湿泛滥则身肿，肾失开合则尿闭，从而形成过敏性紫癜性肾炎的尿少、水肿等临床表现。正虚伤肾，气不摄血，瘀血内阻，致血液外渗，故出现血尿。

第三章　临床特点

第一节　临床表现

急性肾炎临床表现轻重不一，轻者全无临床症状仅发现镜下血尿，重者可呈急进性过程，短期内出现肾功能不全。

一、前驱感染和间歇期

前驱病常为链球菌所致的上呼吸道感染，如急性化脓性扁桃体炎、咽炎、淋巴结炎、猩红热等，或是皮肤感染，包括脓疱病、疖肿等。我国北方以呼吸道感染为主，南方地区则由脓皮病引起者所占比例为高。据我国 1886 例患儿的资料，北方地区因呼吸道感染发病者占 70.2%，因脓皮病发病者占 14.9%；西南方地区则分别为 61.2% 和 23%~29.9%。由前驱感染至发病有一无症状间歇期，呼吸道感染引起者约 10 天（6~14 天），皮肤感染引起者为 20 天（14~28 天）。

二、典型表现

急性期常有全身不适、乏力、食欲不振、发热、头痛、头晕、咳嗽、气急、恶心、呕吐、腹痛及鼻出血等。

1. 水肿

7.0% 的病例有水肿，一般仅累及眼睑及颜面部，重者 2~3 天遍及全身，呈非凹陷性。水肿是最常见的症状，系因肾小球滤过率减低水钠潴留引起。一般水肿多不十分严重，初仅累及眼睑及颜面、晨起重；重者波及全身，少数可伴胸、腹腔积液；轻者仅体重增加，肢体有胀满感。急性肾炎的水肿压之不可凹，与肾病综合征时明显的可凹性水肿不同。

2. 血尿

50%～70%患者有肉眼血尿，持续1～2周即转显微镜下血尿。半数病儿有肉眼血尿；镜下血尿几乎见于所有病例。肉眼血尿时尿色可呈洗肉水样、烟灰色、棕红色或鲜红色等。血尿颜色的不同和尿的酸碱度有关；酸性尿呈烟灰或棕红色，中性或碱性尿呈鲜红或洗肉水样。肉眼血尿严重时可伴排尿不适甚至排尿困难。通常肉眼血尿1～2周后即转为镜下血尿，少数持续3～4周。也可因感染、劳累而暂时反复。镜下血尿持续1～3月，少数延续半年或更久，但绝大多数均可恢复。血尿同时常伴程度不等的蛋白尿，一般为轻至中度，少数可达肾病水平。尿量减少并不少见，但真正发展至少尿或无尿者为少数。

3. 蛋白尿

程度不等，有20%可达肾病水平。蛋白尿患者病理上常呈严重系膜增生。

4. 高血压

30%～80%病例有血压增高。高血压见于30%～80%的病例，系因水钠潴留血容量扩大所致，一般为轻或中度增高。大多于1～2周后随利尿消肿而血压降至正常，若持续不降应考虑慢性肾炎急性发作的可能。

5. 尿量减少

肉眼血尿严重者可伴有排尿困难。出现上述症状的同时，患儿常有乏力、恶心、呕吐、头晕，年长儿诉腰部钝痛，年幼儿可诉腹痛。

三、严重表现

急性期的主要并发症急性期的严重并发症主要有严重的循环充血状态、高血压脑病和急性肾功能衰竭。随着近年防治工作的加强其发生率及病死率已明显下降。少数患儿在疾病早期（2周之内）可出现下列严重症状：

1. 严重循环充血

常发生在起病 1 周内，由于水、钠潴留，血浆容量增加循环负荷过重表现为循环充血、心力衰竭、直至肺水肿。发生率各家报道不一，与病情轻重、治疗情况有关。我国 50～60 年代报道可于住院急性肾炎患儿的 24%～27% 中见到此类并发症，近年报告已降至 2.4%。多发生于急性肾炎起病后 1～2 周内。临床表现为气急、不能平卧、胸闷、咳嗽、肺底湿啰音、肝大压痛、奔马律等左右心衰竭症状，系因血容量扩大所致，而与真正心肌泵衰竭不同。此时心搏出量常增多而并不减少、循环时间正常，动静脉血氧分压差未见加大，且洋地黄类强心剂效不佳，而利尿剂的应用常能使其缓解。极少数重症可发展至真正的心力衰竭，于数小时至 1～2 日内迅速出现肺水肿而危及生命。当肾炎患儿出现呼吸急促和肺部有湿啰音时，应警惕循环充血的可能性，严重者可出现呼吸困难、端坐呼吸、颈静脉怒张、频繁咳嗽、吐粉红色泡沫痰、两肺满布湿罗音、心脏扩大、甚至出现奔马律、肝大而硬化、水肿加剧。少数可突然发生，病情急剧恶化。

2. 高血压脑病

指血压（尤其是舒张压）急剧增高，出现中枢神经症状而言。一般儿童较成年人多见。50～60 年代我国急性肾炎住院患儿中 2%～8.7% 发生此类合并症，近年已锐减，1982 年 1948 例住院急性肾炎患儿中仅 11 例发生此症（0.5%）。通常认为此症是在全身高血压基础上，脑内阻力小血管痉挛导致脑缺氧脑水肿而致；但也有人认为是血压急剧升高时，脑血管原具备的自动舒缩调节功能失控、脑血管高度充血、脑水肿而致；此外急性肾炎时的水钠潴留也在发病中起一定作用。多发生于急性肾炎病程早期，起病一般较急，表现为剧烈头痛、频繁恶心呕吐，继之视力障碍，眼花、复视、暂时性黑矇，并有嗜睡或烦躁，如不及时治疗则发生惊厥、昏迷、少数暂时偏瘫失语，严重时发生脑疝。神经系统多无局限体征，浅反射及腱反射可减弱或消失，踝阵挛有时阳性，也可出现病理反射，严重者可有脑疝的症状和体征。眼底检查常见视网膜小动

脉痉挛，有时可见视神经乳头水肿。脑脊液清亮，压力和蛋白正常
或略增。如血压超过 18.7/12.0kPa（140/90mmHg），并伴视力障
碍、惊厥及昏迷三项之一项即可诊断。由于脑血管痉挛，导致缺
血、缺氧、血管渗透性增高而发生脑水肿。也有认为是由脑血管扩
张所致。常发生在疾病早期，血压突然上升之后，血压往往在
150～160mmHg/100～110mmHg 以上。年长儿会主诉剧烈头痛、呕
吐、复视或一过性失明，严重者突然出现惊厥、昏迷。

3. 急性肾功能不全

常发生于疾病初期，出现尿少、尿闭等症状，引起暂时性氮质
血症、电解质紊乱和代谢性酸中毒，一般持续 3～5 日，不超过 10
天。急性肾炎患儿中相当部分于急性期有程度不一的氮质血症，但
进展为急性肾功能衰竭者仅为极少数。在 1948 例急性肾炎住院病
儿统计中本合并症仅 15 例（0.7%）。值得注意的是，近年随着急
性肾炎诊治工作的进步，前二类并发症已大为减少，而本并发症尚
乏有效预防措施，已成为急性肾炎死亡的主要原因。临床表现为少
尿或无尿、血尿素氮、血肌酐增高、高血钾、代谢性酸中毒。少尿
或无尿持续 3～5 日或 1 周以上，此后尿量增加、症状消失、肾功
能逐渐恢复。

四、非典型表现

1. 无症状性急性肾炎

为亚临床病例，患儿仅有显微镜下血尿或仅有血 C_3 降低而无
其他临床表现。可全无水肿、高血压、肉眼血尿，仅于链球菌感染
流行时，或急性肾炎患儿的密切接触者中行尿常规检查时，发现镜
下血尿，甚可尿检正常，仅血中补体 C_3 降低，待 6～8 周后恢复。

2. 肾外症状性急性肾炎

有的患儿水肿、高血压明显，甚至有严重循环充血及高血压脑
病，此时尿改变轻微或尿常规检查正常，称肾外症状性肾炎，但有
链球菌前驱感染和血 C_3 水平明显降低。6～8 周恢复的典型规律性
变化，此点有助于诊断。

3. 以肾病综合征表现的急性肾炎

少数患儿以急性肾炎起病，但水肿和蛋白尿突出，伴轻度高胆固醇血症和低蛋白血症，临床表现似肾病综合征。

第二节　实验室检查

1. 尿液检查

血尿为急性肾炎重要所见，或肉眼血尿或镜下血尿，尿中红细胞多为严重变形红细胞，但应用袢利尿剂时可暂为非肾小球性红细胞。此外还可见红细胞管型，提示肾小球有出血渗出性炎症，是急性肾炎的重要特点。尿沉渣还常见肾小管上皮细胞、白细胞、大量透明和颗粒管型。尿蛋白通常为（＋）~（＋＋），尿蛋白多属非选择性，尿中纤维蛋白降解产物（FDP）增多。尿常规一般在 4~8 周内大致恢复正常。残余镜下血尿（或爱迪计数异常）或少量蛋白尿（可表现为直立性蛋白尿）可持续半年或更长。

2. 血常规

红细胞计数及血红蛋白可稍低，系因血容量扩大，血液稀释所致。白细胞计数可正常或增高，此与原发感染灶是否继续存在有关。血沉增快，2~3 月内可恢复正常。

3. 血化学及肾功能检查

肾小球滤过率（GFR）呈不同程度下降，但肾血浆流量仍可正常，因而滤过分数常减少。与肾小球功能受累相较，肾小管功能相对良好，肾浓缩功能多能保持。临床常见一过性氮质血症，血中尿素氮、肌酐增高。不限水量的患儿，可有一轻度稀释性低钠血症。此外病儿还可有高血钾及代谢性酸中毒。血浆蛋白可因血液稀释而轻度下降，在蛋白尿达肾病水平者，血白蛋白下降明显，并可伴一定程度的高脂血症。

4. 细菌学和血清学检查

急性肾炎发病后自咽部或皮肤感染灶培养出 β 溶血性链球菌的阳性率约 30% 左右，早期接受青霉素治疗者更不易检出。链球菌感染后可产生相应抗体，常借检测抗体证实前驱的链球菌感染。如抗链球菌溶血素 O 抗体（ASO），其阳性率达 50% ~ 80%，通常于链球菌感染后 2 ~ 3 周出现，3 ~ 5 周滴度达高峰，50% 病人半年内恢复正常。判断其临床意义时应注意，其滴度升高仅表示近期有过链球菌感染，与急性肾炎的严重性无直接相关性；经有效抗生素治疗者其阳性率减低，皮肤感染灶患者阳性率也低。尚可检测抗脱氧核糖核酸酶 B（anti – DNAase B）及抗透明质酸酶（anti – HAase），并应注意应于 2 ~ 3 周后复查，如滴度升高，则更具诊断价值。

5. 血补体测定

除个别病例外，肾炎病程早期血总补体及 C_3 均明显下降，6 ~ 8 周后恢复正常。此规律性变化为本症的典型表现。血补体下降程度与急性肾炎病情轻重无明显相关，但低补体血症持续 8 周以上，应考虑有其他类型肾炎之可能，如膜增生性肾炎、冷球蛋白血症或狼疮肾炎等。

6. 其他检查

部分病例急性期可测得循环免疫复合物及冷球蛋白。通常典型病例不需肾活检，但如与急进性肾炎鉴别困难；或病后 3 个月仍有高血压、持续低补体血症或肾功能损害者可考虑行肾活检以明确诊断，指导治疗。

第四章　西医诊断与中医辨证

第一节　西医诊断

小儿急性肾小球肾炎诊断标准：

1. 发病前 1~4 周多有上呼吸道感染，扁桃体炎，猩红热或皮肤化脓等链球菌感染史。

2. 浮肿。

3. 少尿与血尿：尿量少于：婴幼儿期 200ml/m²/日，学龄前期 300ml/m²/日，学龄期 400ml/m²/日。无尿：少于 50ml/日。血尿可为肉眼血尿，持续 1~2 周，或为镜下血尿。

4. 高血压多于起病 1~2 周内发生，学龄前 > 16.0/10.7kPa（120/80mmHg），学龄期 >17.3/12.0kPa（130/90mmHg）。

5. 循环充血及心力衰竭：多发生在病程的 1~2 周内，临床表现轻重不一，如尿少、浮肿、咳嗽、呼吸急促。体检时双肺底可闻水泡音，心界扩大，心率加快，心音变钝，有时出现奔马律，肝脏明显增大，伴压痛，颈静脉怒张，严重者可发生急性肺水肿。

6. 合并高血压脑病时血压急骤上升，可有剧烈头痛呕吐，出现视力障碍，意识模糊，嗜睡，或发生惊厥、昏迷。少数病儿可有短暂失语和轻度瘫痪，血压控制后，上述症状好转或消失。

7. 急性肾功能衰竭：少尿及无尿，血尿素氮和肌酐增加，不同程度的高血钾和代谢性酸中毒。

8. 尿常规：以红细胞为主，可有轻度或中度的蛋白或颗粒管型。

9. 血尿素氮及非蛋白氮，在少尿期可暂时升高。

10. 血沉：急性期增快。抗"O"滴度增高，多数在 1：400

以上。

11. 血清补体测定：发病 2 周以上补体明显下降。

12. Addis 计数：尿常规正常后可作该计数。

13. 急性肾炎，伴有严重循环充血和心力衰竭时，X 线肺门阴影增宽、模糊，有时胸腔内有少量积液，心影可增大。肺部 X 线表现和浮肿的消长有密切的关系。对有浮肿、高血压，而尿镜检未见异常的不典型病例，X 线有一定的辅助诊断肾炎合并心衰及循环充血的价值。

第二节　　中医辨证

一、辨证要点

急性肾炎以八纲辨证为纲，重在辨虚实。急性期为正盛邪实阶段，起病急，变化快，浮肿及血尿多较明显。恢复期多为虚证，有阴虚与气虚之不同，且多有湿热留恋。共同特点为浮肿消退，尿量增加，肉眼血尿消失，但镜下血尿或蛋白尿未恢复。本病还需辨证候的轻重。轻症一般以风水相搏证、湿热内侵等常证的症候表现为主，其水肿、尿量减少及血压的增高多为一过性；重症则为全身严重浮肿，持续尿少、尿闭，并可在其内出现邪陷心肝、水凌心肺、水毒内闭的危急证候。在辨证中应密切注意尿量的变化。因尿量越少，持续时间越长，浮肿越明显，出现变证的可能性也越大。阳水与阴水间的相互转化：本病急性期因病程较短，多属正盛邪实，为阳水范畴。但若因邪气过盛，出现变证，或因病情迁延不愈，则可由实转虚，由阳水转化为阴水，表现为正虚邪恋、虚实夹杂的证候。

二、治疗原则

本病的治疗原则，应紧扣急性期以邪实为患，恢复期以正虚邪恋为主的病机。急性期以祛邪为旨，宜宣肺利水、清热凉血、解毒利湿；恢复期则以扶正兼祛邪为要，并应根据正虚与余邪孰多孰少，确定补虚及祛邪的比重。如在恢复期之早期，以湿热未尽为主，治宜祛除湿热余邪，佐以扶正（养阴或益气）；后期湿热已渐尽，则应以扶正为主，佐以清热或化湿。若纯属正气未复，则宜用补益为法。但应注意，治疗本病，不宜过早温补，以免留邪而迁延不愈。应掌握补益不助邪、祛邪不伤正的原则。

三、证治分类

（一）急性期

1. 常证
①风水相搏
证候：水肿自眼睑开始迅速波及全身，以头面部肿势为著，皮色光亮，按之凹陷随手而起，尿少色赤，微恶寒或伴发热，咽红咽痛，骨节酸痛，鼻塞咳嗽，舌质淡，苔薄白或薄黄，脉浮。

辨证：本证多见于病程早期，多由外感风邪而诱发。以起病急，水肿发展迅速，全身浮肿，头面部为甚，伴风热或风寒表证为特点。

治法：疏风宣肺，利水消肿。

方药：麻黄连翘赤小豆汤合五苓散加减。常用麻黄、桂枝发散风寒，宣肺利水；连翘清热解毒；配杏仁、茯苓、猪苓、泽泻、车前草等宣肺利水，利水消肿；甘草调和诸药。咳嗽气喘，加葶苈子、苏子、射干、桑白皮等泄肺平喘；偏风寒证见骨节酸楚疼痛，加羌活、防己疏风散寒；偏风热证见发热，汗出，口干或渴，苔薄黄者，加金银花、黄芩疏风清热；血压升高明显，去麻黄，加浮萍、钩藤、牛膝、夏枯草利水平肝泻火；血尿严重加大蓟、小蓟、茜草、仙鹤草以凉血止血。本证风热蕴结于咽喉者，可用银翘散合五苓散加减以疏风清热、利咽解毒、利水消肿。

②湿热内侵
证候：浮肿或轻或重，小便黄赤而少，甚者尿血，烦热口渴，头身困重，常有近期疮毒史，舌质红，苔黄腻，脉滑数。

辨证：本证常见于疮毒内归患儿，或病程中期、后期，水肿减轻或消退之后，也可见于水肿持续阶段。以血尿，烦热口渴，头身困重，舌红苔黄腻为特点。

治法：清热利湿，凉血止血

方药：五味消毒饮合小蓟饮子加减。常用金银花、野菊花、蒲公英、紫花地丁清热解毒；栀子清泻三焦之火；猪苓、淡竹叶利湿清热；小蓟、蒲黄、当归凉血止血并能散瘀，使血止而不留瘀。小便赤涩加白花蛇舌草、石韦、金钱草清热利湿；口苦口黏加茵陈蒿、龙胆草燥湿清热；皮肤湿疹加苦参、白鲜皮、地肤子燥湿清热，除风止痒；大便秘结加生大黄泻火降浊；口苦心烦加龙胆草、黄芩泻火除烦。

2. 变证

①邪陷心肝

证候：肢体面部浮肿，头痛眩晕，烦躁不安，视物模糊，口苦，恶心呕吐，甚至抽搐、昏迷、尿短赤，舌质红，苔黄燥，脉弦数。

辨证：本证多见于病程早期，血压明显增高者。以头痛眩晕，烦躁，呕吐，甚至抽搐昏迷为特点。

治法：平肝泻火，清心利水。

方药：龙胆泻肝汤合羚角钩藤汤加减。常用龙胆草清肝经实火，黄芩、菊花清热解毒；羚羊角粉、钩藤、白芍平肝熄风；栀子、生地黄、泽泻、车前子、竹叶清心利水。大便秘结加生大黄、玄明粉通便泻火；头痛眩晕较重加夏枯草、石决明清肝火、潜肝阳；恶心呕吐加半夏、胆南星化浊降逆止呕；昏迷抽搐可加服牛黄清心丸或安宫牛黄丸解毒熄风开窍。

②水凌心肺

证候：全身明显浮肿，频咳气急，胸闷心悸，不能平卧，烦躁不宁，面色苍白，甚则唇指青紫，舌质暗红，舌苔白腻，脉沉细无力。

辨证：本证也多见于病程早期，水肿严重的患儿。以全身严重浮肿，频咳气急，胸闷心悸，不能平卧为特点。

治法：泄肺逐水，温阳扶正。

方药：己椒苈黄丸合参附汤加减。常用葶苈子、大黄泄肺逐水；防己、椒目、泽泻、桑白皮、茯苓皮、车前子利水消肿；人参、附子温阳扶正。若见面色灰白，四肢厥冷，汗出脉微，是心阳虚衰之危象，应急用独身汤或参附龙牡救逆汤回阳固脱。本证之轻症，也可用三子养亲汤加减，以理肺降气，利水消肿。常用苏子、葶苈子、白芥子、香橼皮、大腹皮、陈葫芦、炙麻黄、杏仁、甘草。

③水毒内闭

证候：全身浮肿，尿少或尿闭，色如浓茶，头晕头痛，恶心呕吐，嗜睡，甚则昏迷，舌质淡胖，苔垢腻，脉象滑数或沉细数。

辨证：本证多见于病程早期，常因持续少尿或无尿引起，故尿少尿闭为其突出症候，同时伴有头痛头晕、恶心呕吐、嗜睡或昏迷等危重症象。

治法：通腑降浊，解毒利尿。

方药：温胆汤合附子泻心汤加减。常用生大黄、黄连、黄芩清实火，泄浊毒；姜半夏、陈皮、竹茹、枳实降气化浊；茯苓、车前子利水消肿；制附子、生姜温阳气，化湿浊。呕吐频繁，先服玉枢丹辟秽止呕。不能进药者，可用上方浓煎成 100～200ml，待温，作保留灌肠，每日 1～2 次；也可以用解毒保肾液以降浊除湿解毒，药用生大黄 30g，六月雪 30g，蒲公英 30g，益母草 20g，川芎 10g，浓煎 200ml，每日分 2 次保留灌肠。昏迷惊厥加用安宫牛黄丸或紫雪丹，水溶化，鼻饲。

（二）恢复期

若浮肿消退、尿量增加、血压下降、血尿及蛋白尿减轻，即标志病程进入了恢复期，此期为正气渐虚，余邪留恋阶段，其中在恢复期早期，常以湿热留恋为主。

①阴虚邪恋

证候：乏力头晕，手足心热，腰酸盗汗，或有反复咽红，舌红苔少，脉细数。

辨证：本证为恢复期最常见的证型，可见于素体阴虚，或急性期曾热毒炽盛者。临床以手足心热，腰酸盗汗，舌红苔少，镜下血尿持续不消等肾阴不足表现为特点。

治法：滋阴补肾，兼清余热。

方药：知柏地黄丸合二至丸加减。常用知母、黄柏滋阴降火；生地、山茱萸、怀山药、丹皮、泽泻、茯苓"三补"、"三泻"，滋补肾阴、泻湿浊、清虚热；女贞子、旱莲草滋阴清热，兼以止血。血尿日久不愈加仙鹤草、茜草凉血止血；舌质暗红，加参三七、琥珀化瘀止血；反复咽红，加玄参、山豆根、板蓝根清热利咽。

②气虚邪恋

证候：身倦乏力，面色萎黄，纳少便溏，自汗出，易于感冒，舌淡红，苔白，脉缓弱。

辨证：本证多见于素体肺脾气虚患儿。临床以乏力纳少，便溏或大便不实，自汗，易于感冒为特点。

治法：健脾化湿。

方药：参苓白术散加减。常用党参、黄芪、茯苓、白术、山药益气健脾；砂仁、陈皮、白扁豆、薏苡仁行气健脾化湿；甘草调和诸药。血尿持续不消，可加参三七、当归养血化瘀止血；舌质淡暗或有瘀点，加丹参、红花、泽兰活血化瘀。

第五章 鉴别诊断与类证鉴别

典型急性肾炎不难诊断。链球菌感染后，经 1～3 周无症状间歇期，出现水肿、高血压、血尿（可伴不同程度蛋白尿），再加以血补体 C_3 的动态变化即可明确诊断。但因症状轻重不一，且多种病因的肾脏疾患均可表现为急性肾炎综合征，故有时应与下列疾患鉴别：

一、其他病原体感染后的肾小球肾炎

已知多种病原体感染也可引起肾炎，并表现为急性肾炎综合征。可引起增殖性肾炎的病原体有细菌（葡萄球菌、肺炎球菌等）、病毒（流感病毒、EB 病毒、水痘病毒、柯萨基病毒、腮腺炎病毒、ECHO 病毒、巨细胞包涵体病毒及乙型肝炎病毒等）、肺炎支原体及原虫等。参考病史、原发感染灶及其各自特点一般均可区别。

二、其他原发性肾小球疾患

1. **膜增殖性肾炎** 起病似急性肾炎，但常有显著蛋白尿、血补体 C_3 持续低下，病程呈慢性过程可资鉴别，必要时行肾活检。

2. **急进性肾炎** 起病与急性肾炎相同，常在 3 个月内病情持续进展恶化，血尿、高血压、急性肾功能衰竭伴少尿或无尿持续不缓解，病死率高。

3. **IgA 肾病** 多于上呼吸道感染后 1～2 日内即以血尿起病，通常不伴水肿和高血压。一般无补体下降，有时有既往多次血尿发作史。鉴别困难时需行肾活检。

4. **原发性肾病综合征肾炎型** 肾炎急性期偶有蛋白尿严重达肾病水平者，与肾炎性肾病综合征易于混淆。经分析病史，补体检测，甚至经一阶段随访观察，可以区别，困难时须赖肾活检。

三、全身性系统性疾病或某些遗传性疾患

全身性系统性疾病或某些遗传性疾患也可以急性肾炎综合征起病，如系统性红斑狼疮、过敏性紫癜、溶血尿毒综合征、结节性多动脉炎、Goodpasture 综合征、Alport 综合征等。据各病之其他表现可以鉴别。

四、急性泌尿系感染或肾盂肾炎

急性泌尿系感染或肾盂肾炎，在小儿也可表现有血尿，但多有发热、尿路刺激症状，尿中以白细胞为主，尿细菌培养阳性可以区别。

五、慢性肾炎急性发作

慢性肾炎急性发作易误为"急性肾炎"，因二者预后不同，需予鉴别。此类患儿常有既往肾脏病史，发作常于感染后 1～2 日诱发，缺乏间歇期，且常有较重贫血、持续高血压、肾功能不全，有时伴心脏、眼底变化、尿比重固定，B 超检查有时见两肾体积偏小。

第六章 治 疗

第一节 中医经典治疗经验

一、病名

中医古代文献中无肾炎病名记载，但据其临床表现，多属"水肿""尿血""血尿""溲血"范畴。如《灵枢·论疾诊尺》说："视人之目窠上微痈，如新卧起状，其颈脉动，时咳，按其手足上，窅而不起者，风水肤胀也。"其记载首见于《内经》，《素问·气厥论》曰："胞移热于膀胱，则癃溺血。"《素问·痿论》亦曰："悲哀大甚则胞络绝，胞络绝则阳气内动，发则心下崩数溲血也。"

二、病因病机

《灵枢·经脉篇》曰："足少阴肾之经脉……其直者从肾上贯肝隔，入肺中，循喉咙，夹舌本。"认为：咽属肾所主，喉为肺之门户。咽是外邪入侵肾的重要途径，故常在上呼吸道感染（多伴有咽喉部红肿疼痛）后出现肉眼血尿，或镜下血尿加重。表虚卫弱，腠理疏松，风热之邪乘袭邪热搏结咽喉，循经传至于肺，肺失宣降，水道不利，热毒循经伤及肾络而发为尿血。又脾为气血生化之源，气机升降之枢纽，由于饮食不节，或疫毒之邪从口而染，损伤脾胃之气，脾气亏虚，统摄无权，血液不循常道，下溢于膀胱亦发为尿血。若素体阴虚，或邪热（风热、湿热、热毒）伤阴，或情志过极，郁而化火伤阴，或误服温补之品而伤阴，或邪热耗气伤阴，或尿血日久致脾虚失于运化，阴血乏源，则脾肾气阴两虚，尚若先天禀赋不足、病久正虚、房室不节，复因劳倦过度、饮食不节，则脾肾气虚，气虚不摄，亦皆可发为尿血。病程迁延，脾、肺、肾三脏功能失调，则水湿内蕴，日久酿生湿热，肾络瘀滞，形成瘀血，湿热、瘀血耗气伤阴，更加重本虚，终致肾虚、湿热、瘀血交结为患，使病情缠绵难愈。

对于本病的病机，《医宗金鉴·幼科杂病心法要诀》说："小儿水肿，皆因水停于肺脾二经。"

《医学衷中参西录·理血论》则指出："中气虚弱，不能摄血，又秉命门相火衰弱，乏吸摄之力，以致肾脏不能封固，血随小便而出也。"说明邪热内扰、七情太过、虚热内伤、中气虚弱是尿血发生的主要原因。

近代肾病学者对肾炎血尿的认识有所深入，认为其病位涉及肺脾肾三脏，以肾为本，其制在脾，其标在咽，病理性质为本虚标实，本虚多先伤于脏腑之气，后损于脏腑之阴，而表现为气阴两虚之证候，标实多见湿热与瘀血，正虚与邪实相互影响，互为因果。究其病因，可以"外感风热（毒）论"和"内伤气阴论"统之。

总之，本病的病因多为热毒、湿热，证属湿热壅盛，迫血妄行；多因感受风热湿毒，致肺失宣降，脾失运化，肾失开合，膀胱气化失司，三焦水道不通，使水液溢于肌肤而成水肿；因小儿形气未充，脏腑稚嫩，肾常不足，复因外感风湿热毒诸邪与瘀相结扰于肾，致肾元亏虚，下元不固，脂液下泄，故见蛋白尿、管型尿；伤及肾之脉络则见血尿，故湿、热、瘀、毒与肾元亏虚为本病之病机特点。其病理变化过程为热毒湿邪循经入腑，由腑归脏，即风水相搏，邪入于腑，气化失常，则湿邪潴留；湿邪化热，致伤肾络，遂发为水肿，血尿、蛋白尿等。整个病理都存在着肾气不化，水湿内停，瘀热胶着，甚至在恢复期亦有不同程度的湿热未尽，气不化水，留瘀为患的征象。

三、治疗

早在《素问·汤液醪醴论》就有"开鬼门、洁净府"，即发汗、利小便的记载，历代还有逐水、清热等多种治法。

第二节　名老中医治疗经验

一、钱育寿

钱育寿主任医师是江苏省著名老中医，出身中医世家，幼承庭训，习医近50载，医术精湛，学验俱丰，擅长中医儿科，尤对小儿急性肾炎的治疗有独到之处。钱老指出，临证分型不必复杂，只要抓住主症，就能纲举目张，执简驭繁。本文就其诊治该病经验作简要介绍。

（一）疗水肿蘸风利水为大法

小儿急性肾炎以眼睑、面部水肿为主症者，多由上呼吸道感染或扁桃体炎等引起，其起病迅速，小便量少，血压偏高，常伴发热，鼻塞咳嗽，咽红疼痛，苔薄腻，舌质红，脉浮数。盖肺为水之上源，一旦邪郁肺系，风客玄府，则肺失通调水道，不能下输膀胱，水溢肌肤而为水肿。钱老指出，其治法既应开鬼门而散风邪，又应洁净府而利水道，俾肺气宣降有序，津液布散司常，则水肿可消矣。方选麻黄连翘赤小豆汤加减，常用药：麻黄、连翘、赤小豆、桑白皮、杏仁、炙僵蚕、蝉衣、车前子、泽泻、茯苓。若热象不明显，可以苓桂浮萍汤出入；若小便量少，肿甚，加猪苓、玉米须；若发热，咽红疼痛，乳蛾肿大，加炒香豉、射干、牛蒡子，若咳嗽重，加前胡、桔梗、鱼腥草；若伴血尿加小蓟、白茅根、茜草；若血压偏高，去麻黄加双钩藤、夏枯草、石决明。钱老强调指出：急性肾炎初期多属实属热，尤应重视第1到第2周的治疗，因在这一阶段常因水肿不退而易发生心衰、高血压脑病、尿毒症等并发症。只要在这一时期治疗得当，尽管早期症状较严重，病程也可缩短，肾功能也不会受损害。相反，若忽视或延误这一时期治疗，病情就会起伏不定，病势则会迁延难愈。

（二）治血尿清热凉血是关键

小儿急性肾炎以肉眼血尿为主症者，大多由皮肤疮疡肿毒湿疹感染或急性扁桃体炎所致，临床或见浮肿，或浮肿不明显，常伴小溲赤黄短少，或见尿频尿急尿痛，苔微黄或黄腻，舌质红，脉滑数。盖皮肤疮疡，热毒内攻，下移膀胱或素体湿热内盛，复感风热，郁而不解，下注膀胱，均可损伤血络而致尿血。若风湿热毒，内归肺脾，肺失通调，脾失转输，水气泛滥肌肤，则兼有浮肿。《景岳全书》云："血本阴精，不宜动也，而动则为病，……盖动者多由于火，火盛则逼血妄行"。且小儿"阴常有余，阳常不足"，故钱老认为，对血尿治疗清热凉血是关键，热清则血自宁，正如《不居集》所云："当用寒凉者，竟用寒凉，而无伤脾败胃虞"。方选小蓟饮子化裁，常用药：小蓟、大蓟、生地、山栀、丹皮炭、侧柏叶、白茅根、仙鹤草、紫珠草、六一散。若伴浮肿、小便不利，加车前草、泽泻、荠菜花；若皮肤疮疖肿疡未愈，合五味消毒饮加减；若下肢湿疹瘙痒，合四妙丸及白鲜皮、地肤子化裁；若伴尿频尿急尿痛，合八正散出入。钱老还指出：离经之血即为瘀血，止血不忘祛瘀，且为防寒致血凝，故清热凉血同时常配伍活血化瘀之品如蒲黄炭、花蕊石、益母草、丹参等；若肉眼血尿甚者或夹血丝者，可加琥珀粉、三七粉或云南白药冲服。如此化裁变通，亦需灵活掌握，方为周全。

（三）扶正虚储益脾肾乃根本

小儿急性肾炎经治 1～2 个月，浮肿，肉眼血尿，高血压等症消失，仅尿常规检查异常，尤在感冒后可见反复。这种无证可辨的肾炎恢复期既不能以"水肿"命名，亦不能归属"血尿"范畴。钱老根据辨证与辨病相结合的原则，认为"辨病"主要以现代医学对急性肾炎的诊断标准作为恢复期无证可辨的治疗依据，"辨证"则以患儿的饮食、出汗、平素是否易感及舌脉等作为中医立法选方的依据。钱老指出，这类患儿并非真正无证可辨，而是常有感冒，汗多纳少，乳蛾肿痛、面色少华等症，据此可辨其正气之盛衰，同时指出，蛋白质、红细胞均为人体精微物质化生而成，尿液中见此即提示小儿脏腑功能受损，主要为脾肾受损，因脾虚不摄，肾不藏，则精微下泄而尿检异常。若长期精微物质不断丢失必定加重脾肾气阴亏虚，而气阴两虚又易遭外邪侵袭而使病情反复，如此往复形成恶性循环，可致病情迁延难愈。钱老指出：这类肾炎恢复期患儿之病机关键不在邪多，而在正虚。治疗之根本应健脾益肾，匡扶正气，宜选参苓白术散合六味地黄汤加减，常用药：太子参、炙黄芪、白术、熟地、山萸肉、淮山药、菟丝子、茯苓、泽泻、甘草。若尿检蛋白较多者加覆盆子、金樱子、芡实、鹿衔草以益肾固涩，若舌质暗红或有紫点，加丹参、益母草活血化瘀，若尿检红细胞较多，小溲色黄、舌质偏红，加生地、小蓟、丹皮炭滋阴凉血止血，若易密冒汗多、病情易反复者，加服玉屏风口服液健脾固表，若小溲黄混有热臭味，舌红苔黄腻者，加六月雪、黄柏、玉米须清利湿热，若复感外邪，发热咽痛，则加豆豉、银花、连翘、牛蒡等疏风清热，标本兼治。钱老指出，临证时宜根据病情的阴阳虚实及标本缓急，确定扶正与祛邪的孰多孰少，或脾肾同治，或标本兼顾，不宜偏执一法，然扶正固本之法应贯穿恢复期治疗之始终。用药当以甘味平补之品为主，养阴而不滋腻，补益而不呆胃，清利而不伤阴，以平为期，燮理阴阳，冀阴平阳秘，则正气可复，病情可愈。

二、李少川

李少川教授从医 50 余载，擅长儿科，致力于小儿肾病研究几十年，于小儿急、慢性肾炎、肾病综合征及 IgA 肾病等积累了丰富的临床经验，每有独到见解，丰富和发展了传统中医理论。

（一）疏风宣肺切忌辛温过燥

本病初起最明显的症状是水肿，头面眼睑为著，或见全身浮肿、尿少。其成因每以正气不足、湿热内蕴、感受时邪而发。多伴有发热恶寒、咳嗽脉浮等表邪之象。此期主要因为风邪侵袭肺卫，肺气壅塞，不得通降，致使水道通调不利，水湿泛滥肌肤而为水肿。故其治疗，重在于疏风宣肺，辅以淡渗利水。肺气宣通，水道通调，以进到利水消肿之目的。《内经》关于"开鬼门，洁净腑"之论，即此意也。《金匮要略》进一步明确指出腰以下肿，当利小便；腰以上肿，当发汗"的原则，具体拟方"风水……越婢汤主之，里水，越婢加术汤主之。但是由于小儿体属纯阳，为稚阴稚阳之体，肌疏易汗，难以受纳麻桂之过辛过燥。如冒然将麻桂用于小儿，易于阴阳俱伤，遂使病情缠绵，迁延难愈。李师认为，小儿纯阳之体，外邪内侵，往往从阳化热，易于出现热象。小儿水肿初期，以热证居多，即使出现寒证，亦为时短暂，迅即化热，故在疏风宣肺之时，切忌妄投麻桂过辛过燥之品。宜以银翘四苓散化裁为上。银翘散为辛凉平剂，配以四苓淡渗利湿，切中水肿初期之病机。方中薄荷、芥穗、豆豉以辛凉疏表、疏风宣肺；金银花、连翘以清热解毒；配以猪苓、茯苓皮取其淡渗利湿之功。因木通有伤肾之弊，很少用及。亦可适时配茅根、生地、丹皮、滑石、甘草清热凉血利水。至于出现风寒之证，苏梗、苏叶辛温而不燥之类亦可配伍予辛凉平剂之中。值得注意的是，疏风宣肺方药治疗某些变态反应性疾病（如荨麻疹、过敏性鼻炎、支气管哮喘等）有一定疗效。实验研究表明：薄荷、苏叶、蝉衣等疏风宣肺的药物具有抗变态反应作用。这也可能是疏风宣肺方药治疗急性肾炎的作用原理之一。因此，将中医治则与现代医学发展机制有机结合起来研究，是现代中医学重要课题。

（二）胃热利湿勿忘疏利少阳

急性肾炎水肿消退以后，多出现烦热口渴，小便短赤，大便不畅，舌质红，苔薄黄，脉沉而数。尿常规检查，蛋白尿少量，红、白细胞高于正常乃由湿热蕴久化热，或邪热内侵与湿相并，湿热内蕴，三焦气化失职，气机升降不利所致。传统清热利湿法用三仁汤、甘露消毒丹等方，但大都为暑湿化热而设，于小儿急性肾炎特有的湿热内蕴不甚合拍。李少川教授常以小蓟饮子去当归、蒲黄，加茅根、粉丹皮、赤芍、瞿麦以清热通淋；加知母、黄柏滋阴通关，以清命门之相业。方中茅根、生地二药必须重用，一般 5~7 岁儿童每用至 30g 为宜。

三、董廷瑶

董廷瑶从医多年，学识渊博，经验丰富，临证师古而不泥，圆活善变，在儿科临床中，匠心独具，活人无数。今就董老治疗小儿急性肾炎的经验，介绍如后。

（一）分析特点知因识理

董老认为无论治疗何病，首先要剖析小儿的特点，而知因识理则更是其关键所在。急性肾炎亦是如此，从其归属来讲，当属古代"水肿"的"阳水"或"风水"范畴。如《灵枢·论疾诊尺》篇曰："视人之目窠上微痈，如新卧起状，其颈脉动，时咳，按其手足上，窅而不起者风水肤胀也。《丹溪心法》中说："若遍身水肿，烦渴，小便赤涩，大便闭，此属阳火"是也。

从病因来分析，则多是感受风、湿、热之故。如《医宗金鉴》所说："风水得之，内有水气，外感风邪；皮水得之，内有水气，皮受湿邪"由于小儿五脏功能"成而未全"，腠疏卫弱，脾虚易滞，故每于风邪外袭；或涉水冒雨，水湿内浸，饮食不节；或疮毒感染，湿热内侵，使水液运化功能失常而发急性肾炎。而风、湿、热三者，既可单一致病、又多互为因果，如素体湿盛，复感风邪郁表，可致风湿相合，气阻湿滞而泛为水肿，湿郁化热，内外相合则产生湿热之症候。

《素问·阴阳别论》说；"三阴结，谓之水。"《医宗必读》指出水肿"其本在肾，其标在肺，其制在脾"，故三焦决渎作用与膀胱气化失常，使水湿停聚而为水肿。结合小儿特点和临床多见邪气犯肺等肺经先受邪的情况来看小儿急性肾炎的病理机制，在一定程度上是肺经直接受邪或诱发引起所致。

（二）证因分辨兼以理肺

董老认为辨证要抓住主要之机理，适当地兼以理肺，往往可起到事半功倍之作用，故在分清证型的情况下，董老常巧妙地兼加肺经药物，如蝉衣、苏叶、射干、沙参、黄芩之类，收效甚佳。

在证型的辨治上，董老一般分为四大类型。

1. 风水郁表

可见恶寒恶风，发热或咳、眼睑浮肿，或继而四肢全身浮肿（腰以上为甚），舌红苔薄白，咽红，纳少，小便短少，大便尚调、脉紧或浮数。治则：祛风利水，越婢汤主之；若偏于热者、则银翘散、桑菊饮、栀豉汤等辛凉疏散之剂加减施治；偏于寒者以桂枝麻黄各半汤温散主之。

例1：陆某，女，3岁半。住院号：98270。初诊：咳嗽咽红，全身浮肿已有4周，便下尚调，小溲短少（尿量仅50毫升），舌质淡红，苔薄白脉浮数。尿检：蛋白＋＋，红血球＋＋，白血球少数，证属风水，治拟越婢汤加味。处方：麻黄3g，生石膏12g，甘草3g，生姜2片，红枣3枚，陈皮3g，生白术9g，茯苓皮9g，猪苓9g，泽泻9g。2剂。二诊：浮肿较平，咳嗽亦减，腹满便泄，小溲短少，舌苔薄腻，脉滑数，治以疏化利湿。处方：麻黄3g，杏仁6g，汉防己9g，泽泻9g，制茅术9g，猪苓9g，茯苓皮9g，滑石（包）12g，车前子（包）9g，炒神曲9g，2剂。药后浮肿渐平，小溲转长。尿检蛋白＋，红血球＋，再以原法为主加减服用5剂，待浮肿消除，以健脾化湿调治20余剂，诸症消失，尿检数次正常而获愈。

例2：唐某，女，7岁。门诊号；30484。初诊：感冒风寒，发热咳嗽，体温38.8℃，面目浮肿，小溲短少，舌苔薄白，脉象紧敷。尿检蛋白＋＋，红血球少许，白血球＋。治以辛温疏表。处方：桂枝3g，麻黄3g，白芍6g，杏仁6g，清甘草3g，桔梗3g，防风5g，生姜2片，红枣3枚。3剂。二诊；药后汗出热退，咳嗽减少，小溲转长，面部略浮，舌淡根腻，脉濡，外邪已化，内湿未清，再以通利。处方：桂枝 3g，带皮苓 9g，猪苓 9g，泽泻 9g，陈皮 3g，川朴 3g，制茅术 9g，通草 3g，桔梗 3g，3 剂。药后浮肿已平，舌苔薄白，小溲通畅。尿检：蛋白微量，红血球少数，白血球少数，再以健脾化湿为主，先后用过玉米须，生白术，防己，小蓟草等药物，调治二旬而巩固。

2. 水湿浸渍

可见面目及遍身浮肿，身重困倦，面㿠白，畏寒肢冷，无热或微热，舌苔白腻，脉沉缓或浮而带濡，小溲短少。治则：通阳利水。主方：五苓散合五皮饮为主。

3. 湿热壅结

可见面目肢体浮肿，发热口渴，或皮肤疮毒，便秘或溏泻，小溲短赤，舌红苔黄或腻，脉滑数或弦数。治则：清热解毒，利湿消肿。此型当分湿热之孰重孰轻，如湿偏重，可选用三仁汤合甘露消毒丹；如热偏重，症见舌红苔黄燥，烦渴或热，便秘溲赤，方可选用黄连解毒汤合五味消毒饮为主。复感外邪，则可选用银翘散合甘露消毒丹为主；若兼见皮肤疮毒湿疹，可选用苦参、地肤子、晚蚕砂、土茯苓、蝉衣之类；局部红肿可选用丹皮、赤芍、白茅根之属。

4. 热盛损津

此亦即上盛下虚，多见于风热感冒、急性扁桃体炎、猩红热及皮肤疮疡，肺热盛而劫伤肾津者，可见面目略浮肿，咽红口渴，舌红唇朱，常伴低热，便干溲少、脉细数。治宜清上滋下，用清金滋水汤（董氏方，由北沙参、黄芩、蝉衣、板蓝根、石斛、麦冬、生地、川柏、淮山组成，此方之意重在清肺）少佐滋阴，以达到金清则水清，水清则络宁之目的。若咽肿甚可加射干、大力子；伤津重可加玄参、女贞子；血尿明显可加三七、茅根、羊蹄根之类。

（三）异常指标统筹兼治

董老认为在治疗过程中，除辨证分型外，还须结合实验室检查指标，抓住各个时期的主要矛盾和症候群，采取有效的治疗措施，才能加快治愈的进程。

1. 血尿

在急性肾炎的发展与恢复过程中可反复出现，时间持久，其顽固者，颇感棘手。一般当从三方面考虑：

（1）热结下焦：症见舌红苔黄，微热口渴，小溲尿血，灼热鲜红，脉弦数，治以清热利湿、凉血止血，方选小蓟饮子，酌加生地、白茅根、车前草、制军、川柏等。

（2）血热致瘀：症见舌红无苔或舌淡红连带瘀，小溲短赤，脉来带涩，治当解毒活血，方可选用桃红四物汤为主，酌加夏枯草、板蓝根、参三七、琥珀、羊蹄根、仙鹤草等。值得一提的是，有时在诸法无效的情况下，施用此法，往往见效（包括退蛋白尿），从现代医学角度看，解毒活血药物具有广谱的抗菌消炎作用，还有改善微循环障碍的功能，所以往往见效较好。

（3）热伤阴血：症见面色潮红、伴有低热，舌红无苔，口渴喜饮，脉细数，此常因余邪未清，而阴血耗损，好发于疾病中后期，故治当滋养阴血为主，方如六味地黄丸、知柏地黄丸、二至丸兼加凉血、养血药之类。

2. 蛋白尿

文献中属"尿浊"范畴，多由脾气下陷，精微下注；或肾气虚弱，精关不固，不能制约所致，急性期多因水湿内停、气化失司所致，并来伤肾，故若能治疗得法，往往可随水肿消退，水液运行正常而消失，千万不可用补。若病至中后期，其虚症渐露，方可究其脾、肾之不足，适度参以调补，乃可获效。

3. 高血压

若热毒炽盛，则常可导致肝阳火亢，其症可见面红耳赤，头晕口渴，舌红苔黄，脉弦，便秘溲赤等，治当清泻肝火利湿，方可选龙胆泻肝汤之类，用药如夏枯草、草决明、钩藤、小蓟。后期之阴虚阳亢，当以滋阴降火，知柏、六味之类可也。总之，对于急性肾炎的治疗，董老特别强调指出：辨证分型，在一般的情况下有其优点和价值，但急性肾炎的发展，常有演变，所以临证当尽详细辨，弄清标本缓急，圆活善变，做到"知彼知己，多方以制之"。

第三节　民间单方验方

一、清解汤治疗急性肾小球肾炎

药物组成：木贼 10g、连翘 20g、贯众 10g、鱼腥草 15g、白花蛇舌草 15g、仙鹤草 15g、茜草 15g、车前草 15g、大蓟 15g、小蓟 15g、白茅根 30g、土茯苓 20g、玉米须 6g。

加减：咽红赤甚，喉核肿大者加金银花、牛蒡子；血压高、头晕头疼者加钩藤、夏枯草；水湿重、尿少浮肿明显者，车前草改为车前子，土茯苓改为茯苓皮，加薏苡仁；病久血尿不消者加生地龙、琥珀、三七粉等。本方用于小儿急性肾炎，中医证属风水型见：尿少、浮肿（以颜面为甚）、血尿、或头晕头疼，咽红赤、或喉核肿大、舌质红、苔薄白或黄、脉滑数。

分析：小儿急性肾炎发病前多有呼吸道感染史，起病后见浮肿、尿少、血尿、高血压，并多表现有咽红赤、喉核肿大、面红唇赤、舌质红、苔黄等，其病不外乎风湿热邪侵袭所致，而以风热外袭最多见，其病主要在肺。因小儿阳气偏盛，邪气易从阳化热，故小儿肾炎急性期多为实证、热证，其治疗或疏风清热，或清热解毒，或解毒利咽，或清热利湿，或清热凉血，总以清热为基本原则，随兼证加减，随病程长短而变化，亦总不离清热二字。

方中连翘一味为君药，解毒清热之力甚强，且有凉血止血之功，现代药理学亦证实其利尿作用。有报道单用连翘一味治疗急性肾炎，亦取得较好疗效，可见连翘用于急性肾炎的治疗，作用全面，其效甚著。木贼主要取其发散之功，以疏风宣肺利水。《本草求真》谓木贼"形质有类麻黄，升散亦颇相似，但此气不辛热"。木贼其形其性与麻黄相似，发汗利水之功甚著，且无麻黄之辛烈刚燥、升散太过、加重高血压等弊病，现代研究认为其有扩张肾脏血管、增加肾脏血流量等作用，亦为君药。白花蛇舌草、鱼腥草、贯众等解毒祛邪、清热利咽，现代研究表明此类药物在肾脏病治疗中有多种药理作用，诸多医院都强调在浮肿期除发汗、利小便外，应重视清热解毒药物的应用。北京中医医院藤宣光谓："予先以重剂解毒清热利咽之药投之，待咽喉肿痛消失，其浮肿尿血不治自清，可获奇效。"可见清热解毒之剂在治疗急性肾炎中至为重要。仙鹤草、大蓟、小蓟、茜草、车前草均擅于凉血止血，车前草一味尤为治疗小便下血之要药。土茯苓、玉米须清热利湿。全方共奏疏风清热、解毒利湿、凉血止血之功。作用全面，恰合病机，既符合中医辨证施治之原则，又紧密结合现代研究之成果，选药精当，故能取效甚著。

二、半边莲治疗急性肾小球肾炎

治疗方法：鲜半边莲全草水煎服，3～12岁每日量50～150g；12岁以上每日量100～250g，水煎加白糖适量，不拘时服。全部患者均不使用其他药物。

分析：半边莲为多年生矮小草本，为桔梗科山梗菜属植物半边莲的全草。广东地区民间多用此草内服外敷治疗蛇伤肿痛，尤其是属火毒类，如青竹蛇等毒蛇咬伤，多有效验。本药在广东地区多见于田埂沟边等较潮湿处，喜簇生，几乎随处可见，药源极其广泛，取材十分方便。本人多使用鲜品，干草疗效差些。常用量：生草50～250g，干草减半，量小无效。本品性寒微苦，具利尿消肿、清热解毒功效。长期使用过程中，未发现任何毒副作用。经现代药理研究发现本品有利尿、降压、解毒、止血、抑菌等作用，故半边莲除运用于治疗急性肾小球肾炎外，尚广泛运用于晚期血吸虫病、肝硬化腹水、肝炎、细菌性痢疾、急性阑尾炎、毒蛇咬伤、烫火伤、疮疡肿毒等病症的治疗，具有进一步研究探讨价值。

三、蝉蜕治疗泌尿系统疾病

曹竹林治肾炎30例用蝉蜕、黄芪、金银花、牡丹皮、白茅根、益母草、茯苓、泽泻、车前子、地龙、甘草，肾阳不振、气化无力加桂枝、附子；尿液由赤转清去益母草，加紫草；起病急、病程短，加防风、麻黄。结果：经治 15～37d，痊愈 28 例，失访 2 例。安邦煜治急性肾炎，每日用蝉蜕 20～30g，煎水代茶饮 5～7d，对咽肿、发热、尿蛋白均有明显效果，对尿中有红细胞者，可增加白茅根 60g，水煎与蝉蜕同饮，数日可取效。

四、蝼蛄为主治疗小儿急性肾炎

治疗方法：取红壳鸡蛋 1 枚，将其敲一小孔，再将蝼蛄 1～2 只放入蛋中，外用草纸或卫生纸浸湿包 8～10 层，再放入草木灰火中或电烤箱内，待熟后弃纸及壳，趁热食之。一般 1～5 岁每天吃有蝼蛄蛋 1 个，6～10 岁每天吃 2～3 个，10 岁以上每天吃 3～4 个。若脾胃虚弱者，食后口中含生姜 1 小片，可防止恶心反胃。

配伍：在服用蝼蛄蛋的同时，若属风水型配用麻黄加术汤加减：麻黄 3～10 克，桂枝 5～10 克，杏仁 3～6 克，紫苏叶 3～12 克，生白术 3～9 克，茯苓皮 6～15 克，泽泻、防风各 6～10 克。若属水湿型，加用五苓散合平胃散化裁：猪苓，苍术，陈皮各 3～6 克，茯苓、白术、泽泻各 3～10 克，赤小豆 6～24 克。若属湿热型，可用栀子柏皮汤加减：生山栀 3～6 克，生黄柏、生大黄各 3～5 克，鲜虎杖 5～15 克，若上呼吸道遭感染症状明显，酌加银花 3～15 克，连翘 3～10 克，桔梗 3～6 克，蝉蜕 1～5 克。血尿明显者，可增大小蓟各 5～15 克，车前草 10～30 克。

小儿急性肾炎大多由于风、湿、热、毒等外邪侵袭肌表，影响三焦之气化功能，使体内水液的输布、运化、排泄发生障碍，以致水液停聚，泛滥肌肤而发生水肿。蝼蛄能利大小便，消水肿，通石淋，消痈肿恶疮等。临床观察，用其治疗水肿，多在服药 1～2 小时尿量及尿次增加，1 天后大便由硬变软或为稀水，继之水肿逐渐消退，蝼蛄药源广泛，无毒副作用，配鸡蛋内服，易于接受。更佐以中药煎剂，常收桴鼓之效。

第四节　中成药治疗

一、"荔大前合剂"

配制及用法：以荔枝草、车前草各 3000 克，大蓟、小蓟各 1500 克，加水煎制成 6000ml，加适量苯甲酸与尼泊金防腐，分装备用。每次口服 10~20ml 一日 3 次。

功用：清热解毒利湿、活血化瘀。对于急性肾炎，中医认为，肿之生也，皆由风邪寒热毒气，客于经络，使血滞不通，壅结而成肿。荔枝草具凉血、利水、解毒功效，治尿血、腹水，咽喉肿痛，痈肿等。其醇提取液有抑菌作用。车前草有抗菌、消炎作用，能利水、清热、明目，治尿血、水肿，其嫩草水煎剂可降血压。大、小蓟都具有抗菌作用，能凉血、止血、祛瘀消肿。此外，大蓟有降血压，消痈肿之功，小蓟可消炎，镇静，治尿血、血淋等。上述诸药组成荔大前合剂，具有清热解毒、利尿消肿、凉血止血作用。据文献报道，清热解毒类药可提高吞噬细胞功能，除具有直接抗菌作用外，还能促进非特异性免疫反应，活血化瘀类药能增强网状内皮系统吞噬功能，提高吞噬细胞的吞噬能力与死菌作用。

二、"急性肾炎合剂"

组成：女贞子、旱莲草、生地、丹参、益母草、小蓟、白茅根、连翘、茯苓、黄芪、石苇各 15g，当归 6g，甘草 3g，每天 2 次，每次 50ml。

除卧床休息，低盐饮食，注射青霉素外，不用维生素 C、E、P 等抗氧化制剂。急性肾炎合剂对急性肾炎患儿血尿和蛋白的影响经过治疗 1 月后，血尿完全消失者中药组 31 例（占 94%），西药组 16 例（占 52%）；蛋白尿完全消失者中药组 32 例（占 97%），西药组 15 例（占 48%）。

该方有抑制 TXB、增强 6 - K - PGFα 和调节 TXB/6 - K - PGFα

比值的作用，有较强抗自由基作用。肾炎的发生涉及到自由基的作用。肾脏产生大量自由基可能一方面在肾炎发生过程中，免疫复合物激活补体，引起呼吸暴发，产生一系列氧自由基反应。另一方面在炎症过程中，肾小球系膜细胞吞噬了异物后，或在 Fc 段存在下，被免疫复合物激活，或在血小板刺激下，均产生大量自由基。一旦与肾脏组织细胞系统的脂类结合就产生大量脂质过氧化物，造成生物膜多元不饱和脂肪酸/蛋白质比例失调，膜的液体性、流动性以及通透性均发生改变，而导致膜功能障碍。生物膜结构的改变还会影响到镶嵌在生物膜内各种酶类的活性，线粒体膜受影响最大，这与线粒体生成自由基多以及线粒体膜含酶丰富有关，严重的生物膜结构破坏则影响到细胞机能，表现为肾小球滤过率降低，肾小管细胞重吸收与分泌功能障碍。血栓素 A（TXA）与前列腺素 I（PGI）稳定代谢产物分别为 TXB 及 $6-K-PGF\alpha$，是花生四烯酸代谢产生的功能相互制约的一对重要物质，对维持肾血流量等起着重要作用。TXA2 主要收缩肾血管，致肾血流量和肾小球滤过率下降，促进血小板凝集和趋化因子作用而加剧肾小球损伤，改变肾小球基底膜对蛋白质的通透性而产生蛋白尿。PGI 与 TXA2 的作用相反，具有抑制血小板凝集，扩张维持血供的稳定作用，还具有激活细胞膜腺苷酸环化酶，使 cAMP 水平升高作用，从而抑制机体免疫复合物沉积。本文实验证明，在急性肾炎，TXB 明显升高，$6-K-PGF\alpha$ 降低，$TXB/6-K-PGF\alpha$ 比值升高，可能是炎症刺激花生四烯酸代谢增强之故。

三、肾炎清利饮

基本方：车前草、鱼腥草、旱莲草、二花各 30g（鲜品药量酌增）、益母草、马鞭草各 15g。每日 1 剂，煎 3 次混合浓缩至 300ml，分 3 次饭前服。

加减：风寒型者基本方加麻黄、桂枝、苏叶、杏仁等；湿热型者基本方加茅根、黄柏、木通、琥珀等；热毒型者基本方加公英、黄芩、黄柏、连翘等；阳亢型者基本方加夏枯草、菊花等。

分析：血压持续增高不降者，为防止肾性脑病的发生，佐以西药降压药缓解临床症状。组方以车前草、马鞭草利湿消肿；二花、鱼腥草清热解毒，且因两药皆入肺经，并有宣肺行水之功；益母草活血散瘀，且能利尿，与车前草、马鞭草同用可增强利湿消肿之效；墨旱莲凉血、止血、滋阴益肾，可防利湿活血太过，诸药相伍，利湿而不伤阴，清热而不化燥，止血而不壅滞，活血而不伤正，疗效肯定，且对小儿稚弱之体，用之无不良反应。

四、肾舒冲剂

肾舒冲剂有清肺、健脾、固肾等功效，对本病有较强针对性。其君药：大青叶、白花蛇舌草可清肺热、解毒泻火、相当于西医的抗生素。臣药：海金砂藤、淡竹叶、能利水通淋、渗湿泄热，起利尿通便，减轻血尿之功效。佐药：黄柏、生地、茯苓等、健脾扶正，养阴清热，调节水湿。起到清热凉血、利水消肿、减轻血尿的作用。而大青叶及白花蛇舌草还有较强的抗病原微生物的作用，可刺激网状内皮系统增生、增加吞噬细胞的吞噬能力，增强机体的防御能力。

第五节　外治法

一、石蒜糊剂外敷治疗

石蒜和蓖麻仁分别捣烂、合并，加入麝香，充分拌匀，涂于洁净的双层白布上，贴敷于足底凹陷处（涌泉穴），症状轻者贴单侧，症状重者贴双侧，48～72h揭去。如症状未完全消失，隔日再敷一次，敷药前用热水泡洗足底部5分钟，并擦磨足底凹处至发红为佳。石蒜、蓖麻、麝香合用能增强利尿消肿、解毒消炎，对急性肾炎所出现的各种症状体征均有显著的消除和改善作用特别是在消除蛋白尿和水肿方面作用显著，符合西医治疗急性肾炎而采取的利尿排水、抗菌消炎的治疗原则。涌泉穴属于足少阴肾经，通过擦磨该穴位后再外敷石蒜糊剂，疗效更为显著；麝香有活血通络的功能，能使药效迅速到达病灶。小儿的代谢旺盛，肾小球肌膜修复功能强，皮肤薄嫩，药物吸收快，疗效好，所以石蒜糊剂治疗小儿急性肾炎为好。如用于治疗中老年肾炎、慢性肾炎等要反复多次用药，其疗效也不如小儿急性肾炎。一般 1 次敷药时间以 48～72h 为宜，并注意观察反应和体征变化，如发现患者祛水过快，腹泻较甚，足底起泡等应立即揭去敷药，或减量，或缩短敷药时间。

二、单味大黄液灌肠治疗小儿急性肾炎高血压

用量和用法：<5 岁，10g 1 次；>5 岁，20g 1 次，每日上午 9 时和下午 4 时各 1 次。

中医认为急性肾炎属水湿内蕴，热毒未尽，以邪实为主。而大黄主泻下逐饮，具泻实、泻热、泻瘀、泻毒之"中药结肠透析作用"。同时"肺与大肠相表里"，药可由"肠"及"肺"布于全身，发挥整体作用。

急性肾炎病理形态主要为弥漫性渗出性增生性肾炎，镜检下可见肾小球内皮细胞及系膜细胞肿胀增生，并有白细胞浸润等，致使毛细血管腔变窄，甚至发生阻塞，肾小球血流量减少，滤过率减少致体内水钠潴留，肾脏组织缺血致血液中肾素、血管紧张素、醛固酮增高，全身小动脉痉挛，血流量增加，这些作用系肾炎血压增高的重要原因。近来医学研究观察到大黄对 IL－2 产生的抑制作用，对肾小球系膜细胞生长有一定抑制作用，具有抗炎、抗肿瘤、抗病毒、改善微循环等多种作用，从而发挥利尿、利钠、降压、抗菌等功效，无明显副作用。降压作用多在用药后 24h 内出现，收缩压、舒张压及平均动脉压下降。我们认为用本法治疗小儿急性肾炎，对消肿、利尿以及改善肾功能等方面均有明显疗效，尤其在降低血压方面，效果更佳。此药来源广、价廉、安全有效，易被患儿接受，特别适于并有肾功能不全，高血压脑病者。

三、芪翘合剂配合小剂量速尿穴位注射治疗小儿急性肾小球肾炎

1. 内服　黄芪、连翘、赤芍、枳壳、牛膝、蝉蜕、地龙、丹皮、茯苓、泽泻、桂枝、栀子、益母草、甘草。每次服 50ml，每日二次。

2. 穴位注射　取水分穴，用 1ml 注射器。5～6 号针头，抽取速尿注射液 0.2～0.4ml（2～4mg），皮肤常规消毒，按穴位进针要求刺入所需深度，出现针感后快速推入药液。每日一次，视水肿消退情况，1～3 次即可。

根据"风邪袭肺，肺失肃降，水道不利"的理论，结合有关急性肾炎的现代病理、药理研究成果组方，在五苓散的基础上，加连翘、栀子、赤芍、丹皮以加强清热解表的功效；加蝉蜕宣肺散风热，加黄芪益气固表，行水消肿，加益母草利水解毒，活血去淤，加地龙清热通络利尿，加枳壳取中医"气行水行"之意，使气行则水湿得化；牛膝为引经药，且可利尿通淋、活血祛瘀；甘草调和诸药，全方宣肺解表，清热通络，活血祛瘀，行气利水，收到较好的临床效果。

中药的现代药理资料分析：连翘、栀子、赤芍、丹皮、茯苓、桂枝、甘草具有抗菌、抗病毒的作用。连翘、枳壳、丹皮具有强心利尿、降低毛细血管通透性、缓解肾脏充血的作用；泽泻、茯苓、黄芪、连翘、牛膝、桂枝、益母草具有利尿作用；益母草、泽泻、丹皮、地龙、牛膝、黄芪、赤芍、栀子具有降压作用；黄芪、益母草具有消除蛋白尿的作用；蝉蜕、丹皮、甘草具有抗过敏作用，可见上述药物几乎针对了急性肾炎发病机理中的每一个环节，重点是抗菌、抗病毒感染、抑制肾脏产生自由基及其后的一系列自由基反应，消除肾脏的膜功能障碍，因而收到了较好的治疗效果，水分穴位于腹部脐上一寸，是治疗水肿的主要穴位之一。注射小剂量速尿对消除水肿可收到立竿见影的效果，加快水肿的消退。

第六节 针灸疗法

一、体针

取三焦俞、肾俞、水分、气海、复溜穴。初起加用肺俞、列缺、偏历、合谷。血压高配以曲池、太冲，恢复期加用脾俞、足三里、阴陵泉。初起平补平泻，恢复期用补法，隔日1次，10次为一个疗程。

二、耳针

取肺、脾、肾、膀胱、肾上腺、腹等穴，每次选2~3穴，毫针中等刺激。隔日1次，两耳轮换使用，10次为一个疗程。

第七节 现代医学和前沿治疗

一、现代医学

目前尚乏直接针对肾小球免疫病理过程的特异性治疗。主要为通过对症治疗纠正其病理生理过程（如水钠潴留、血容量过大），防治急性期并发症、保护肾功能，以利其自然恢复。

1. 急性期

应卧床休息通常需2~3周。待肉眼血尿消失、血压恢复、水肿减退即可逐步增加室内活动量。对遗留的轻度蛋白尿及血尿应加强随访观察而无需延长卧床期，如有尿改变增重则需再次卧床。3个月内宜避免剧烈体力活动。可于停止卧床后逐渐增加活动量，2个月后如无临床症状，尿常规基本正常，即可开始半日上学，逐步到参加全日学习。

2. 饮食和入量

为防止水钠进一步潴留，导致循环过度负荷之严重并发症，须减轻肾脏负担，急性期宜限制盐、水、蛋白质摄入。对有水肿、血压高者用免盐或低盐饮食。水肿重且尿少者限水。对有氮质血症者限制蛋白质摄入。小儿于短期内应用优质蛋白，可按 0.5g/kg 计算。注意以糖类等提供热量。

3. 感染灶的治疗

对仍有咽部、皮肤感染灶者应给予青霉素或其他敏感药物治疗 7~10 天。

4. 利尿剂的应用

急性肾炎时主要病理生理变化为水钠潴留、细胞外液量扩大，故利尿剂的应用不仅达到利尿消肿作用，且有助于防治并发症。凡经控制水、盐而仍尿少、水肿、血压高者均应给予利尿剂。噻嗪类无效时可用强有力的袢利尿剂如速尿和利尿酸。汞利尿剂一般禁用。

5. 降压药的应用

凡经休息、限水盐、利尿而血压仍高者应给予降压药。儿科仍常用利血平，首剂可按 0.07mg/kg（每次最大量不超过 2mg）口服或肌注，必要时 12 小时可重复一次。首剂后一般给口服，按每日 0.02~0.03mg/kg 计算，分 2~3 次口服。

副作用为鼻堵、疲乏、结膜充血、面红、心动过缓等。应避免反复大量注射或与氯丙嗪合用，因偶可发生类帕金森症状，表现为发音不清、不自主震颤、肌张力增高等。利血平效果不满意时可并用肼苯哒嗪，0.1mg/kg 肌注或 0.5mg/（kg·d）分次口服，主要副作用有头痛、心率加快、胃肠刺激。

血压增高明显，需迅速降压时近年还常用钙通道阻滞剂，如硝苯吡啶，口服或舌下含服，20 分钟后血压开始下降，1~2 小时作用达高峰，持续 6~8 小时，或用血管紧张素转换酶抑制剂，如巯甲丙脯酸（适用于高肾素性高血压，对正常肾素性及低肾素性高血压也有效。因可增加肾血流量，也适用于肾功能衰竭患儿。降压作用迅速，可用于高血压急症治疗，与利尿剂合用效果更好。目前应用较广泛，已成为常用的一线降压药。起始剂量为每次0.3mg/kg，逐渐加至满意疗效，最大剂量为每次2mg/kg，8～12小时1次。停药时逐渐减量，避免骤停。剂量过大可引起毒性副作用：蛋白尿、血白细胞下降及皮疹）。发生高血压脑病需紧急降压者可选用下列静脉用药：硝普钠，对伴肺水肿者尤宜，本药作用迅速，滴注后数10秒钟即见效。但维持时间短，停用后3～5分钟作用消失，须维持静点，小儿可给5～20mg溶于100ml葡萄糖液中，以1μg/（kg·min）速度开始，视血压调整滴数。应注意点滴速度、需新鲜配制、输液瓶应黑纸包裹避光。

　　另一静脉快速降压药为氯甲苯噻嗪（低压唑，diazoxide）具直接扩血管作用，用量3～5mg/kg，快速静脉注射，效果不满意时30～60分钟后可重复一次。用后5分钟即达最大降压效果，维持8小时。副作用为偶见恶心、头痛、心悸、一过性室性心律不齐等。既往常用的降压药硫酸镁，因已有其他有效药物，且肾功能不全少尿时还有镁中毒危险，近年已少用。

　6. 急性期并发症的治疗

　（1）急性循环充血的治疗

　　本症主因水钠潴留、血容量扩大而致，故本症治疗重点应在纠正水钠潴留、恢复血容量，而不是应用加强心肌收缩力的洋地黄类药物。除应用利尿剂外必要时加用酚妥拉明或硝普钠以减轻心脏前后负荷，经上述治疗仍未能控制者可行腹膜透析，以及时迅速缓解循环的过度负荷。

　（2）高血压脑病的治疗

　　除以强有效的降压药控制血压外，要注意对症处理。对持续抽搐者可应用安定0.3mg/（kg·次），总量不超过10mg，静脉注射，或采用其他止痉药。利尿剂有协助降压的效果，本症常伴脑水肿，宜采用速效有力的利尿剂。

　（3）急性肾功能衰竭：据尿量减少与否，急性肾衰竭可分为少尿型和非少尿型。急性肾衰竭伴有少尿或无尿表现者称为少尿型。非少尿型系指血尿素氮、血肌酐迅速升高，肌酐清除率迅速降低，而不伴有少尿表现。临床常见少尿型急性肾衰竭，临床过程分为三期：少尿期、利尿期、恢复期。简单介绍如下：

少尿期的治疗

①去除病因和治疗原发病：肾前性急性肾衰竭应注意及时纠正全身循环血流动力学障碍，包括补液、输注血浆和白蛋白、控制感染等。避免接触肾毒性物质，严格掌握肾毒性抗生素的用药指征，并根据肾功能调节用药剂量，密切监测尿量和肾功能变化。②饮食和营养：应选择高糖、低蛋白、富含维生素的食物，尽可能供给足够的能量。供给热量 210 ~ 250J／（kg.d），应选择优质动物蛋白，脂肪占总热量 30% ~ 40%。③控制水和钠的摄入：坚持"量入为出"的原则，严格限制水、钠摄入，有透析支持则可适当放宽液体入量。每日液体量控制在：尿量 + 显性失水（呕吐、大便、引流量）+ 不显性失水 - 内生水。无发热患儿每日不显性失水为 $300ml/m^2$，体温每升高 1℃，不显性失水增加 $75ml/m^2$。所用液体均为非电解质液。髓祥利尿剂（呋塞米）对少尿型急性肾衰竭可短期使用。④纠正代谢性酸中毒：轻、中度代谢性酸中毒一般无须处理。当血浆 HCO_3^- < 12mmol/l 或动脉血 PH 值 < 7.2，可补充 5% 碳酸氢钠 5ml/kg，提高二氧化碳分压 5mmol/l。纠正酸中毒时应注意防治低钙性抽搐。⑤纠正电解质紊乱：包括高钾血症、低钠血症、低钙血症和高磷血症的处理。

利尿期的治疗

利尿期早期，肾小管功能和 GFR 尚未恢复，血肌酐、尿素氮、血钾和酸中毒仍继续升高，伴随着多尿，还可出现低钾和低钠血症等电解质紊乱，故应注意监测尿量、电解质和血压变化，及时纠正水、电解质紊乱。当血浆肌酐接近正常水平时，应增加饮食中蛋白质摄入量。

恢复期的治疗

此期肾功能日趋恢复正常，但可遗留营养不良、贫血和免疫力低下，少数患者遗留不可逆性肾功能损害，应注意休息和加强营养，防治感染。

7. 其他治疗

一般不用肾上腺皮质激素。对内科治疗无效的严重少尿或无尿、高度循环充血状态及不能控制的高血压可用透析治疗。透析（dialysis）：通过小分子经过半透膜扩散到水（或缓冲液）的原理，将小分子与生物大分子分开的一种分离纯化技术。使体液内的成分（溶质或水分）通过半透膜排出体外的治疗方法。常用于急性或慢性肾功能衰竭、药物或其他毒物在体内蓄积的情况。常用的透析法有血液透析及腹膜透析。

（1）血液透析疗法

将患者的血液和透析液同时引进透析器（两者的流动方向相反），利用透析器（人工肾）的半透膜，将血中蓄积的过多毒素和过多的水分清出体外，并补充碱基以纠正酸中毒，调整电解质紊乱，替代肾脏的排泄功能。

血液透析器俗称人工肾，有空心纤维型、盘管型及平板型3种。最常用的是空心纤维型，由 $1 \sim 1.5$ 万根空心纤维组成，空心纤维的壁即透析膜，具半透膜性质。血液透析时血流流入每根空心纤维内，而透析液在每根空心纤维外流过，血液的流动方向与透析液流动方向相反，通过半透膜原理清除毒物，通过超滤及渗透清除水分。

血液透析的适应症包括：①急性肾功能衰竭。②急性药物或毒物中毒。③慢性肾功能衰竭。④肾移植前的肾功能衰竭或移植后排异反应使移植肾无功能者。⑤其他疾病（肝功能衰竭、精神分裂症、牛皮癣等）。

血液透析的相对禁忌症包括：①病情极危重、低血压、休克者。②严重感染败血症者。③严重心肌功能不全或冠心病者。④大手术后3日内者。⑤严重出血倾向、脑出血及严重贫血者。⑥精神病不合作者。⑦恶性肿瘤患者。

一般患者需每周血液透析3次，每次 $4 \sim 5$ 小时。应尽早开始透析以利纠正。由于毒素蓄积过多导致的不可逆性脏器损伤及机体的代谢紊乱，当肌酐清除率下降为 10～12ml/min 时即应开始透析。15～60 岁患者透析效果好且安全，但由于透析技术的不断改进和新透析设备的不断出现，70 岁以上的患者亦可获得好疗效。

为保证透析患者的生存质量，提高康复率，血透患者应保证每日摄入蛋白质 1.0～1.2 克/千克及 146.3 千焦/千克，同时应摄入足够的水溶性维生素及微量元素以补充透析丢失量。透析患者的 5 年存活率各国报道不一，约为 50%～80%，10 年存活率超过 50% 者亦有报道。

（2）腹膜透析疗法

腹膜透析是利用腹膜作半透膜，通过腹透管向腹腔注入腹透液，通过弥散原理清除毒素，纠正电解质及酸碱平衡紊乱，通过渗透原理（向腹透液内加葡萄糖以提高腹透液的渗透压）以达到超滤脱水，替代肾脏的排泄功能。

腹膜透析的设备较血液透析简单，可在床边操作，又可避免体液平衡的突然变化。腹膜透析分为持续性非卧床式腹膜透析（CAPD，患者可随身携带设备自由活动）、持续性循环式腹膜透析（CCPD，优点同 CAPD，夜间依靠腹壁透析机进行透析，白天仍可工作）及间歇性腹膜透析（用于急性患者）。一般每日应进行 4～6 次腹透，每次灌入 2000ml 腹透液。腹膜透析无需依赖机器，操作简便，无需特殊培训人员，故价格低廉，在基层医疗单位均可开展。虽然腹膜透析和血液透析的适应症相同，但各有利弊，不能互相取代，故应根据患者的原发病因、病情及医疗、经济条件作适当选择，使患者得到最大效益。下述情况应优先考虑腹膜透析：①高龄、心血管系统功能差者。②建立血液透析血管通路困难者。③出血倾向严重不能作血液透析全身肝素化者。④糖尿病肾病尿毒症者，将胰岛素加入腹腔，可使血糖控制较好。下述情况为腹膜透析的禁忌症：①腹部大手术后 3 日内。②腹膜有粘连或有肠梗阻者。③腹壁有感染无法殖入腹透管者。④腹腔肿瘤、肠瘘、膈疝等。

无菌操作不严格可引起腹膜炎，反复发作腹膜炎可使腹壁的透析面积减少，透析疗效减退。此外由于腹膜上的膜孔大于血透器膜上的孔径，故营养物质从腹透液的丢失较血透时严重。故严格的无菌操作以及足够的营养是腹膜透析成功的保证。腹膜透析的存活率第1、2、3、4、5年分别为90%、80%、70%、65%及46%，约每年递减10%，世界上有报道已存活20年者。

二、前沿治疗

（一）心痛定佐治小儿急性肾炎伴高血压脑病

急性肾炎伴高血压脑病是儿科危重症之一，处理不当可导致患儿死亡。均予卧床休息、低盐饮食、限制水、钠及蛋白质的入量，肌注肝素、利尿、止痉，维持水、电解质及酸碱平衡等处理，必要时予以强心和脱水剂治疗。在此基础上，舌下含服心痛定0.5～1mg/kg.d，分3～4次服，对意识障碍者则将药片粉碎制成混悬液2～3ml，用注射器缓慢注入舌下，每6～8小时1次。

心痛定为双氢吡啶衍生物，是临床应用最广泛的Ca^{2+}阻滞剂。其治疗高血压脑病的机理为干扰Ca^{2+}从肌浆网进入细胞浆，抑制细胞内贮存Ca^{2+}释放，削弱血管平滑肌电兴奋－收缩耦联，使冠状动脉、外周血管扩张，血压下降，并维持心、脑、肾血流，改善肾功能，增加肾小球滤过率，对心脏有保护作用．心痛定舌下含服操作简单，降压幅度大，副作用轻微，5～10分钟起效，20～30分钟达高峰，持续时间约4～6小时，但在给予意识障碍患儿混悬剂时要经意监护，避免将药物吸入气管导致窒息。应用心痛定佐治急性肾炎伴高血压脑病时间要在7次以上，并避免骤然停药，应逐渐减量至停药。

（二）血尿清治疗小儿急性肾炎血尿

本病属中医淋证、血尿范畴，病机多为风热外扰，气阴两虚。故治宜益气养阴，疏风散热。自拟方血尿清方：金银花、连翘、牛蒡子、白茅根、小蓟、旱莲草、黄芪、茯苓、白术、生地、栀子炭等组成。临症加减：反复发作或血尿经久不消者，加三七粉、蒲黄炭、阿胶。每日 1 剂，视年龄不同，水煎取汁 150～300ml，分次温服。方中，金银花、连翘、牛蒡子、栀子疏风清热；黄芪、茯苓、白术、生地、阿胶益气养阴；白茅根、小蓟、旱莲草、蒲黄炭、三七粉凉血祛瘀止血。全方合用，疏风清热、益气养阴、祛瘀止血之功。且经临床验证，该方对急性肾炎之血尿确有显著疗效。

（三）安络血在小儿急性肾炎中的应用

小儿急性肾小球肾炎的发病机理一般认为是某些特殊的链球菌致肾炎菌株，刺激机体产生相应抗体，形成抗原抗体复合物，沉着在肾小球并激活补体，引起免疫炎性反应及细胞增殖和损伤，从而使肾小球毛细血管腔狭窄、闭塞和血管壁损伤。毛细血管腔狭窄、闭塞导致少尿、水肿和高血压，血管壁损伤导致血尿和蛋白尿。通常应用肝素、潘生丁等主要是针对毛细血管腔狭窄、闭塞这一病理变化。应用安络血主要是针对毛细血管壁损伤导致血尿这一病理变化。有人认为活血与止血是矛盾的，其实不然，因为安络血的主要作用是能增强毛细血管壁对损伤的抵抗力，降低毛细血管的通透性，促进受损毛细血管端回缩而止血，主要用于毛细血管通透性增加所致的出血。

（四）小儿急性肾炎抗 DNA 酶 B 检测

急性肾炎通常是由 A 组溶血性链球菌（GAS）感染后变态反应所致，临床上常检测链球菌抗溶血素（ASO）作为 GAS 感染的血清学依据，由于近年来抗生素的早期应用，其阳性率已有所下降，为了提高 GAS 感染诊断的阳性率，可进行抗脱氧核糖核酸酶 B（抗 DNA 酶 B）测定，脱氧核糖核酸酶 B 是 GAS 胞外产物之一，具有较强的抗原性，当机体感染 A 组溶血性链球菌 GAS 后，能产生大量的抗 DNA 酶 B 抗体，与 ASO 比较，抗 DNA 酶 B 出现时间稍后于 ASO，于 4～6 周达高峰，但较 ASO 存在时间更长，数月之后此抗体开始下降。因此，对一些前驱病史比较长如脓皮病所致的急性肾炎患儿抗 DNA 酶 B 优于 ASO。因此对一些前驱症状临床表现比较轻而就诊时病程已比较长的不典型的急性肾炎病人，测定抗DNA 酶 B 可提高其确诊率。急性肾炎绝大多数是 GAS 感染后肾小球肾炎，其诊断需要有细菌学证据。但因部分病人前驱症状与肾炎发病的间隔时间较长，加以近年来广泛早期使用抗生素，因此细胞培养阳性率不高，但 A 组溶血性链球菌（GAS）感染后体内可产生多种抗体。故可通过检测多种抗体作为诊断急性肾炎 GAS 感染的血清学依据。目前国内临床上常用的是 ASO，作为链球菌感染的血清学指标。但由于部分病人感染早期抗生素早已应用，以致ASO 滴度下降而检测不到，故阳性率较低，有学者认为，如果联合检测 ASO、抗 DNA 酶 B、抗透明质酸酶抗体等则几乎全部可检测到新近 GAS 感染患儿血清中抗体，高于任一单一抗体测定的阳性率。因此，对急性肾炎患儿能联合应用检测抗 DNA 酶 B、ASO将有助于提高 A 组溶血性链球菌血清学诊断的阳性率，以及病原学的诊断水平。

第七章　预防与康复

一、预防

根本的预防是防治链球菌感染。平日应加强锻炼，注意皮肤清洁卫生，以减少呼吸道及皮肤感染。如一旦感染则应及时彻底治疗。感染后 2～3 周时应检尿常规以及时发现异常。

二、康复

（一）休息

急性期卧床休息 2 周，待水肿消退、血压降至正常、肉眼血尿消失后，可以下床轻微活动或户外散步，1～2 个月内活动量应限制，3 个月内避免剧烈活动。尿内红细胞减少、红细胞沉降率正常后可上学，但需避免体育活动，Addis 计数正常后恢复正常生活。

（二）饮食管理

急性期根据病情给予高糖、高脂肪、低盐、低蛋白质饮食，每天供给氯化钠 1～2g，蛋白质 0.5g/kg。尿量未显著减少时，一般不必严格限制饮水量，在少尿或无尿期，水的摄入量应掌握"量出为入"、"宁少勿多"的原则。小儿急性肾炎起病之初多有肾功能减退，而吃下去的蛋白质，其代谢废物又必须由肾脏排出，故不宜多食含蛋白质的食物，包括瘦肉、蛋类和植物蛋白较高的豆类等，否则会加重代谢废物在血液里堆积，造成氮质血症，但要考虑小儿生长发育的需要，蛋白质饮食不宜限制过久，同时注意多种维生素的补充。水果不宜吃太多，尤其是病情较重的患儿，因为肾功能不好，排钾能力有限，而水果含钾丰富，多食血钾即会升高。对于肾功能衰竭又有高血钾的患儿，必须戒水果和其他高钾食物，如：番薯、土豆、笋、香菇、白菜、榨菜、花生和核桃等；到了恢复期吃水果则有益患儿康复。

（三）病室要求

小儿肾炎患者，尽量安排在单人房间，病室内要保持空气新鲜，每天开窗通风 2 次，每次 30min。应尽量谢绝亲友探视，特别是患感冒的人群，医护人员患感冒时，尽量不要接触患儿，必要时医护人员、患儿均应戴口罩，以预防呼吸道感染，因为病儿若发生呼吸道感染会加重病情。

（四）密切观察病情变化

1. 观察尿量、尿色

准确记录 24h 出入液体量，应用利尿剂时每日测量体重，每周留尿标本送尿常规检查 2 次。患儿尿量增加，肉眼血尿消失，提示病情好转；如尿量持续减少，出现头痛、恶心、呕吐等，要警惕急性肾功能衰竭的发生，除限制钠水入量外，应限制蛋白质及含钾食物的摄入，以免发生氮质血症及高钾血症。绝对卧床休息，以减轻心脏、肾脏的负担，并做好透析前的心理护理。

2. 观察血压变化

若血压突然上升，表现为剧烈头痛、头晕、恶心、呕吐、视力障碍（眼花、复视、一过性失明）、嗜睡或烦躁，严重者出现惊厥、昏迷，提示出现高血压脑病，应迅速报告医生，控制高血压。高血压脑病是由于脑血管痉挛、脑组织缺血、缺氧所致的中枢神经系统功能紊乱，高血压控制后上述症状可迅速消失。硝普钠可直接作用于血管平滑肌而迅速降压，并有减少心室前后负荷的作用，对严重高血压伴肺水肿者尤宜，以 5~10mg 加入 5% 葡萄糖 100ml 中，开始以每分钟 1μg/kg 速度静脉滴注，注意监测血压，视血压高低调节滴速，最高不超过每分钟 8μg。使用中应注意新鲜配制，放置 4h 后即不能再用，避光滴注。

3. 密切观察呼吸、心率、脉搏变化

急性肾炎时肾小球滤过率降低，水钠潴留，细胞外液容量扩张而发生全身循环充血。多发生于起病第1周内，常突然发生，患儿烦躁不安、咳嗽、气促、全身浮肿、心率加快，可出现奔马律、肝脏增大，此时应保证患儿绝对卧床休息，保持环境安静，减少不必要的刺激，饮食及大小便应有人协助。年长儿呼吸困难者应取半座卧位，给予氧气吸入，保持床铺平整干燥，定时监测脉搏、呼吸、心率，如有变化及时与医生联系，严格把握输液速度及输液量。

(五) 心理调护

患儿多为年长儿，心理压力来源较多，除因疾病和治疗对活动及饮食严格限制的压力外，还有来自家庭和社会的压力，如中断日常与同伴的玩耍或不能上学而担心学习成绩下降等，会产生紧张、忧虑、抱怨等心理，表现为情绪低落、烦躁易怒等。应多与患儿沟通，与患儿谈话时要轻柔、文雅、有趣，要讲一些患儿听得懂又很有趣的话，各项技术操作都要做到精益求精，动作要达到稳、准、轻、快，尽量避免各种不利于患儿情绪的恶性刺激。

(六) 健康教育

向患儿及家长宣传本病是一种自限性疾病，强调限制患儿活动是控制病情进展的重要措施，尤以前2周最为关键，同时说明本病的预后良好。锻炼身体，增强体质，避免或减少上呼吸道感染是本病预防的关键。主要是预防链球菌造成的感染，如扁桃体炎、皮肤感染等，经常洗澡，保持皮肤清洁，夏秋季防蚊虫叮咬，衣服常洗晒等。一旦发生了上呼吸道或皮肤感染，应及早应用抗生素彻底治疗。急性肾小球肾炎能防也能治，但如病初休息不好，治疗不合理，使病程延长至1年以上，就成了慢性肾炎，此时治疗、护理将更为困难。

（七）食疗

1. 食疗的必要性及原则

急性肾炎患者控制饮食可以减轻肾脏负担，保护正常肾单位，修复病变肾细胞，纠正水电解质代谢紊乱，消除或减轻临床症状，因而是十分必要的。饮食的原则主要应根据病人蛋白尿的程度及肾功能状况来决定。此外也要兼顾病人的浮肿、高血压等情况综合考虑。

急性肾炎病人的饮食调制是在根据病情病程限制蛋白质及盐的基础上，以品种多样、搭配合理、清淡可口和增加食欲来达到弥补、限制、均衡营养，促进康复目的。单一的主食从营养学上讲并不十分合理，杂食更有益于健康，应尽量采用多品种的主食，如玉米面和富强粉做发糕或窝头配大米稀饭。急性肾炎病人饮食对蔬菜水果的要求是富含维生素、低钾、低钠，如蔬菜可选用油菜、葱头、西红柿等，水果可吃苹果、草莓、葡萄、橙子等。蛋白质的选用一般以牛奶、鸡蛋、带鱼、牛肉等优质动物蛋白为主，不过要限量，不能吃得过多。

轻型病例：膳食中稍限制蛋白质和食盐。每日蛋白质限制在$0.6 \sim 0.8 g/kg$体重，即每日约$40 \sim 50 g$。钠盐的限量是根据浮肿及高血压程度，一般食盐每日约限为$4 g$。

中度和重度病例：遵从以下原则：①限制蛋白质；②低钠、低盐膳食；③控制液体摄入量；④适度热能；⑤补充维生素。

2. 具体介绍如下：

（1）低蛋白：在急性肾炎初期，要严格限制蛋白质，每日每公斤体重应不超过1克，每日可限制在$35 \sim 40$克左右，故除了选用少量牛奶外，一切含蛋白质丰富的食品如肉类、蛋类和豆制品，都要避免食用。因为蛋白质是一种含氮的化合物，在体内代谢后，可产生多种含氮废物，如尿素、尿酸、肌酐等，这些被称为"非蛋白氮"的物质，绝大部分都要通过肾脏排出体外，食入过多，产生的含氮废物也多，排泄时就会增加肾脏负担，对肾炎恢复不利。特别在肾功能减退、尿量减少的情况下，这些废物排泄不出去，就会在体内堆积，导致血中非蛋白氮或尿素氮的含量增高，从而引起一系列的中毒症状，进而发展成为尿毒症。只有在急性肾炎的恢复期，当尿量增多，病情好转时，才能逐渐增加蛋白质。

（2）高糖：糖和脂肪在体内代谢后，产生水和二氧化碳，不增加肾脏负担，所以不必限制。但急性肾炎患者一般食欲较差，不能进食过多油腻食物，其热能来源主要应依靠糖类食物供给。当蛋白质受到限制后，如果热能摄入不足，即可使组织蛋白质分解，也可产生很多含氮废物，加重氮质血症。所以糖量必需供给充足。除粮食外，可增加些易消化吸收的单糖和双糖类食物，如葡萄糖、蜂蜜，白糖、果汁、水果羹等。

（3）禁食刺激性食品：酒、茶、咖啡、可可，各种辛辣调味品如葱、姜、蒜，咖喱芥末，胡椒、辣椒，各种香料及含挥发油多的蔬菜如韭菜、茴香，芹菜、蒿子杆、小红萝卜等，对肾脏的实质细胞均有不同程度的刺激作用，所以也应少吃。菠菜、竹笋、苋菜等含草酸较多，容易和钙结合，形成草酸钙结晶，通过肾脏排泄也要加重肾脏负担，此外豆和豆制品，动物内脏和浓鸡汤、肉汤等均含有大量嘌呤碱，可产生过多尿酸，吃多了对肾炎的恢复也不利。

（4）丰富的维生素：新鲜蔬菜和水果因是碱性食物，在供给多种维生素的同时，更有利于肾脏功能的恢复。

（5）少盐和限水分：肾功能减退后，肾脏不能正常地排泄水分，致使尿量减少，水分在皮下积聚，于是造成浮肿。因此，急性肾炎病人应根据尿量及浮肿程度来限制食盐和水分。有严重浮肿、高血压、少尿的患者，应吃无盐饮食。每天进入体内的水分，不宜超过 800～1200 毫升。无盐饮食除了烹调时不加食盐外，还应禁吃含钠多的食物如酱菜、咸菜、咸蛋、酱豆腐、咸豆腐干、榨菜、肉松和其他咸的罐头食品等。加苏打、面碱的馒头、面条等也要禁食。菜肴可用糖来调味。如浮肿消退，尿量增多，血压下降后，才可改用少盐饮食，每日食盐限制在 2～3 克（约半钱左右），相当于酱油 10～15 毫升。最好坚持一段时间，以防肾炎复发，直到病情稳定后，才能完全恢复正常膳食。

另外，急性肾炎初期或重症肾炎、有非蛋白氮或尿素氮增高，伴有水肿及肾功能不全患者，也可采用白糖水果疗法，方法是在治疗期间禁食 3 天，而以白糖水果充饥。一般成人日用量为 150～200 克，水果 1～3 市斤。可做成甜的水果羹，一天分 5～6 次进食，小儿可酌情减量。亦可采用糖日，日用糖量为 200 克，分成 5 杯，每杯放糖 40g，分 5 餐饮用。这种疗法可减轻肾脏负担，对改善症状效果较显著，不妨试用。然后可改用低蛋白流质或半流质饮食。随着病情的好转，逐步改为低蛋白软饭或普通饭，而后才恢复正常膳食。

3. 急性肾炎低蛋白食谱举例：

（1）食谱一

早餐：牛奶、白面和玉米面窝头、糖拌西红柿、拌心里美萝卜。

午餐：大米饭、烧带鱼、赤小豆粥、清炒油菜，午后吃适量的苹果。

晚餐：面饼、大米粥、牛肉炒葱头、绿豆冬瓜汤。

（2）食谱二

早餐：枣发糕、豆浆、素食锦。

午餐：花卷、大米饭、西红柿鸡蛋汤、清蒸鲤鱼、油菜炒香菇，午后吃适量的橙子或葡萄。

晚餐：杂面、八宝粥、炖鸡块、清炒白菜、凉拌苦瓜，睡前喝一袋牛奶。

（3）食谱三

早餐：牛奶半斤加糖半两，面包 2 两，果酱 30 克。

午餐：糖醋白菜 5 两，烂饭 2 两，水果 1 个。

下午 3 点：牛奶半斤加糖半两。

晚餐：芝麻酱拌面 2 两（黄瓜丝菜码），水果 1 个。

（4）汤类

肾炎常用的汤类还有荠菜蛋汤、三鲜冬瓜汤等。病人及家属可根据自己喜好不同，在不违反急性肾炎饮食原则的前提下自行调制以上食谱。

4. **总结**　简言之，可以概括为以下几点：

（1）预防及积极治疗感染：彻底治疗呼吸道、皮肤、口腔、中耳等各部位感染。

（2）休息：病初应注意休息，尤其水肿、尿少、高血压明显者应卧床休息。待血压恢复，水肿消退，尿量正常后逐渐增加活动。

（3）限盐限水：水肿期及血压增高者，应限制盐和水摄入。每日准确记录尿量、入水量和体重，监测血压。

（4）限制蛋白质：急性期应限制蛋白质的摄入。

肾病综合征

第一章 概 述

肾病综合征（nephrotic syndrome，NS），在儿科临床诊疗中是一种发病率仅次于急性肾炎的肾小球疾病。其病程迁延，症状顽固易反复，严重影响了患儿的生活质量及生长发育，深深困扰着患儿及其家长。而且，由于在病程中蛋白大量流失，加之激素的应用，患儿的免疫功能总会有不同程度的降低，其他脏器也常常会间接受损，因此，肾病综合征患儿极易出现各种感染及并发症，而这些感染或并发症又反过来加重其原有的肾脏病变，严重时甚至可导致患儿死亡。

肾病综合征在祖国医学中可归为"水肿"、"尿浊"的范畴，以肺脾肾三脏不足为本，其中又以属"水肿"者较多。中医学中的水肿，是因体内水液潴留、泛溢肌肤，造成四肢、头面、腹背甚至全身浮肿的一类疾病。内经时期将水肿称为"水"，并将其进行了分类，对于症状也有详细的描述，如"水始起也，目窠上微肿，如新卧起之状，其颈脉动，时咳，阴股间寒，足胫肿，腹乃大，其水已成矣。"而其中"开鬼门，洁净府"的治疗原则，更是延用至今。张仲景在《内经》的基础上对水肿进行了更为详尽的分类，并以"发汗、利尿"为治疗水肿的原则。《诸病源候论》强调了水肿发病与脾肾的关系"水病者，由脾肾俱虚故也。肾虚不能宣通水气，脾虚又不能治水，故水气盈溢，渗液皮肤，流遍四肢，所以通身肿也。"唐代孙思邈首次提出水肿的护理必须忌盐，与现代医学研究得出的结论不谋而合。

一、概念

肾病综合征，是以大量蛋白尿、低蛋白血症、高脂血症及水肿为主要特点的临床综合征。是由多方面原因引起肾小球滤过膜通透性增加，大量血浆蛋白质从尿中丢失而产生的症候群。其中，大量蛋白尿及低蛋白血症是临床诊断肾病综合征的必备条件。

临床主要特点：

1. 大量蛋白尿 尿蛋白定性试验阳性或定量试验超过150mg/24h 时，称为蛋白尿。大量蛋白尿是肾病综合征其他病理改变的基础，主要因肾小球毛细血管通透性增加所致。肾病期蛋白丢失量常大于2g/24h，且以白蛋白丢失为主。尿检蛋白定性检查不低于（＋＋＋），定量检查至少可达0.05g/kg·d。

2. 低蛋白血症 低蛋白血症是指血浆中蛋白量减少（以白蛋白减少为主），血清白蛋白量不足25g/L 的现象。这种现象产生的原因以尿中丢失大量蛋白为主，因此，在临床诊疗中，低蛋白血症的严重程度往往与尿中的蛋白丢失量成正比。但是，尿蛋白丢失程度相同的患儿常常存在不同程度的低蛋白血症，这就证明除了蛋白尿之外，尚存在其他影响血中蛋白代谢的因素，比如肝脏对于白蛋白合成与分解的影响。

3. 高脂血症 高脂血症又称高胆固醇血症，是指患者血清胆固醇检查超过220mg/dl，或者5.72mmol/L，在肾病期，几乎所有病人都会出现血清胆固醇的升高。

4. 水肿 肾病综合征患者水肿的特点为：疾病早期仅为晨起眼睑部或面部水肿，或单纯下肢水肿，随着疾病的加重，逐渐发展为全身水肿。

二、发病人群

小儿肾病综合征往往发生于2至8岁的儿童，学龄前儿童最为常见。男孩发病率高于女孩，比例约为2～3：1。原发性肾病综合征患儿约占患儿总数的九成，其中又以微小病变型为主。流行病学调查还证明，黑色人种患儿症状相对严重，且对激素敏感性较差，故可考虑种族、地域对该病的发生也有一定影响。

三、肾病综合征的分类

1. 根据发病原因分类

根据发病原因，肾病综合征可以分为三类：（1）先天性肾病综合征（congenital nephritic syndrome）；（2）原发性肾病综合征（primary nephritic syndrome，PNS），包括微小病变性、膜性增生性、单纯系膜增生性、局灶硬化性、膜性肾病等病变类型；（3）继发性肾病综合征，包括继发于全身疾病者和其他肾脏疾病者。

2. 根据临床表现分类

根据临床表现，肾病综合征可分为两类：（1）单纯型肾病；（2）肾炎型肾病。

3. 根据对激素治疗的敏感程度分类

根据对激素治疗的敏感程度，肾病综合征可分为三类：（1）激素敏感型肾病，指激素治疗 2 个月内尿蛋白定性检查转阴者；（2）激素依赖型肾病，指激素治疗有效，但减药或停药即复发，且反复至少 2 次者；（3）激素耐药型肾病，指激素治疗 2 个月后，尿蛋白依然阳性者。

第二章　病因与发病机制

第一节　现代医学对儿童肾病综合征病因及发病机制的认识

一、发病原因

引发肾病综合征的原因现在尚不明确，大多数儿童肾病综合征患者为原发性，往往无明显致病原因。在现代医学界对儿童肾病综合征的研究中，对其发病原因的讨论主要归为以下几种观点。

1. 免疫机制失调

在对肾病综合征的临床治疗中，我们发现免疫抑制剂对其有效，因此，有人提出免疫系统功能的失调与本病的发生存在相关性，还有人进一步提出，肾病综合征可能是由 T 淋巴细胞功能异常引起的。

2. 遗传因素

近期的一些研究报道表明，肾病综合征的发病有家族性特点，同胞中若出现一人患病，则其他人也易发病；同一家族患儿对激素的敏感性及疾病的复发率也往往密切相关；同时，不同的人种和地域环境对患儿的病情也存在明显影响，因此，可推断本病的发生及复发均存在遗传基础。

3. 肾脏损害

很多疾病可引起肾脏损害，如急性肾炎、红斑狼疮、乙型肝炎等等，这些疾病造成肾小球毛细血管壁的结构或电化学改变、滤过膜通透性或静电屏障的改变从而使患儿出现肾病综合征。另外，部分抗生素及重金属也可引起肾脏损害。

二、发病机制

1. 儿童肾病综合征发病机制

儿童肾病综合征以原发性肾病综合征（PNS）最为常见，其发病机制目前尚不明确。研究表明，本病的发生主要与肾小球毛细血管滤过功能改变有关，其中微小病变型肾病主要以电荷屏障滤过功能受损为主，而非微小病变型则以分子滤过屏障受损为主。另外，肾病综合征的发生还与遗传、环境等因素存在着密切的关系。

2. 肾病综合征的生理病理改变

肾病综合征的主要临床特点为：大量蛋白尿、低蛋白血症、水肿及高脂血症，其病理生理改变机制概括如下：

肾小球滤过功能失常出现蛋白尿是低蛋白血症、水肿及高脂血症产生的病理基础。肾小球毛细血管网带有特殊的"滤过口"，当血液流经时，血浆中分子量较小的物质经包曼氏囊进入肾小管进行进一步滤过，而分子量大的蛋白质（如白蛋白）则被阻拦，这就是肾小球的分子屏障。另外，肾小球滤过膜还存在电荷屏障，其毛细血管内皮细胞、上皮细胞、基底膜均带有负电荷，而血液中的蛋白质也带有负电荷，二者相互排斥限制了蛋白的滤过。当致病因素出现，破坏了肾小球的其中一项或两项滤过屏障，致使肾小球滤过膜通透性增加，则大量蛋白质被滤过，若原尿中蛋白量超过近曲小管重吸收量，蛋白尿就形成了。

蛋白尿丢失大量的血浆蛋白，成为低蛋白血症最主要的原因，而蛋白质分解的增加和胃肠道蛋白吸收不足也是不可忽视的因素。根据每个患者自身代偿能力的不同，其低白蛋白血症的严重程度与蛋白尿的严重程度不相平衡。

低蛋白血症的形成，打破了机体物质代谢的平衡稳定，对水肿及脂类代谢紊乱的产生有至关重要的作用。血浆白蛋白含量的下降，造成胶体渗透压降低，水分由血管内渗入组织间隙，成为水肿出现的最根本原因。同时，水分的渗漏致使血容量下降，从而引起肾小球滤过率下降、抗利尿激素分泌增多、醛固酮分泌增多、利钠因子减少，这一系列变化引起的水钠潴留进一步加重了水肿。

由于低蛋白血症的原因，肝脏代偿性白蛋白合成增加，部分脂蛋白的合成也随之增加，加之脂蛋白分解能力减弱，故血中胆固醇增高随低蛋白血症而出现，若血浆白蛋白进一步降低，则血中甘油三酯也出现升高。患儿高脂血症的严重程度，往往还与营养状况、肥胖程度、是否患有糖尿病等因素有关，在成人还应考虑年龄因素及是否存在吸烟史。

近年来又有研究发现，某些患者血容量并未明显降低，甚至反而有所升高，这类病人发病应与原发性肾性水钠潴留有关。

第二节　中医学对儿童肾病综合征病因及病机的认识

一、部分中医古籍对水肿病因病机的记载

祖国医学对于水肿病因病机的记载始于内经时期，《素问·至真要大论》指出"诸湿肿满，皆属于脾。"《素问·水热穴论》又指出"勇而劳甚，则肾汗出，肾汗出逢于风，内不得入于脏腑，外不得越于皮肤，客于玄府，行于皮里，传为胕肿。""故其本在肾，其末在肺。"这不但提到了水肿形成的重要病因，还已经认识到水肿的发病与肺、脾、肾三者密切相关。张景岳在内经的基础上，论述更为详尽，他在《景岳全书》中说道"凡水肿等证，乃肺脾肾三脏相干之病。盖水为至阴，故其本在肾；水化于气，故其标在肺；水惟畏土，故其治在脾。今肺虚则气不化精而化水，脾虚则土不治水而反克，肾虚则水无所主而妄行。"明确了水肿以脾肾虚损为本，而其标在肺。《金匮要略》中所记载的"血不利则为水"提出了血瘀在水肿病程中的作用。

二、病因

1. 禀赋不足

小儿脏腑成而未全，肾常不足，若加之先天禀赋不足，则肾气更为亏虚，致使膀胱开阖失司，水液代谢失常，精微外泄、水泛肌肤发为本病。

2. 久病体虚

小儿久病，正气亏虚，脾肾受损，水液精微输布失常，水液停聚，亦可出现本病。

3. 外邪侵袭

风邪侵袭肺卫，影响肺之通调水道功能或水湿外侵，困遏脾阳，损其升清降浊之功，均可引发本病。

4. 饮食不节

小儿脾常不足，且饥饱不知自调，若过食肥甘厚味或辛辣之品，助湿生热或挑食厌食，营养不足，日久则损伤脾胃，脾失健运可发为本病。

在引发小儿肾病综合征的各种原因中，以禀赋不足、久病体虚为本，即以小儿肺脾肾之不足为发病的根本原因。风邪、水湿、湿热等为引发及促进疾病发生发展的病理因素，与前者互为因果，水湿往往贯穿疾病始终。

三、病机

本病病机可归结为肺脾肾三脏失司，致使精微外泄，水液停聚。人体水液代谢、精微输布主要依赖于肺脾肾三脏的协同作用。人体在肺之通调、脾之转输、肾之开阖作用均正常的情况下，结合三焦及膀胱的气化功能才能保证自身水谷的正常转输代谢。若遇风邪、水湿、湿热、瘀血等病理因素影响或本身肺脾肾脏气虚弱，出现水液代谢、精微输布失常，水液泛溢肌肤则为水肿，精微外泄则出现尿浊。

肺有主治节、通调水道之功，为水之上源，易为风邪所伤。风邪袭肺，肺失宣肃，风水相搏，发为水肿；脾主运化，升清降浊，为水谷布散枢纽，若感受水湿之邪或过食、久病损伤脾气，脾失健运，水湿内停，可成水肿，脾之"升清"功能受损，精微下泄则尿浊；肾藏精、主水、司开阖，人之一身水液代谢均赖于肾之蒸化、开阖，若肾气不足，水液代谢失常，泛溢肌肤则出现水肿，肾失封藏，精微外泄则尿浊。

由于病因及体质差异，水肿尚有"阳水""阴水"之分，二者之间还可存在夹杂和转化。阳水以实为主，病位多在肺、脾，由外邪引发者较多；阴水以虚为本，病位及肾，多见于禀赋不足、久病体倦、饮食所伤者。阳水日久未愈，失治误治，损伤正气，可转化为阴水；阴水患者感受外邪，可出现某些阳水症状。在临床诊疗中，往往阳水易治，阴水难调，阳水者若治疗及时、得当，预后尚佳，若阳水久治不愈，或为阴水者，肺脾肾三脏虚极，甚至伤及心、肝，往往会出现关格、眩晕、癃闭、水凌心肺等危重变证，预后不良。

第三章　儿童肾病综合征的临床表现

第一节　儿童肾病综合征的主要临床表现

一、症状

儿童肾病综合征起病较为隐匿，一般无明显诱发因素。但患儿发病前与疾病复发前往往有病毒或细菌感染史。其症状主要为以下几种：

1. **全身浮肿**　凹陷性水肿为本病最常见最主要的症状，疾病较轻时往往仅有眼睑或足踝部浮肿，随病程发展逐渐遍及全身，以颜面部、下肢、阴囊等部位更为严重。若治疗不利或病程较长者，还会出现腹大胀满（腹水）或喘憋气促（胸水）的现象。

2. **胃肠道表现**　肾病综合征患儿因胃肠道水肿，常常会出现食欲减退、恶心、呕吐、腹胀、腹泻等胃肠道症状。

3. **小便改变**　部分患儿可能出现小便量减少、颜色加深、尿液浑浊等小便的改变。

二、体征

肾病综合征患儿在体格检查中常见下列体征：

1. **高血压**　大多数患儿血压正常，但也有部分患儿出现不同程度的血压升高，以轻度升高为主，往往为一过性高血压。

2. **皮肤及营养状态**　肾病综合征患儿水肿严重者，皮肤较正常儿童薄而透亮，容易出现皮损，且皮损出现后难以愈合，容易感染。部分患儿大腿及上臂内侧、腹部及胸部皮肤出现类似孕妇的白纹或紫纹。蛋白丢失严重患儿可有皮肤干燥、毛发干枯萎黄、指

（趾）甲白色横纹，甚至发育迟缓。

三、辅助检查表现

1. **低蛋白血症**　肾病综合征患儿血浆蛋白含量低于正常儿童，其中又以白蛋白降低为主，白蛋白含量低于 25g/L。血清蛋白电泳显示白蛋白比例减少，球蛋白比例增高。

2. **高脂血症**　血清胆固醇明显增高，可大于 5.72mmol/L，随病程的发展，甘油三脂含量也可出现升高。LDL、VLDL 等脂蛋白也可出现升高。

3. **尿液检查**　尿液蛋白定性检查不小于（＋＋＋），定量检查大于 50mg/kg·d；大多数患儿可见透明管型、颗粒管型、卵圆脂肪小体；尚有部分患儿出现一过性的镜下血尿。

4. **凝血功能改变**　大多数肾病综合征患儿存在高凝状态，进行具体相关血液检查可见血小板数量增多且聚集率增加，血浆纤维蛋白原增加等改变。

5. **肾功能改变**　肾功能会出现不同程度的受损，可出现 BUN、Cr 升高，疾病后期患儿还可见到肾小管功能损害。

第二节　儿童肾病综合征分类及临床表现特点

不同类型的肾病综合征，在其临床表现中也有各自不同的特点，本节中所涉及的肾病综合征分类，主要以发病原因为标准。

一、先天性肾病综合征

先天性肾病综合征除具备肾病综合征的一般临床表现外，其特点为于生后 3 至 6 个月即起病，包括芬兰型先天性肾病综合征、弥漫性系膜硬化、Drash 综合征等原发性肾病综合征以及继发于感染、中毒等原因者。

1. 芬兰型先天性肾病综合征

芬兰型先天性肾病综合征为常染色体隐形遗传病，其临床表现特点为患儿常为早产或低体重儿，胎盘大，呈低鼻梁、宽眼距面容，肌力较差，出生时多数患儿即存在蛋白尿，1月内出现腹水，可有脐疝。患有此类型肾病的婴儿难于喂养，生长发育迟滞，常于1岁内死亡。

2. Drash 综合征

此类型患儿在肾病基础上兼有假两性畸形和肾胚胎瘤，病理检查示弥漫性系膜硬化及肾小管萎缩。

二、原发性肾病综合征

原发性肾病综合征各类型明显特色性临床表现较少，肾炎性肾病可能有血尿、高血压、低补体血症和氮质血症。

三、继发性肾病综合征

继发性肾病综合征可继发于红斑性狼疮、乙型肝炎、紫癜等多种全身性疾病或其他肾脏疾病，这些类型的肾病综合征在一般临床特点的基础上，还有其原发病的临床表现；另外一些由药物或中毒引起的肾病，发病前有明显的用药不当史或中毒史。

第三节 儿童肾病综合征的常见并发症

在肾病综合征的病程中，大多数儿童由于自身的病理状态及药物的使用常常出现各种并发症，临床上常见的并发症主要有以下几种：

1. 感染

因为肾病综合征疾病本身的特点以及治疗中激素的使用，感染成为肾病综合征患儿最易发生的并发症，并且是引起肾病治疗疗效不佳及复发的主要诱因，甚至可能造成患儿死亡。主要见于呼吸道、皮肤黏膜、泌尿道的感染，其中以呼吸道感染最为常见，还有部分患儿可出现原发性腹膜炎、蜂窝组织炎，严重者甚至会诱发败血症。由于患儿在接受日常治疗时使用了糖皮质激素，故感染的临床表现可不甚明显，但其严重性必须得到足够的重视。

2. 高凝状态（血栓、栓塞的形成）

肾病综合征患儿普遍存在高凝状态，极易形成各种动静脉血栓、栓塞，其中以周缘血管栓塞症状较明显，肾静脉血栓最为常见。

肾静脉血栓形成若急性发生可出现突发腹痛、血尿、少尿或其他肾功能障碍，部分患儿可触及肾脏肿大；若发生较为缓慢，可仅表现为持续性不缓解的蛋白尿。

肺栓塞时，较轻者可无明显症状，严重者则有呼吸急促、原因不明的剧烈咳嗽、咯血等表现，肺部 x 线检查存在浸润或梗死灶，血气分析提示低氧血症。

下肢深静脉血栓形成可见双下肢浮肿程度存在差别，且差别基本固定，不随体位等原因的改变而改变；而下肢动脉血栓形成则表现为下肢疼痛、足背动脉搏动消失、下肢远端皮温降低。若为股动脉血栓形成，则须尽快溶栓，如治疗不利有可能因肢端坏死而截肢。

脑栓塞者可能有突发的失语、偏瘫、面瘫等神经系统症状。

3. 电解质紊乱及低血容量

肾病综合征患儿最常见的电解质紊乱为低钠血症、低钾血症与低钙血症。临床往往表现为厌食、腹胀、恶心、乏力、倦怠、血压降低，严重者可出现抽搐或休克。另外，肾病综合征患儿常易因血容量过低而出现低血容量性休克，体现在体位性低血压、四肢末端发凉、血压下降等方面。

4. 急性肾衰竭

急性肾功能衰竭主要表现为少尿甚至无尿、氮质血症、水电解质紊乱及酸中毒，临床另外还有部分患儿可能因药物等因素诱发发热、皮疹等过敏性反应，血液检查示嗜酸粒细胞增多、IgE 升高，尿常规示存在嗜酸粒细胞。

5. 肾小管功能紊乱

疾病迁延造成肾小管功能损伤，临床上可出现肾性糖尿、氨基酸尿、尿中含磷含钾、肾小管酸中毒等情况，严重者可有 Fanconi 综合征。

6. 营养不良

大量蛋白质的丢失、饮食摄入减少及营养物质吸收不良导致肾病综合征患者常常存在不同程度的营养不良，如蛋白质、钙、铁等营养元素的缺乏。在儿童，营养不良加之疾病本身影响和治疗中激素的应用，还会存在不同程度的发育迟滞现象。

第四章　儿童肾病综合征的西医诊断与中医辨证

第一节　儿童肾病综合征的西医诊断

一、诊断标准

现代医学中关于肾病综合征的诊断标准主要有以下四点：

1. 大量蛋白尿（尿蛋白定性检查：＋＋＋～＋＋＋＋；24 小时尿蛋白定量大于 50mg/kg），在儿童中，尿蛋白/尿肌酐可大于 3.5；

2. 低蛋白血症（血浆白蛋白低于 25g/L）；

3. 高脂血症（血浆胆固醇高于 5.72mmol/L）；

4. 不同程度的水肿。在以上四项诊断标准中，1、2 项为必备条件。

另外，在肾病综合征中，肾炎型肾病具有较为特别的诊断标准，除具备肾病综合征的特点外，还要具有以下诊断标准中的至少一项。

1. 半个月内，至少在 3 次离心尿检查中发现红细胞超过 10 个/HPF；

2. 非激素所致的反复或持续出现的高血压（学龄期儿童不小于 17.3/12.0KPa 或 130/90mmHg，学龄前期儿童不小于 16.0/10.7KPa 或 120/80mmHg）；

3. 非血容量不足所致的肾功能不全（尿素氮超过 30mg/dl）；

4. 血总补体及 C_3 持续或反复降低。

二、辅助诊断方法

1. 肾活体组织检查

一般情况下，特别是在诊断明确且治疗有效的时候，对肾病综合征的患儿无需进行肾活体组织检查，但是在治疗效果不佳或需进一步明确诊断时应进行此项检查。

2. 其他

对于肾病综合征的诊断，除依据诊断标准中的各项指标及肾活检结果外，还应充分考虑内生肌酐清除率、是否存在感染依据、高凝状态及血栓形成情况、全身性疾病血清学检查等等检测结果，并结合体格检查及病史询问进行全面综合的分析。

同时，在治疗过程中需定期对患儿尿液、血液进行必要的检查，以了解病情、协助诊疗，还应该及时、准确的诊断各种并发症，以免延误治疗，造成严重的后果。

第二节　儿童肾病综合征的中医辨证

一、辨证要点

1. 辨标本虚实

儿童肾病综合征根本上以正虚为主，其中肺脾肾三脏的虚损与本病的发生发展具有至关重要的联系。但是，在疾病的初起或发作期，往往也可见到邪实为患，此时，标证又应成为治疗的重点。因此，在儿童肾病综合征的临床辨证时，应首辨标本虚实。

儿童肾病综合征患儿以肺脾肾虚损为本，根据临床症状可分为肺脾气虚、脾阳虚、肾阳虚、肝肾阴虚以及气阴两虚。在疾病的初起时，患儿往往以气虚为主，随着病情的发展逐渐出现阳虚、阴虚症状，至疾病后期，患儿因久病不愈或长期使用激素，可出现明显的气阴两伤现象。

儿童肾病综合征的标证主要见于外邪、水湿、湿热、湿浊、瘀血等邪实为患。其中水湿往往贯穿疾病始终，而湿浊则常见于疾病后期。

在整个疾病的病程中，标实与正虚往往同时存在，互相影响，患儿正气亏虚故易于感受病邪而出现邪实为患，而邪实损伤正气可进一步加重正虚，因此，病情往往虚实夹杂、复杂迁延，很少出现单纯本虚或标实的现象。在疾病的初起或水肿期，以正虚标实相兼为主，遇有外感，则在一定时期内标实占有相对主要的地位，而在水肿消退后或疾病后期则以本虚为主。

2. 有水肿者辨阳水阴水

肾病综合征以水肿为其四大症状之首，故对于水肿病证的辨证在儿童肾病综合征的辨证中十分重要。水肿的辨证应以辨阳水、阴水为主。

阳水偏表、偏实，病因多为外邪、水湿，病程相对较短。水肿初起往往以头面部或仅眼睑处水肿为主。随病程变化，肿势由上而下发展。水肿处皮肤按之凹陷可起，较为光亮。

阴水偏里、偏虚，病因多以脏腑亏损为主，病程往往较为迁延。水肿常于下肢为始发，渐及全身。肿胀部位皮肤松弛，按之凹陷难起，肤色晦暗。

阳水与阴水之间也可出现相互转化，阳水治疗不利，迁延日久，可发展为难治之阴水；而阴水患儿在疾病过程中若遇感受邪实，也可出现某些阳水症状。

3. 辨病变脏腑

肾病综合征与肺脾肾三脏关系最为密切，疾病后期，可累及心、肝。故对于本病的辨证，还应辨肺、脾、肾、心、肝之差异。

疾病初起病位多在肺、脾，随着病程的进展，逐渐以脾、肾为主。病在肺者肿势初起，水肿局限，常常伴有外感表征；病在脾者，常有身重困倦，纳呆便溏，腹部胀满等脾虚之象；病在肾者，病程较长，疾病迁延反复，可伴有尿量改变，腰酸腿痛等肾亏症状。若疾病迁延失治，病及于肝，因肝肾阴虚、肝阳上亢，可出现眩晕等证；而病及于心，则可出现胸痹、心悸等变证。

二、辨证分型

1. 本虚证

（1）肺脾气虚

本证水肿常以局部为主或可无明显水肿，多见于病程前期，患儿面色白或黄，自汗出，身体困重，肢倦乏力，纳食减少，平素易感冒。小便量少，大便溏薄。舌淡或淡胖，脉虚弱。

（2）脾阳虚

本证浮肿较前加重，可出现全身性水肿，患儿面白无华或面虚浮，畏寒，倦怠嗜卧，纳呆腹胀。小便短少，大便稀溏或完谷不化。舌淡胖或边有齿痕，苔白滑，脉沉迟无力。

（3）肾阳虚

本证患儿往往全身浮肿，下肢肿甚，按之凹陷难起，病情较为严重，患儿面色㿠白或黧黑，畏寒肢冷，腰部冷痛，精神萎靡。小便清，量少或反多，大便完谷不化或有五更泄泻。舌淡，脉沉细无力，尺脉甚。

（4）肝肾阴虚

本证多见于素体阴虚患儿，或治疗中过用温燥、利水药物及长期使用激素后，水肿或轻或重，头晕头痛，目眩，耳鸣，咽干口渴，烦躁易怒，颧红，痤疮，低热或五心烦热，多汗，失眠多梦。舌红苔少，脉弦细数。

（5）气阴两虚

本证见于患病日久，长期、反复使用激素而至气阴俱伤的患儿，水肿或轻或重，神疲乏力，头晕，耳鸣，易汗出，易感冒，咽干，咽痛，手足心热。舌红，苔少，脉细弱。

2. 标实证

（1）外邪侵袭

本证可出现于肾病综合征整个病程中，多引起肾病的急性发作，患儿往往水肿及其他原有症状出现加重迹象，且伴有发热、恶寒、喷嚏、流涕、咳嗽、咽痛等表证，脉浮。

（2）水湿浸渍

本证水湿为患严重，头重如裹，身体困重，全身浮肿，肿甚处皮薄光亮，可见胸闷、气短，心下痞满，严重咳喘，腹大胀满，肠间辘辘有声等证，小便短少，大便溏泄。脉沉或濡缓。

（3）湿热壅盛

本证多见于素体湿热患儿或使用激素者，可见皮肤痤疮、疱疹、疮疡、痈疖，口苦口黏，脘闷纳呆，或有小腹坠胀微痛。小便短数，大便黏或便干。舌红苔黄腻，脉滑数。

（4）湿浊浸淫

本证常见于肾病综合征后期，病情严重，预后不良，患儿水肿遍及周身，精神萎靡，纳呆，恶心、呕吐，可见身发疮痍，甚至溃烂。舌苔厚腻垢浊。

（5）瘀水互结

本证见于患病日久，病情迁延不愈者，患儿面色晦暗，皮肤不泽，可见瘀点瘀斑，浮肿可轻可重，下肢肿甚，腰部刺痛或有协肋下肿块，部分患儿可见血尿。舌紫暗或有瘀点瘀斑，脉涩。

第五章　鉴别诊断与类证鉴别

一、鉴别诊断

肾病综合征是由多种原因引起的肾小球基底膜通透性增加，大量血浆蛋白质从尿中丢失，导致一系列病理生理改变的一组临床综合征。其按病因和发病年龄可分为先天性、原发性和继发性三种类型。本篇主要论述原发性肾病综合征，常需与以下疾病进行鉴别：

（一）先天性肾病综合征

先天性肾病综合征（congenital nephritic syndrome，CNS）是指生后不久（3~6个月内）起病，临床表现符合肾病综合征四大临床特点的一组症候群。按病因可分为：特发性（包括芬兰型肾病综合征、弥漫性系膜硬化或其他早发的肾小球疾病）、继发性（又称获得性，可继发于感染、中毒或其他疾病）或伴其他先天异常（如脑畸形、Drash综合征、甲髌综合征等）。

1. 芬兰型先天性肾病综合征（CNS of the Finnish Type，CNF）

多见于芬兰，该地区发病率为1：8000~1：10000，也见于其他世界各地，我国也曾有报道。本病为常染色体隐性遗传性疾病，基因（NPHS1）定位于染色体19长臂（19q13.1）。该位点基因的蛋白产物nephrin表达于肾小球脏层上皮细胞足突间的裂隙隔膜上，是肾小球滤过膜的重要组成部分。本病中NPHS1基因突变，其蛋白产物nephrin发生改变，从而使肾小球滤过膜对蛋白通透性增加而发生血浆蛋白自尿中丢失等一系列病理生理改变。

本症患儿肾脏体积及重量是正常同龄儿肾脏的2~3倍，光镜下无特异性病变。早期或胎儿的肾脏在电镜下可见到肾小球脏层上皮细胞足突融合，之后随病情发展可见到本症中特征的近曲小管囊性扩张，随后出现系膜细胞和基质增生，肾小球硬化，继之伴有肾小管萎缩和肾间质纤维化，最终呈现终末期慢性肾小球肾炎改变。免疫荧光检查早期为阴性，其后可见不规则的 IgG 和 C_3 沉着。

本症患儿常有早产史或胎儿窘迫史。出生时患儿体重较低，常呈未成熟儿貌，鼻小、鼻梁低、眼距宽、颅缝宽，同时可见到本症特征性的大胎盘（胎盘重量 > 胎儿体重的 25%）及蛋白尿，镜下血尿也常见到。几乎所有患儿出生后 2 个月内出现水肿，可伴有腹胀、腹水。生后 3 个月时多已呈现典型的肾病综合征表现，即大量蛋白尿、低白蛋白血症、高脂血症和水肿。实验室检查：大量蛋白尿，开始于宫内，出生时已能检测到，常有镜下血尿；血浆蛋白降低，血浆胆固醇可高或不高；病程后期血尿素氮和肌酐增高；孕母血清和羊水中 α - 胎儿蛋白（AFP）阳性。

生后 3 个月内出现肾病综合征者应考虑为先天性。芬兰型先天性肾病综合征的诊断主要依据：阳性家族史；大胎盘；出生时已有的蛋白尿；生后 6 个月内肾功能正常，必要时行肾穿刺活组织检查（生后 3 ~ 6 个月后呈典型改变）。孕母血清或羊水中 α - 胎儿蛋白（AFP）增高，尤其对有阳性家族史者有重要诊断意义。

本症应用糖皮质激素和免疫制剂治疗均无效，主要采用对症和支持疗法，包括维持营养（供给足够热量和蛋白质）、限盐、利尿。肾移植是目前最佳治疗方法，通常于 2 岁后或体重达 7kg 后进行。移植前应尽可能改善一般营养状况，控制水肿，防治感染，治疗高凝状态，以提高肾移植的成功率。

预后差，病死率高。患儿大多营养不良、发育迟缓，且易感染，常在 1 岁内因感染死亡。如能存活至 2 岁后常死于尿毒症。如经过综合治疗，且肾移植成功者则预后大为改善。

本症应力争产前及早明确诊断以考虑是否终止妊娠。妊娠期间，患病胎儿血中的 α - 胎儿蛋白漏入尿中，排入羊水，经胎盘吸收进入母血，故妊娠 16 ~ 20 周可检测孕母血清或羊膜穿刺液中是否含有 α - 胎儿蛋白以提供诊断依据。

2. 弥漫性系膜硬化

也称婴儿肾病综合征或法国型肾病综合征。可能是常染色体隐性遗传性疾病，病理上呈弥漫性系膜硬化。发病早，呈进行性肾功能减退，1～2岁内多死于肾功能衰竭，无特异治疗。

3. Drash 综合征

是指兼有假两性畸形、肾胚胎瘤及肾脏改变者。其肾脏病理特点是弥漫性系膜硬化和肾小管萎缩。

4. 甲髌综合征（nail–patella syndrome）

也称遗传性甲爪骨发育不全（hereditary onycho–osteodysplasia），是一种常染色体显性遗传病。临床以爪甲、骨发育不良为特点，表现为指甲变薄、变脆、有纵行突脊、易破损或缺如，一侧或两侧髌骨缺如或发育不全，髂骨（角）突出，桡骨头半脱位等。约半数患者有肾脏受累，主要表现为蛋白尿，可有镜下血尿和管型尿，血压增高，少数可进展至肾功能衰竭。电镜下肾脏可见本征特征性改变，肾小球基膜部分区域稀疏，呈虫蚀样改变，借磷钨酸染色可见基膜内有短的束状胶原。免疫荧光检查一般阴性，偶有少量IgM 和 C_3 沉着。

（二）继发性肾小球疾病

1. 过敏性紫癜肾炎（Henoch–Schonlein purpura nephritis, HSPN）

过敏性紫癜肾炎是继发于过敏性紫癜的肾小球疾病。本病多见于学龄期儿童，男孩多于女孩。临床表现除具有或曾有过典型的皮肤紫癜外，还有血尿、蛋白尿、水肿、高血压和肾功能损害等症状。30%～60% 的过敏性紫癜患儿都会出现肾脏受损的临床表现，多发生于病程6个月以内。虽然有些患儿的血尿、蛋白尿持续数月甚至数年，但大多数都能完全恢复，少数发展为慢性肾炎，死于慢性肾功能衰竭。免疫荧光检查主要为 IgA 和 C_3 沉着。

过敏性紫癜肾炎诊断标准如下：

（1）症状体征　有或6个月内有过敏性紫癜症状和体征，同时伴有轻重不一的肾炎临床症状如水肿、血尿、蛋白尿、高血压和不同程度肾功能不全等，按临床表现可分为以下六型：①孤立性血尿或孤立性蛋白尿；②血尿和蛋白尿；③急性肾炎型；④肾病综合征型；⑤急进性肾炎型；⑥慢性肾炎型。

（2）尿液检查　轻重不一的血尿、蛋白尿、管型尿等。

（3）血液生化检查　表现为肾病综合征者可有低蛋白血症和高脂血症等。

（4）肾功能检查　可以正常、轻度损害直至肾衰竭，按临床类型而异。

（5）肾穿刺活检　按病理表现可分为六级：

Ⅰ级：肾小球轻微异常。

Ⅱ级：单纯系膜增生。分为：a. 局灶/节段；b. 弥漫性。

Ⅲ级：系膜增生，伴有 <50% 肾小球新月体形成/节段性病变（硬化、黏连、血栓、坏死），其系膜增生可为：a. 局灶/节段；b. 弥漫性。

Ⅳ级：病变同Ⅲ级，59%～75% 的肾小球伴有上述病变。分为：a. 局灶/节段；b. 弥漫性。

Ⅴ级：病变同Ⅲ级，>75% 的肾小球伴有上述病变。分为：a. 局灶/节段；b. 弥漫性。

Ⅵ级：膜增生性肾小球肾炎。

以上诊断标准参照中华医学会儿科分会肾脏病学组《紫癜性肾炎的诊断与治疗》（草案）中华儿科杂志，2001，39：748

2. **狼疮肾炎**（lupus nephritis）

狼疮肾炎是继发于系统性红斑狼疮的肾小球疾病。本病可见于小儿的各个年龄阶段，其中青少年多见，女孩发病率高于男孩。临床上除表现有轻重不一的全身性红斑狼疮症状外，还有血尿、蛋白尿、水肿、高血压和肾功能损害等症状。50%～80% 的狼疮患儿会出现肾脏受累症状，其中约 22% 发展为肾功能衰竭，所以狼疮肾炎是系统性红斑狼疮最为常见和严重的危及生命的原因之一，也是影响远期生命质量的关键。肾脏损害可发生于狼疮病程的各个时期，多发生于肾外症状出现的同时或于起病 2 年内，少数可出现于肾外症状之前。

狼疮肾炎诊断标准如下：

（1）系统性红斑狼疮实验室检查

①血液障碍　网织红细胞增高，Comb′s 试验阳性；白细胞减少 <4.0×10⁹/L；淋巴细胞减少 <1.5×10⁹/L；血小板减少 <100×10⁹/L；

②免疫障碍　狼疮细胞阳性；抗 dsDNA 抗体阳性；抗 Sm 抗体阳性；梅毒血清试验假阳性；

③抗核抗体阳性；

（2）狼疮患者有下列任一项肾受累表现者即可诊断为狼疮性肾炎

①尿蛋白定量 >0.15g/24h 或 >4mg/（kg·h）；

②尿 RBC >5 个/HPF（离心尿）；

③肾功能异常：包括肾小球和（或）肾小管功能；

④肾活检异常：病理改变轻重不一，参照 ISKDC 标准，可分为以下六型：

Ⅰ型：正常肾小球：a. 光镜、免疫荧光和电镜均正常；b. 光镜正常，免疫荧光和（或）电镜有少量沉积物。

Ⅱ型：单纯系膜病：a. 系膜区增宽和（或）轻度细胞增多；b. 系膜细胞明显增生。

Ⅲ型：局灶节段增生性肾小球肾炎：a. 活动性坏死性病变；b. 活动性和硬化性病变；c. 硬化性病变。

Ⅳ型：弥漫性增生性肾小球肾炎：a. 不伴节段性坏死性病变；b. 伴节段性坏死性病变；c. 伴节段性活动性和硬化性病变；d. 伴硬化性病变。

Ⅴ型：弥漫膜性肾小球肾炎：a. 单纯膜性肾小球肾炎；b. 伴Ⅱ型病变（a 或 b）；c. 伴Ⅲ型病变（a、b 或 c）；d. 伴Ⅳ型病变（a、b 或 c）。

Ⅵ型：进行性硬化性肾小球肾炎。

以上诊断标准参照中华医学会儿科分会肾脏病学组《狼疮性肾炎的诊断与治疗》（草案）中华儿科杂志，2001，39：749

3. 乙型肝炎病毒相关性肾炎（hapatitis B virus associated glomerulonephritis，HBV – GN）

乙型肝炎病毒相关性肾炎是指 HBV 感染人体后，通过自身免疫反应产生的 HBV 抗原 – 抗体复合物沉积于肾小球导致免疫损伤或 HBV 直接侵袭肾脏细胞而引起的肾小球肾炎，临床表现为蛋白尿、血尿或肾病综合征。本病可见于任何年龄，以儿童及青少年多见，发病率男孩高于女孩。

本病典型病理改变为膜性肾病，其次为系膜毛细血管性肾炎、系膜增生性肾炎、局灶节段硬化性肾炎，毛细血管内增生性肾炎偶见。起病隐匿，约半数患者无自觉症状，多在查尿时发现。临床表现多样，具有不典型性、多变性及迁延性的特点，可存在程度不等的血尿、蛋白尿，或有高血压、肾功能不全，部分患者有肝脏肿大或肝功能异常。本病病程较长，但预后大多良好。

乙型肝炎病毒相关性肾炎诊断标准如下：

（1）血清 HBV 标志物持续阳性；

（2）患肾小球肾炎并可除外其他继发性肾小球疾病；

（3）肾组织切片中找到 HBV 抗原或 HBV DNA；

（4）肾组织病理为膜性肾病。

凡符合第（1）、（2）、（3）条可确诊，不论其肾组织病理为何；符合第（1）、（2）、（4）条时，尽管其肾组织切片中未查到 HBV 抗原或 HBV DNA，可作为拟诊。

以上参照中华儿科学会肾脏病学组于 2000 年 11 月珠海会议制定的诊断标准。

（三）其他常见原发性肾小球疾病

1. 急性肾小球肾炎（acute glomerulonephritis，AGN）

急性肾小球肾炎（AGN）简称急性肾炎，是一种由多种原因引起的以急性肾炎综合征为主要临床表现的肾小球疾病，临床特点是急性起病，多有前驱感染，表现为血尿、蛋白尿、水肿、高血压，肾小球滤过率可有所下降。急性肾炎是小儿时期最常见的一种肾脏疾病，多见于学龄期儿童，男女发病率约为 2∶1。

绝大多数病例发病前 1～3 周有前驱感染史，以呼吸道和皮肤感染为主，多为链球菌感染。自前驱感染到临床发病有一无症状间歇期。本病起病较急，以水肿为最常见症状，初起仅累及眼睑、颜面，晨起较重，重者可波及全身且水肿按之即起。50%～70%患者有肉眼血尿，呈浓茶色、洗肉水样或鲜红色，持续 1～2 周即转为镜下血尿，可因感染、劳累而暂时反复同时常伴有程度不等的蛋白尿，一般为轻到中度，少数可达到肾病水平。30%～80%患者有血压增高。同时伴随上述症状，还可出现乏力、恶心、呕吐、腹痛、腰痛等。

实验室检查：尿液检查：以血尿为主，尿蛋白多为 +～++，尿沉渣还可见红细胞管型、透明管型、颗粒管型及白细胞和上皮细胞。血常规：红细胞计数及血红蛋白可稍低，白细胞计数可正常或稍高。血沉加快；血中抗链球菌溶血素 O（ASO）滴度增高；血中总补体及 C_3 急性期明显下降，6～8 周恢复。肾功能检查可见暂时性尿素氮（BUN）、肌酐（Cr）升高，肌酐清除率（Ccr）下降。

本病病程多在 1 年内，预后良好。

根据前驱感染史，急性起病，血尿、蛋白尿、水肿、高血压等临床表现和实验室检查不难诊断急性肾小球肾炎。

2. 孤立性蛋白尿

孤立性蛋白尿是指无泌尿系统疾病的确切病史及临床表现，尿沉渣检查基本正常，仅尿蛋白排出量超过正常者，可分为暂时性或一过性蛋白尿、姿势性或直立性蛋白尿和持续性无症状性蛋白尿。

（1）暂时性或一过性蛋白尿（transient proteinuria）

暂时性或一过性蛋白尿是指肾脏正常，由于发热、运动、脱水或心力衰竭而引起的暂时性尿蛋白排出量超过正常。此种蛋白尿通常持续数小时，一般不超过 24 小时，原发诱因去除后，尿蛋白即转阴。

（2）姿势性或直立性蛋白尿（orthostatic proteinuria）

姿势性或直立性蛋白尿是指仅在直立位或脊柱前突姿势时尿蛋白排出增加，超过正常，而卧位时尿蛋白排出量无异常。

（3）持续性无症状性蛋白尿

持续性无症状性蛋白尿是指尿蛋白排出量与体位无关，不论直立位还是卧位时尿蛋白排出均超出正常范围，可于直立位时加重。

孤立性蛋白尿一般缺乏泌尿道或肾脏疾病的确切病史和临床表现，尿沉渣、血沉、血液化学和肾功能检查也基本正常，可进行尿蛋白电泳检测分析或选择性尿蛋白指数检测以区别尿中蛋白类型。本症常需长期随访，定期监测尿沉渣、尿蛋白、肾功能和血压的变化，不需特殊治疗，饮食、活动、生活如常，可进行适当锻炼增强体质，预防感染。

根据临床表现和各项实验室检查，本症和肾病综合征不难鉴别。

二、类证鉴别

（一）阴水和阳水

阳水的病因多为风邪、疮毒、水湿、湿热之邪，病位在肺、脾，通常起病急，每成于数日之间，病程较短，水肿多由上而下，自眼睑、颜面开始，渐及全身，上半身肿甚，肿处皮肤绷急光亮，按之凹陷，随手即起，多兼有寒热等表证，病性属表、属实；阴水多为禀赋不足，久病虚损，劳倦内伤或饮食不节所致，病位在脾、肾，起病缓慢，病程较长，水肿多由足踝开始，自下而上，波及全身，下半身肿甚，肿处皮肤松弛，按之凹陷如烂泥，良久方起，病性属里、属虚或虚实夹杂。

（二）水肿和鼓胀

水肿是由于肺失通调、脾失转输、肾失开阖，三焦气化不利，导致水液潴留，泛溢肌肤所致，病位在肺、脾、肾，关键在肾，其病性可为实证、虚证或本虚标实、虚实夹杂之证，水肿常自头面或脚踝而起，渐及全身，腹壁无青筋暴露；鼓胀是由于肝、脾、肾功能失调，导致气滞、血瘀、水湿停聚腹中，病变脏器主要在于肝、脾，久则及肾，病理性质总属本虚标实，表现为腹大胀满、绷急如鼓，腹壁青筋暴露，皮色苍黄或青晦，面颈部有血痣赤缕，手掌殷红，四肢多不肿，反见消瘦，后期或可伴有轻度肢体浮肿，胁下癥积坚硬。

第六章 治 疗

小儿肾病综合征多属于中医学"水肿、阴水"范畴，其发病机理与肺脾肾三脏关系密切，且相互联系，相互影响。《景岳全书·肿胀》指出："凡水肿等证，乃肺脾肾三脏相干之病，盖水为至阴，故其本在肾；水化于气，故其标在肺；水唯畏土，故其制在脾。今肺虚则气不化精而化水，脾虚则土不制水而反克，肾虚则水无所主而妄行"。《诸病源候论·水通身肿候》说："水病者，由脾肾俱虚故也。肾虚不能宣通水气，脾虚又不能制水，故水气盈溢，渗液皮肤，流遍四肢，所以通身肿也。"由于肺脾肾三脏与水液代谢密切相关，故肺脾肾三脏之虚是本病的主要因素，临床上早期多以肺脾气虚、脾肾阳虚为主，随着病情演变，迁延不愈，由阳损及阴，可致肝阴受损，肝失滋养，引起肝肾阴虚或气阴两虚。除了肺脾肾三脏之虚外，外感、水湿、湿热、淤血及湿浊则是促进本病发生发展的病理环节。治疗上，《幼幼集成·肿满证治》曰"治肿者，当以脾胃为本，而以浮肿为标。"《医宗金鉴》曰"治水肿证，先宜导其水，以杀其势，后补其火，以壮其肾，清肺以利气机，和脾胃以畅消化，通膀胱以行水泉，真气既和，机关自顺"。故治疗以扶正培本为主治其本，同时注意配合宣肺、利水、清热、化瘀、化湿等祛邪之法治其标。

第一节 中医经典治疗经验

一、传统治疗方法

1. 脾虚湿困型
治法：益气健脾，利水消肿

方药：参苓白术散合防己黄芪汤加减

常用药物：党参、黄芪、白术、茯苓、防己、山药、砂仁、陈皮、厚朴、大腹皮、车前子、泽泻、赤小豆、猪苓、桑白皮、益母草、生麻黄等。

2. 脾肾阳虚型

治法：温阳利水

方药：真武汤加减

常用药物：附子、茯苓、白术、葫芦巴、泽泻、桂枝、漏芦等。

3. 肝肾阴虚型

治法：滋肾养阴，平肝潜阳

方药：知柏地黄丸加减

常用药物：熟地、茯苓、泽泻、山萸肉、山药、知母、黄柏、女贞子、黄芪、蝉蜕、苏叶、益母草、猫须草等。

4. 气阴两虚型

治法：益气养阴，清热化湿

方药：六味地黄丸加减

常用药物：黄芪、党参、白术、生地、熟地、茯苓、泽泻、山萸肉、山药、丹皮等。

5. 气滞血瘀型

治法：行气活血化瘀

方药：桃红四物汤加减

常用药物：黄芪、茯苓、陈皮、桃仁、红花、当归、川芎、赤芍、丹参、党参等。

二、现代医家治疗经验

除传统治疗方法外，现代不少医家以经典方药为基础，师古而不泥古，结合自身临床体会，对该病治疗亦提出了许多自己的观点，并创造总结出一些自拟方药，临床上也取得了很好的疗效。

(一) 根据水肿分期论治

有医家根据本病水肿的发展变化，将小儿肾病综合征分为三期来进行论治。

1. 风水期

《小儿药证直决·变蒸》指出，小儿"五脏六腑，成而未全……全而未壮"，与成人比较，幼儿形体未充，卫外机能不固，加之寒温不能自调，饮食不能自节，易致六淫侵袭。肺为娇脏，外合皮毛，外邪侵袭，多使肺系受累。肺气失于宣畅，不能通调水道，以致风水相搏，流溢肌肤，发为风水。病在肺，治宜攻。因此，小儿肾病综合征的早期阶段，常从风水开始：发热恶寒，咽喉肿痛重，水肿症状轻，或仅出现眼睑水肿，小便常规轻度异常，尿蛋白：+ ~ + +，此阶段持续时间约 3 ~ 7 天。由于"小儿脏气清灵，病易康复"，此时辨证准确，投以良方，常收奇效。

临床表现：发热恶风，咽红肿痛，眼睑浮肿，小便不利，舌红苔黄，脉滑数。

治则：疏散风热、宣肺利水。

方药：神解散方加减，僵蚕 8g、蝉蜕 8g、双花 10g、黄连 6g、黄芩 6g、黄柏 6g、木通 6g、生地 6g、车前子 10g、桔梗 6g、益母草 30g、茜草根 15g。

神解散方出自《伤寒瘟疫条辨》，乃杨粟山所创，认为"此方之妙，不可弹述，温病初觉，但服此药，俱有奇验。外无表药而汗液流通，里无攻药而热毒自解，有斑疹者即现，而内邪悉除，此其所以为神解也"。本方用于风水初起，外有憎寒，内有壮热，小便虽自利，但实验室指标异常者，常获良效。

2. 皮水期

小儿"肝常有余，脾常不足"，幼儿脏腑娇嫩，脾胃功能尚未健全，且幼儿饮食不能自节，脾胃易损，以致脾失健运，水湿不化，泛溢肌肤；或脾失健运，升降失常，以致三焦壅滞，水道不通，发为皮水。病在脾，治宜清。小儿"阳常有余"，幼儿发病，易显阳证、热证。所以，小儿肾病综合征发展到中期阶段，常常表现为湿热困脾的症状。因此，中期应以清热利湿，健脾利水为主治疗。

临床表现：全身水肿，按之没指，胸脘痞闷，腹胀如鼓，纳呆呕恶，小便短少，舌红苔黄腻，脉滑数。

治则：清热利湿、健脾利水。

方药：三五饮加减，双花 8g、菊花 10g、蒲公英 10g、猪苓 10g、茯苓 10g、桑白皮 10g、大腹皮 6g、白术 10g、僵蚕 6g、蝉蜕 6g、益母草 30g、茜草根 10g。

本方由五苓散、五皮饮、五味消毒饮化裁而来，方中不仅兼顾了小儿"脾常不足"，易为湿困的生理特点，也兼顾了小儿"阳常有余"，每易化热的生理特点。

3. 恢复期

小儿病久及肾，肾失封藏，则精微下注，病情缠绵难愈。小儿经过中药或中西药结合治疗后，水肿逐渐消退，自觉症状已无特殊不适，但实验室指标尚在异常范围，尿蛋白常在 + ~ + + + 之间波动。此阶段，应以补肾固摄为主治疗，不仅能使尿蛋白转阴，而且有助于激素减量治疗，巩固疗效，防止"反跳"。由于"肾之阴虚则精不藏，肝之阳强则气不固"，因此，病在肾，治宜补。在治疗上不仅要补肾以固摄，更要泻肝以防相火妄动，宜补泻同用。

临床表现：水肿基本消退，精神略感疲惫，小便量多，但实验室指标异常，舌红、脉细。

治则：泻南补北。

方药：知柏地黄汤加减，知母 10g、黄柏 10g、生地 10g、山药 10g、山萸 10g、茯苓 10g、泽泻 10g、丹皮 10g、僵蚕 6g、蝉蜕 6g、益母草 30g、茜草根 10g。

《证治准绳·遗精》指出："肾之阴虚则精不藏，肝之阳强则气不固"。虽然是论及遗精之病机，但对于肾失封藏的治疗颇有启发。知柏地黄汤于补寓泻，对于小儿肾病综合征的恢复期治疗，颇有帮助，尤其适合南方儿童患者的治疗。

4. 医家体会

中西药结合，事半功倍。小儿肾病综合征的治疗应以中西药结合治疗为主。风水期：一般由感染引起，宜及早使用抗生素。皮水期：宜及时使用足量激素。恢复期：逐步减量至完全停止使用激素。临床观察表明：根据小儿肾病综合征的分期治疗，分别采用中西药，常能优势互补，扬长避短，事半功倍。

（二） 根据起病急缓分期论治

有医家根据患儿起病缓急，临床上将小儿肾病综合征分急性期、恢复期两期。依据不同时期的病因病机，进行针对性治疗。

1. 急性期

急性期常常因气候、环境潮湿，使风邪、水湿之毒浸淫于腰府，风遏水阻，风水相搏，流溢肌肤发为水肿兼见尿少，尿蛋白，或素体湿盛，阻遏中阳，脾失健运不能升清降浊，水湿不能下行泛溢肌肤，而成水肿。或水湿之邪郁而化热，壅于肌肤之间，形成全身水肿，或湿热之邪下注膀胱，则小便短少，损伤血络则血尿。

治法：清热祛风，利湿通淋

方药：五苓散合五皮饮加减，猪苓 10g，茯苓 10g，泽泻 10g，桂枝 6g，桑白皮 12g，大腹皮 15g，陈皮 10g，车前子（包）15g，防风、防己（各）10g，白茅根 30g，石韦 10g，银花 10g，连翘 12g，牛膝 10g，甘草 6g。

方中用猪苓配茯苓、泽泻、车前子淡渗利水通淋。防风、防己祛风利水，桑白皮、大腹皮、陈皮利水消肿，银花、连翘清热解毒消炎，白茅根清热解毒止血、石韦消蛋白。并用桂枝温阳利水，牛膝既补肾又可引药达病所。

2. 恢复期

此期患者常脾肾阳虚。脾阳虚衰，运化无力，水湿内停，产生全身浮肿，脾虚则清阳不升，浊阴不降，常见眩晕。因肾阳虚衰，膀胱气化不利，水湿停积而水肿，又因肾主一身之水，司开合主气化，当肾阳虚亏时，不仅影响脾脏运化水湿的功能，而且由于本身不能温化水湿，失去了分清泌浊的能力，湿浊潴留，溢于肌肤而为水肿；同时肾虚则精亏，精亏则髓海不足。

治法：健脾益气，温补肾阳

方药：黄芪45g，党参15g，白术12g，山药10g，扁豆12g，干姜10g，杜仲15g，仙茅15g，仙灵脾30g，桑寄生12g，熟地9g，山萸肉9g，茯苓12g，泽泻10g，玉米须30g，陈皮10g，连翘12g，甘草6g。

方中重用黄芪取其益气之神功，配合党参、白术、山药、扁豆以健脾益气，有利于疾病的恢复，用仙茅、仙灵脾温补肾阳，配杜仲、桑寄生、熟地、山萸肉、阴中求阳，共达补肾之力，用茯苓、泽泻、玉米须淡渗利水以祛除病因，并且玉米须能较好的消除尿蛋白，连翘通十二经，用之来消除残余的热毒，达到标本兼治。

3. 医家体会

临床上在内服汤药的同时，急性期选用鱼腥草注射液静滴以清利湿热利尿，明显缩短疗程。恢复期选用参附注射液温阳利水，黄芪注射液益气补虚以消顽固性蛋白尿，还可提高机体免疫能力，参脉注射液益气养阴。适当运用丹参注射液活血化瘀，以改善肾脏的血液循环。

（三）根据脏腑论治

有医家从肺脾论治，采用益气利湿法治疗本病。

小儿肾病综合征病位在肾，其发病之标在湿，其治在肺脾，故采用益气利湿法。本病初期有不同程度的水肿，伴有尿黄，发热，咽赤，身重，乏力，舌苔黄腻、脉濡数等，治疗上以利湿清热为主，用四苓散加减；如水肿严重，急者治其标，以利水为务，方用五皮饮或实脾饮加减；病情迁延或反复发作，患儿多会出现脾虚证候。表现为神疲乏力，腹泻，舌质淡、脉虚等脾虚症状，蛋白尿症状逐渐加重，随着尿中蛋白丢失增多。肺脾气虚的症状加重，治疗以益气利温为主，用参苓白术散加减，并根据湿邪的轻重，调整利湿药物的剂量，临床上常重用黄芪、山药、玉米须，药量在30g左右，能有效的减少尿中的蛋白。

健脾益气为治本之法，一则扶正祛邪，一则扶正抗邪。部分患儿由于服用大剂量激素，机体免疫力下降，常易出现感冒症状，感冒则是本病的重要诱因，反复感冒者，多为肺脾之气不足，卫表不固所致。加用健脾益气、固表祛湿的药物，如白术、黄芪、黄精、防风、玉米须等。对于过服激素类药物表现为柯氏征的患儿属于湿热证时，可配合清热利湿药物或滋阴清热的药物来提高疗效，减轻激素的副作用。对于久病的患儿，尿中蛋白持续不消，伴面色晦黯、舌质黯、脉涩等血瘀证候，尿液检查有红细胞，血液黏度偏高，此属水病及血，久病入络，可选用既有活血，又有利湿作用的药物，如益母草、泽兰之类，亦有利尿蛋白转阴。

肺脾气虚为发病内因，水湿之邪是起因，大量蛋白尿是各种病因导致肾失封藏的结果，益气利湿法是治疗小儿肾病的重要治则，临床上肺脾气虚，水湿、血瘀常同时存在，应分清主次、缓急，攻补兼施。服用健脾益气，调理脾胃的药物，可以增进食欲，改善营养，从而提高机体抗病能力。小儿肾病的基本治则为补脾肺之气，利水湿之邪。对于水湿病邪，不仅在于清热利湿，更要注重水湿痰浊等病理产物的清除，以免再酿湿生热。使用清热利湿药物时，禁忌大苦大寒药物，以免损伤脾阳，加重病情。还应根据病情的缓急，水肿的轻重，正邪的强弱，有无兼证调整治法，既要抓住益气利湿，又重视证候的偏重及并发症，同时结合现代医学检查结果，辨证加减，以期提高治疗本病的疗效，减少复发。

（四）经验方论治

现代很多医家通过自身多年行医经验，在传统方子的基础上，加减变化，总结出一些自拟方药，临床取得较好疗效。

1. **自拟调脾益肾地黄汤**　黄精15g，山茱萸、茯苓、泽泻、丹皮各10g，山药、黄芪各12g，附子、肉桂各4g，陈皮8g，砂仁5g，益母草18g。尿少者加石韦、车前草各10g～15g；尿蛋白明显者重用黄芪，加党参8g～10g；红细胞多者加大、小蓟各10g，白茅根 15g～30g；咽红者加玄参、蝉衣或僵蚕 6g～8g。

2. **自拟方** 炙黄芪、党参、白术、茯苓、泽泻、车前子、枸杞子、旱莲草、土茯苓、白茅根、淫羊藿。尿蛋白高加蝉蜕、益母草；胆固醇高加仙茅、山楂；高血压加山楂、牛膝、杜仲、龙骨、牡蛎、石决明；浮肿重加茯苓、大腹皮、木通；尿有颗粒管型加连翘、白芍、瞿麦、扁蓄；食欲不振加佛手、焦三仙，疗效显著。

3. **自拟康肾汤** 红参 5g，当归、杜仲各 10g，茯苓、白花蛇舌草、地锦草各 15g，蒲公英 10g。肺虚加黄芪 15g，白术 10g，防风 5g；脾虚加白术、山药各 10g，苡仁 15g，石斛 6g；肾虚加枸杞子、菊花各 6g，附片 3g，生地、熟地、淫羊藿、知母、黄柏、金樱子、桑螵蛸各 5g，芡实 10g；湿重加车前子 10g，泽泻、夏枯草各 5g；湿热重加鱼腥草、银花、马鞭草各 10g，黄连 2g；血瘀明显加茜草、泽兰各 5g，丹参、白茅根、益母草各 10g；湿毒加制半夏、竹茹各 5g，大黄 2g，煅龙骨、牡蛎各 10g，效果明显。

4. **自拟肾病合剂** 太子参、黄芪、柴胡、黄芩、白花蛇舌草、猪苓、茯苓、泽泻、半枝莲、益母草、麦冬。兼表证风水相搏者，合银翘四苓散或麻黄连翘赤小豆汤；水湿浸渍水肿明显者，合胃苓汤、五皮饮；湿热内蕴或热毒内扰者，合胃苓汤、五皮饮；湿热内蕴或热毒内扰者，合甘露消毒丹、黄连解毒汤，效果显著。

5. **自拟肾康胶囊** 水蛭 10g，大黄 6g，半枝莲、白花蛇舌草各 20g，土鳖虫 10g，黄芪 20g。

6. **自拟肾病散** 赤小豆 50g，白扁豆 20g，白术 15g，茯苓 20g，桂枝 15g，附子 10g，细辛 3g，麻黄 5g，水蛭 3g 等 18 味中药制成胶囊，每粒含生药 0.5g。治疗 16 例，总有效率 62%。

7. **自拟加味玉屏风散** 联合强的松治疗，加味玉屏风散：黄芪 30g～45g，白术 10g，防风 6g，山药 15g，芡实 15g，金樱子 15g，益智仁 15g，补骨脂 15g，砂仁 3g，甘草 3g。治疗 101 例，总有效率 94.6%。

8. **自拟肾宁汤** 巴豆 3 粒～5 粒（经特别炮制成粉后用温开水冲服，不入汤药），干姜 12g，附子 5g，肉桂 5g，柴胡 3g，山楂

30g，丹参 15g，益母草 10g，葫芦巴 3g。治疗 86 例，总有效率 100%。

肾宁汤方剂中重用干姜、附子、肉桂、山楂，以温肾暖脾、化气行水，兼以健运脾胃、扶正祛邪。阳虚则致气滞寒凝，而巴豆为"斩关夺门之将"，可祛久积沉寒，兼有逐水行水通利二便的作用，以消水肿。临床研究证明小儿肾病综合征都存在不同程度的高凝状态，属中医血瘀范围。方中应用柴胡、丹参、益母草以理气活血化瘀，降低血液黏稠度，增加肾血流量，有利于免疫复合物的清除和病变组织的修复。现代医学研究证明，柴胡是一种免疫抑制剂，对人体 T 细胞 E 受体具有显著的抑制作用，还具有解热、抗炎（包括激素样抗炎作用及非激素样抗炎作用）、抗氧化等作用，对血管内皮及平滑肌的损伤有修复作用，从而保护血管。国外有些国家已用柴胡制剂治疗肾炎、肾病综合征等，取得了较好疗效。

9. **化瘀方**　有医家认为瘀血是本病难治的一个重要原因，强调活血化瘀在小儿肾病综合征中的应用。基本方：赤芍 10g，红花 10g，泽兰 15g，丹参 30g，益母草 20g，并可加入桃仁、穿山甲片等。临床效果明显。

10. **补肾健脾方**　有医家应用补肾固精法也取得较好疗效。补肾固精法注意补肾固精与温阳健脾相结合。

"小儿脾常不足"，脾失运化，导致水谷精微不能化生气血，水津失布，反聚为湿，肾虚不能封藏固精，大量蛋白从尿中流失，造成了正气亏虚日渐严重，抵抗力下降，补肾固精，健脾利水，能否有效地固摄精微，控制尿蛋白是治疗本病的关键。

固精丹（益智仁 3 分，石菖蒲 5 分，乌药 3 分，金樱子 5 分，芡实 4 分，黄芪 5 分，鸡内金 3 分）每次 3g，每日 3 次口服。活血化瘀的乌龙丹（由乌蛇 2 分，地龙 3 分，全蝎 1 分，蜈蚣 1 分，白花蛇 0.5 分，莪术 3 分，丹参 5 分，太子参 5 分，鳖甲 3 分，枸杞子 4 分组成）每次 3g，每日 3 次口服。如有水肿严重加用温阳利水的浮平散（党参 3 分，白术 3 分，附子 2 分，商陆 1 分，石韦 2 分，茯苓 3 分等），每次 3g，每日 3 次口服。每 30 天为 1 个疗程，定期复查晨尿尿常规、血 TAG、Chol 及免疫球蛋白，高度水肿者验血尿素氮、血肌酐及钾钠氯。

第二节 名老中医治疗经验

（一）张沛虬

从医近六十年，学验俱丰，治疗肾病尤有心得。对肾病型水肿后期，他认为其标在"水"，其本为"虚"，以经验方保肾汤为主，配合食疗，调整机体阴阳平衡，能增强脏腑功能，促进化生精血来源，达到治疗目的。

张老师认为，肾病患者如果长期得不到治疗或治疗不当，诸如反复使用利尿剂等，消耗了大量蛋白质，久病使胃肠消化吸收功能下降，饮食补充蛋白质不足，可致血浆蛋白进一步降低，尿蛋白增多，浮肿进一步加深。在这关键时刻，如果不及时控制，能使血压上升，贫血加重，肾功能下降，甚则出现危及生命的合并症，如胸腹腔感染等等。

本病全过程中最常见为低蛋白血症，中医学是指人体精微物质排泄过多，造成正气亏损，五脏出现虚损之象。临床上常见有两类症型：一是脾肾气阴亏损，二是任督俱虚。后一种多见肾病型后期，面色㿠白不华，体虚浮，口干咽红，夜不安寐，畏寒，四肢逆冷，时有耳鸣，舌质淡，边有齿印，脉细尺弱，并出现严重水肿。实验室检查 24 小时尿蛋白量≥3.5g，重者可达 20~30g，使尿液胶黏，尿液上面出现大量泡沫，血脂增高等等。这些中医学认为虚中又损，致任督两脉俱虚。督脉虚则鼓舞无力，任脉亏则无以营养。保肾汤是张老师经验方，对肾病综合征之低血浆蛋白性水肿或慢性肾功能不全，氮质血症，经多年临床观察均有良好的效果。其主要功能是调补肾阴肾阳，以温养气血为主。

其方药：生黄芪 30g，当归 15g，熟地黄 10g，党参 10g，白术 10g，茯苓 15g，炙甘草 3g，六月雪 30g，龟板胶（烊冲）15g，鹿角胶（烊冲）12g，肉桂3g，紫河车10g，（或坎炁5g），菟丝子10g，丹参15g。临床需辨证施药。二个月为1个疗程，3个疗程后分析统计疗效，在病程缓解后可改用散剂（片）。病程虚象严重者可配合食疗。

上方为八珍汤去川芎、白芍，能补益阴阳气血，有促进机体分解合成作用，产生体内所需之营养物质。方用黄芪、肉桂温养气血；丹参养血活血，功同四物；六月雪清热解毒；龟板胶、鹿角胶、紫河车补益精血。

本病以"三高一低"为特征，突出表现为高度浮肿，脾肾气阴两虚以气虚为主。治疗中配合食疗补气养血之力更著。古籍医书《千金方》《肘后方》治疗虚肿之经验方中有鲤鱼汤，后人用之颇广。张老师食疗经验方：鲤鱼1尾250g，生黄芪30g，赤小豆30g，砂仁10g，生姜10g，为1日量。

煎服法：本方先以适量水煎药，30分钟后，将已去内脏并洗净的1条鲤鱼切段入药锅内，鱼药同煎，不放盐，煎沸后以文火炖之40分钟为宜，取汁200ml，1日2次，饭前1小时服，汤鱼同吃病员反映初服时，不易受（纳），可分多次频服，以后可逐渐改为顿服，一般不可少于10天量。方中黄芪在水肿明显期应以生用为宜，转入恢复期，则用炙黄芪。本方宜用于肾病综合征水肿患者，证属脾肾气阴两虚以气虚为主者作为配合保肾汤的食疗。如慢性肾炎肾衰终末期即尿毒症期的水肿则不宜追用本方。方中鲤鱼利水健脾；黄芪利水补气助益脾运；赤小豆活血利水；生姜辛温，能温胃散水、和胃降逆；砂仁醒胃化浊。

（二）蔡荫庭

广东省名老中医。业医近六十载，擅治内科杂病，尤其治疗肾病综合征方法独特，其治疗肾病综合征观点有以下几方面。

1. **病机**　脾失健运，土不制水。

肾病综合征属祖国医学"水肿"范畴，水肿消退后多属"虚劳"范畴。本病由于水湿内侵，脾不健运，脾为湿困，健运失司，不能升清降浊，以致水湿不能下行，泛溢于肌肤；或劳倦太过，饮食失调，致脾气亏虚，水液不能蒸化，停聚不行，泛滥横溢，遂成本病。由此可见，脾失健运，土不制水为本病的基本病机，而健脾为治疗本病的关键所在。

2. 急则治其标，宜逐水以退肿

肾病综合征水肿期全身高度浮肿，严重者可伴胸水、腹水及心包积液。此时水邪泛滥，若单纯使用一般的利尿药，则杯水车薪，无济于事，且小便未必通利，当此之时，必须以祛除水邪为急务，急则治其标，宜采用逐水之法以退肿。正如张子和所说："病水之人，如长川泛溢，非杯杓可取。"清代医家陈士铎说："然水势滔天，必开决其水口，则水旋消。"攻泻逐水古代用得比较多，如《千金要方》《外台秘要》《圣济总录》记载逐水方剂都比较多，南宋以后才逐渐强调健脾和温肾治疗水肿。逐水之药，蔡老习用生黑丑，每用 10～15g，捣烂，筛取头末，去粗末不用，入汤剂煎服。黑丑，味苦性寒，既善利大便，又能利小便。其作用较芫花、甘遂略弱，但相对副作用比较轻，其利水作用较茯苓、泽泻、猪苓强，临床配合健脾、燥湿、利水、理气药物，可以明显减轻它的副作用，增强其消除水肿的疗效。入药仅用头末亦可减轻其副作用。依其配合用药经验，即使 4 岁儿童使用生黑丑煎服其用量多达15g，从未见毒副作用，此乃独得之秘。而用后二便通利，水肿均得以迅速消退。

3. 缓则治其本，健脾补肾培元气

肾病综合征水肿消退后，呈现一派虚象，此时的治疗宜抓住脾肾两脏。《内经》上说："诸湿肿满，皆属于脾。"脾气健运则水湿不能为患。脾胃为后天之本，主运化，输布水谷精微，升清降浊，为生化之源，五脏六腑、四肢百骸皆赖以养。肾主水，维持体内水液的平衡。肾为先天之本，是生命的本原。本病脾肾俱虚，故当健脾补肾培元气，从而杜绝复发。

4. 辨证论治

（1）水邪泛滥，脾失健运证

症见全身浮肿，按之没指，小便短少，大便秘结，身体重困，胸闷，纳呆，泛恶，苔白腻，脉沉缓等。治疗上宜以逐水利尿，健脾燥湿为主。

处方：生黑丑 10～15g，苍术、白术、茯苓、蚕砂、山葡萄、毛将军各15g，大腹皮13g，桂枝、川朴、木香、槟榔、桐皮各9g。

（2）脾肾两虚，元气不足证

症见面色苍白或萎黄无华，神疲乏力，纳差腹满，腰膝酸软，质淡红，苔薄白，脉濡软。或兼见形寒肢冷，便溏，舌淡胖，脉沉细。前者为脾肾气虚，治宜健脾益肾。

处方：黄芪 20～30g，党参、白术、茯苓各15g，桂枝9g，熟地、淮山药、苡仁各15g，泽泻9g。兼见肾阳虚宜温肾健脾，用方：炮附、桂枝、仙灵脾、泽泻各9g，熟地、党参、淮山药、山茱萸、白术、茯苓各15g，黄芪 20～30g，杜仲12g。

第三节　　民间单方、验方

1. 蝼蛄 10 条，为末，温开水冲服，每日一次，有消肿作用。

2. 干葫芦（不去籽）3 个，水煮，加红糖适量，6 次分服，每日一剂，有消肿作用。

3. 乌鱼 1 条，赤豆500g 水煮服，消水肿。

4. 五子汤：菟丝子、桑葚子、车前子、覆盆子、女贞子各10～20g，水煎服。

5. 复方老茶树根汤：老茶树根（鲜）60g，香附、麦冬各15g，水煮服。

6. 葫芦茶、地肤子、银华、蒲公英、紫花地丁、毛冬青各10～20g，水煎服。

7. 小叶石韦，每日 12g，连服一年半，有消尿蛋白作用。

8. 布渣叶、蝉蜕、苏叶、益母草、尖槟榔，各 10～20g，一日一剂，水煎服。

9. 水红花子、益母草、党参、红花、川芎、泽兰、赤芍、葛根各 10～30g，水煎服。

10. 每日服鲜羊奶 100ml，或新鲜蚕豆煮红糖适量。

11. 鲜鲤鱼 500 克，去鳞及内脏，加醋 30 毫升，茶叶 6 克，共放入锅内，加水炖熟，空腹吃。

12. 西洋参 9 克，百合 15 克，冬虫夏草 1 克。水煎服。每日 1 剂，分两次服。

13. 蜈蚣 6 克，天仙子 9 克。水煎服，每日 1 剂。

14. 土茯苓 15 克，苦参 12 克，茵陈 12 克。水煎服。每日 1 剂，分 2 次服。

15. 冬瓜 500 克，鲤鱼 1 条，清炖。食冬瓜和鱼，饮汤。

16. 金银花 12 克，麦冬 15 克，胖大海 3 克，藏青果 6 克。水煎，代茶频饮。

17. 太子参 12 克，茯苓 12 克，白术 9 克，陈皮 9 克，鸡内金 6 克。将 5 味药加水煎服，每日 1 剂。

18. 益母草 60 克，党参、黄芪各 15 克，山药、补骨脂各 30 克，肉桂、白术、茯苓各 12 克。水煎服，每日 1 剂，分 2 次服。

19. 大黄粉 30 克，煅牡蛎 30 克，蒲公英 20 克。煎汤，取上清汁，加入温水至 500 毫升。灌肠，每日 1 次。

第四节　现代医学和前沿治疗

一、饮食注意

肾病综合征患者应注意饮食的平衡搭配，肾病综合征患者常有高脂血症，此可引起动脉硬化及肾小球损伤、硬化等，因此应限制动物内脏、肥肉、某些海产品等富含胆固醇及脂肪的食物摄入，以丰富的多不饱和脂肪酸（如鱼油）及植物油（豆油、菜子油、香油）为主。糖类宜多食复合碳水化合物，少吃单糖类食物。

蛋白质占总热量的 8% ~ 10%，或 1.5 ~ 2.0g/kg · d。以往针对 NS 的低蛋白血症，试图通过高蛋白饮食来纠正，结果虽然肝脏合成白蛋白增加，但尿蛋白排出量也增加，并无助于纠正低蛋白血症，反使肾小球毛细血管高灌注、高压力及高滤过，加速肾小球非炎性硬化，使肾病加剧。因而现在不少学者主张 NS 患者应低蛋白饮食，低蛋白饮食时，尿蛋白减少，实际血浆蛋白量增加，尤其是对成人 NS。但长期低蛋白饮食有导致营养不良的危险，甚至可能影响小儿生长发育，故小儿 NS 不主张过低的蛋白质饮食。当患儿出现明显的营养不良或生长发育迟缓（非药物所致）症状时，可适当增加饮食中蛋白质含量，以高生物效价的优质动物蛋白为宜，如乳类、蛋、鱼、瘦肉等。

有水肿或高血压的患儿应短期限钠，应进低盐饮食，以免加重水肿，一般以每日食盐量不超过 2g 为宜，禁用腌制食品，少用味精及食碱，浮肿消退、血浆蛋白接近正常时，可渐渐恢复普通饮食。除非高度水肿或明显高血压，一般无需无盐饮食。

长期服激素者食欲异常亢进，此类患儿应适当限制热量摄入，并应注意补充足够的维生素 D 和钙。

二、药物治疗

（一）激素

1. 中西医对激素的不同认识

（1）现代医学对激素作用的认识

肾上腺皮质激素是由肾上腺皮质合成并分泌，具有很好的抗炎、免疫抑制、抗毒素、抗休克、增强代谢、增强血液中红细胞数和血红蛋白含量、增强凝血机制、减轻结缔组织之病理增生、提高神经系统兴奋、促进胃酸和胃蛋白酶分泌等作用。激素作为诱导蛋白尿消失的有效药物，其作用机制并不十分清楚，可能与直接抗炎作用、免疫调节作用、利尿作用有关。

（2）中医对激素的认识

从中医角度看，任何药物都具有阴阳偏性和脏腑归经。确定药物阴阳属性与归经的一条重要法则是看服用该药后机体出现何种反应。服用激素后，机体出现阳亢或耗阴反应，其药性属阳；服用或减停激素后出现肾脏功能的反应，其归属肾经。激素本是机体内固有的生理物质，与中医"少火"的性质相类似。《内经》云："少火生气。"使用激素就是利用其"生气"作用而扶正祛邪发挥治疗作用的。但大量外源性激素的使用，使其变为"壮火"，从而产生类似"壮火"的副作用。

2. 激素治疗进展

（1）糖皮质激素（强的松）

目前临床认为糖皮质激素仍是治疗小儿原发性肾病综合征的首选药物。国内临床大多数采用糖皮质激素-强的松治疗。其作用机制可能与以下方面有关：①直接抗炎作用：肾病综合征基本病理变化是肾小球毛细血管基膜通透性增加，激素能降低肾小球基膜通透性，减少蛋白质滤出；②免疫调节作用：小剂量激素有抗炎作用，大剂量激素抑制免疫反应；③利尿作用：抑制抗利尿激素和醛固酮的分泌及增加肾血流量和肾小球滤过，产生利尿作用。

初治方案

短程疗法　强的松 2mg/kg·d，分 3～4 次口服，共 4 周。（最大量 60mg/d。4 周后不论疗效如何均改为泼尼松 115mg/kg，隔日清晨顿服，共 4 周。全疗程 8 周，骤然停药。优点：副作用少，尤其对肾上腺皮质及小儿生长的抑制作用较小，高血压及代谢紊乱较轻。缺点：容易复发。目前国内已较少用。

中程疗法　强的松 2mg/kg·d，分 3～4 次口服，用 4 周（最大量 60mg/d）。4 周后尿蛋白（-），即 7d 内尿蛋白连续 3 次阴性——极微量，自转阴后继续巩固 2 周，然后开始减量：泼尼松 2mg/kg 隔日清晨顿服。用 4 周后每 2～4 周减总量的 2.5～5.0mg/次，直至停药，疗程 6 个月。优点：减少复发率。

长程疗法　强的松足量 2mg/kg.d（总量 <60mg/d），分 3 次

口服，若尿蛋白 4 周内转阴则自转阴后原量再用 2 周；若 4 周内未阴转则一般用至 8 周。然后改总量隔日晨顿服，继续用 4～8 周，以后逐渐减量，每 2～4 周减 5mg，减量速度可先快后慢，减至 1mg/kg/2 日，稳定 2～3 月不变，如尿蛋白持续阴性，可继续减量，必要时到 0.5mg/kg/2 日再稳定 2～3 月不变，总疗程 9～12 月。优点：减少复发率。

当从每日服改为隔日服有困难时，可采用移行减量方法，即当激素改为每日清晨顿服后，一天剂量不动，另一天逐渐将剂量减少至 0，缓慢过渡至隔日清晨顿服（以后减量方法同上）。

国外经典的治疗方法是从大剂量开始，$2mg/kg \cdot d$ 或每天 $60mg/m^2$，最大剂量 $<80mg/d$，1 次或分 3 次口服，直到尿蛋白转阴或服用 4～6 周，然后减量为 2mg/kg 隔日晨顿服，$40mg/m^2$ 隔日晨服，连用 4 周，即 4 周 + 4 周疗法。

最近研究表明，连续 6 周 + 隔日 6 周疗效优于 4 周 + 4 周疗法，但副作用也较 4 周 + 4 周疗法多。即使是 6 周 + 6 周疗法，也有 60%～80% 的 NS 患儿复发。

我国一直采用强的松中长程疗法，$2mg/kg \cdot d$，分 3～4 次口服，尿蛋白转阴后续服 2 周，但连续给药不少于 4 周，不超过 8 周。然后减量为隔日口服，总疗程 9～12 个月。但复发情况无明确统计。无论采取哪种方法大多数小儿 NS 对强的松是敏感的，主要差异是复发率，强的松疗程长，可延长缓解期，但副作用也相应增加。

有人认为激素治疗开始阶段，疗程用足 8 周是延长缓解、减少复发关键，坚持激素使用"首始量足，减量要慢，疗程要长"的原则。

（2）糖皮质激素治疗的副作用，防治及注意事项

相关因素：

使用糖皮质激素的副作用与剂量大小和疗程长短密切相关。若每日激素不超过 1mg/kg、疗程不超过 2 个月，则很少发生不良反应，如用量过大，疗程过长则应注意激素的副作用。糖皮质激素有

许多副作用，它不仅可以引起库欣征、食欲增强，还可引起其他短期或长期的副作用，如行为、精神改变，情绪不稳定，胃炎或胃溃疡，水潴留，高血压，激素诱导的骨病，免疫功能降低，生长障碍，夜间盗汗，白内障，假性脑瘤，激素性精神病，激素相关性糖尿病等。

①对下丘脑－垂体－肾上腺系统有抑制作用　可致急性肾上腺皮质功能不全（肾上腺皮质危象），生长发育受抑制，生长停滞而致身材矮小。

②易并发或加重感染　服用激素期间机体对感染的抵抗力减低，局部感染可播散至全身，静止的感染可被激活（诱发结核病灶活动）；不致病微生物（如真菌）在长期应用激素后可致病。此外激素治疗还能掩盖感染症状，易延误诊断。

③可致消化性溃疡，甚至造成消化道大出血。

④可引起水、电解质失调　造成水钠潴留、加重高血压；亦可致低钾血症和低钙血症。

⑤引起代谢紊乱　如出现明显库欣综合征、脂肪肝；又能增加蛋白质分解，致使蛋白质营养不良、肌肉萎缩无力。

⑥其他　用激素后骨吸收功能加强，可导致骨质疏松、无菌性股骨头坏死；可引起神经精神兴奋。

激素副作用的防治

①应用激素治疗前，必须先排除隐匿性感染病灶（如结核感染灶）。

②一旦出现肾上腺皮质危象应立即给予氢化可的松 5~10mg/kg·d，静脉滴注。

③应用糖皮质激素过程中应每日口服维生素 D 制剂，如鱼肝油（含 VitD500~1000 IU）；或用罗钙全 2 次/周，口服，1125~2150mg/次，同时加服钙剂。

目前一些医院临床医生在初治阶段的倾向是激素用量偏小，他们担心激素用量过大会引起副作用，所以只给予 30~40mg/d 的量，由于激素剂量过小，常不能达到治疗目的，且会使病情迁延。

因此应按照"首始量要足，减量要慢，维持时间要长"的原则给药。初期即给予足量，后缓慢减药。在糖皮质激素治疗期间严格防止感染是治疗肾病综合征的关键。若一旦发生感染应及时加用抗生素治疗。对于一些激素治疗效果不够理想的患者（如耐药），应联合应用免疫抑制剂治疗。

对长期服用激素产生的副作用，临床上可以配合中药口服，减轻其症状，这将在以下章节讲述。

激素疗效判断

近期疗效反应激素敏感：

首选激素治疗后，根据患儿对激素治疗的反应，8周后判断激素疗效。按激素反应分型：①激素敏感型 NS：以泼尼松足量治疗≤8周尿蛋白转阴者；②激素部分敏感：治疗后8周内水肿消退但尿蛋白仍（＋~±）；③激素耐药：治疗满8周尿蛋白仍（＋＋）或以上；④激素依赖：对激素敏感，用药即缓解，但减量或停药2周内又复发，恢复用量或再次用药又可缓解，并重复2~3次者；⑤复发和反复：尿蛋白已转阴且停用激素4周以上，尿蛋白再次多于（＋＋）为复发；如在激素用药过程中出现上述变化为反复；⑥频复发和频反复：指半年内复发或反复≥2次和1年内≥3次者。

远期疗效反应转归判定：

①未缓解：尿蛋白持续（＋＋＋）以上；

②部分缓解：尿蛋白持续（＋~＋＋）；

③完全缓解：停药＜3年，尿蛋白仍阴性；

④基本痊愈：停药＞3年，尿蛋白仍阴性。

（3）易复发，反复及对激素依赖、耐药者等难治性肾病综合征的的治疗方案

调整糖皮质激素剂量及疗程：

如再次恢复到初治或上一个疗程的剂量，或改隔日1次为1次/d，或者采用更小剂量长期隔日治疗（又称拖尾巴长程疗法），激素副作用较小。

更换糖皮质激素制剂

如用地塞米松或阿塞松（Tri2amcinolone Acetonide，T－A）0.5～1.0 mg/kg；或康宁克通A（KenacortA）10～20mg/次。均为长效激素制剂，肌肉注射，1次/月。以后根据疗效改为1次/2个月。但有人认为地塞米松生物半衰期长，因此不适合冲击疗法。

甲基泼尼松冲击治疗

此疗法可选择性地应用于部分难治性肾病或激素副作用严重，不适宜继续长期大量口服激素的患者。冲击前需将血压控制好，矫正低钾血症，心电图基本正常。冲击时应进行心电监测。剂量方法同急进性肾小球肾炎。冲击间隔及冲击后给足量强的松治疗。其副作用主要有：高血压、水钠潴留、感染、消化道出血、心律不齐、头疼等。对于激素依赖和耐药者考虑选用激素冲击治疗，需根据肾穿刺病理结果选择适应证（应慎用）。方法：按甲泼尼松龙15～30mg/kg·d（最大量500mg/d，个别者可1000mg/d）溶于5%葡萄糖100～200ml中，于1～2h内静脉滴注，连用3d为1个疗程。必要时隔1～2周再用1～2个疗程。用激素冲击治疗2～3个疗程仍不缓解者要考虑使用免疫抑制剂。在此阶段最好选择肾穿刺，明确病理类型进行治疗和预后评估。

对激素依赖及耐药的治疗

还可考虑加用：①免疫抑制剂：如环磷酰胺口服或冲击治疗和环胞素A等；②免疫调节剂：如左旋米唑215mg/kg，隔日口服。

2005年6月，第三届世界肾脏病大会上新加坡Hui KimYap教授指出，青少年期发病的肾病综合征中更多的患儿表现为激素耐药。青少年期肾病综合征在经泼尼松（每天60mg/m²，最大剂量80mg/d）治疗6～12周后30%的患儿为激素耐药，而激素敏感患儿中34%表现为复发率高，36%为激素依赖。所以认为青少年期肾病综合征的治疗更为棘手，需要综合考虑免疫抑制剂、细胞毒药物的循证医学治疗证据以及药物毒副作用，并在临床实践中综合应用利尿剂，减轻水肿，应用降脂药克服高脂血症，用血管紧张素转换酶抑制剂或血管紧张素受体拮抗剂协助消除尿蛋白，并使用阿司匹林、华法林或肝素纠正高凝状态。

（二）免疫抑制剂

免疫抑制剂在 20 世纪 60 年代应用于治疗肾小球疾病，最初是在口服糖皮质激素的同时，使用小剂量的细胞毒药物，使难治性肾小球疾病得以缓解。70 年代随着甲基泼尼松龙冲击治疗的应用，使肾小球疾病的缓解率明显提高。90 年代环孢霉素（CsA）在临床的使用使部分患儿尿蛋白减少甚至消失，其后霉酚酸酯（MMF）的应用使临床效果明显提高。

近年来肾病的药物治疗有一定的进展，一些新型免疫抑制剂的应用，在临床上也取得了较好效果，对于激素耐药、依赖、频繁反复或复发和激素治疗出现明显毒副作用的患儿，可联合应用细胞毒药物。此类药物副作用较大，使用时注意肝脏损害及骨髓抑制。

1. 环磷酰胺（CTX）

环磷酰胺是最常用的细胞毒类药物。在激素副作用较多或用强的松无效时采用。具有免疫抑制作用和抗炎作用。主要用于激素敏感的复发患者，能延长缓解期并减轻对激素的依赖，减少肾病复发；对部分激素耐药的患者也可收到满意疗效；对微小病变中激素耐药者，经用 CTX 后部分可恢复激素敏感，对于激素维持期间即复发者效果较差。对激素耐药的局灶节段性肾小球硬化者也有 23%～37% 缓解。应根据肾穿刺后的病理类型选择环磷酰胺，但对于拒绝肾穿刺者也可考虑使用环磷酰胺，CTX 有助于延长缓解期及减少复发，可改善激素耐药者对激素的效应，疗效好，价格便宜，但是副作用较大。有口服和静脉给药两种方法。口服疗法：环磷酰胺每日 2～2.5mg/kg，分 2～3 次口服或每日早晨 1 次顿服，疗程 8～12 周，复发病例连用 8 周，激素依赖病例连用 12 周，累积用量≤200mg/kg。宜饭后服用以减少胃肠道反应。用药期间应多饮水，以预防出血性膀胱炎。本药可引起骨髓抑制，治疗期间每 1～2 周查血常规，白细胞总数 4×10^9/L 时应减少剂量，3×10^9/L 时停药。远期副作用为性腺受抑制，如总剂量 300mg/kg 时此副作用轻微。

冲击疗法

（1）现临床常采用剂量为每次 500～1000mg/m^2，置于 100ml 0.9％氯化钠溶液中缓慢静滴（应维持 1～2h），而后需水化疗法 30～50ml/kg，每隔 4 周使用 1 次，连续应用 10～12 次；或连续应用 6 次，每隔 3 个月再使用 1 次，连续应用 4～6 次，注意累积剂量不超过 200mg/kg。治疗期间，常规并用激素治疗。其起效时间较口服快，因治疗间歇长，消化道等副作用明显减少，白细胞下降亦不明显。

（2）亦有采用剂量为 8～12mg/kg·d，加入 5％葡萄糖盐水 100～200ml 内静滴 1～2h，连续 2d，用药日多饮水，每 2 周重复 1 次，每 2 周 1 疗程，共 6 疗程，然后每月 1 疗程，再用 6 疗程。或者每月 1g/m^2，共 6～12 次。可使 NS 获得较长时间的缓解并减少激素的用量，用于激素耐药、依赖和频繁复发者。累积总剂量＜150mg/kg。治疗期间，常规并用激素治疗，泼尼松 1mg/kg·d，每晨顿服，共 8 周，再逐渐减量停药，激素疗程 1 年以上。

副作用： 骨髓抑制是细胞毒类药物常见的副作用，故应常规检测外周血白细胞数，还应考虑继发肿瘤及其他副作用，胃肠道反应、白细胞减少、秃发、肝功能损害、出血性膀胱炎，导致尿频、尿痛、血尿、蛋白尿等。还有报道能引起抗利尿激素释放及发生肺纤维化。近来最令人瞩目的是其远期性腺损害，且与病程、总剂量相关。有研究报导其对生殖系统有影响，可造成男性患者少精或无精。建议对病情需要者要注意累积剂量不超过 200mg/kg，间断用药，避免青春期用药。有人采用口服苯丁酸氮芥、氮芥和 6－硫鸟嘌呤等，能减少复发，用于激素耐药者。

2. 环孢霉素 A（Cyclosporin A，CsA）

CsA 在 1978 年首先用于治疗肾移植急性排斥反应，对于复发性微小病变、膜性肾病以及局灶节段性肾小球硬化有一定疗效，诱导缓解并控制复发，利于激素减量。临床上应用 CsA 治疗小儿原发性肾病综合征主要为激素敏感的患者，包括激素依赖、频复发和持续应用激素出现严重副作用者，小部分激素耐药患儿也可获得完全缓解。CsA 可选择性抑制辅助 T 细胞和细胞毒 T 细胞的活化和增生，不抑制血细胞的生成或吞噬细胞的功能，可改善 CBM 导透性，使尿蛋白减少，与其他免疫抑制剂相比，可较少诱发或加重感染。

用法用量：CsA 开始剂量为 $4 \sim 6mg/kg \cdot d$，$3 \sim 6$ 个月为 1 疗程，也可长期服用，需监控血药浓度，使全血浓度维持在 $100 \sim 200ng/ml$。伴隔日小量激素同时应用效果较好。分别于服药后 1 周或 2 周末测血 CsA，适当调整剂量使血中 CsA 谷浓度在 $100 \sim 200\mu g/L$，其疗程过短易引起复发，疗程过长又有可能导致肾毒性，半年左右较为适宜。部分患儿在减量过程中复发，增加剂量后仍可缓解。

副作用：服药之初常见胃肠道反应，表现为厌食、恶心及呕吐，大多数情况下无需处理，继续服药后上述症状可消失。长期服药可有齿龈增生、乏力、多毛、肢端颤动、头昏及高血压低血镁、血碱性磷酸美增高等，本药最严重的并发症为肾脏损害，它包括两方面：即急性肾毒性（肾前性氮质血症）和慢性肾损害（肾小管间质损害）。急性肾毒性可能与其选择性收缩肾小球入球小动脉引起肾小球缺血有关，因此，服用 CsA 常需同时服用钙拮抗剂以选择性扩张肾小球入球小动脉与之对抗；慢性肾毒性主要是小管间质的损害，这是长期服药的必然结果，难以预防。由于本药的肾毒性（引起间质性肾炎）、停药后复发以及药物昂贵等使此类药物的使用有较大局限性。目前环孢素 A 只用于激素耐药者，尿蛋白转阴后改用其他免疫抑制剂。

3. **霉酚酸酯**（Mycophenolate mofetil，MMF）

MMF 是一种高效、选择性、非竞争性、可逆的 MPDH 抑制剂。在经典合成途径中起重要作用，可导致细胞内 GMP 和 GTP 缺乏，抑制 DNA 合成。淋巴细胞的嘌呤合成完全依靠经典合成途径，细胞将停留在 S 期而不再增殖，非淋巴细胞的嘌呤代谢可通过补救途径进行，因此 MMF 不会引起骨髓抑制及肝、肾毒性。以前主要用于器官移植，剂量为 $1.5 \sim 2.0g/d$，MMF 成功用于肾移植、坏死性血管炎、狼疮性肾炎、复发性肾病及局灶节段性肾小球硬化的治疗。MMF 不仅可与小剂量皮质激素联合治疗，也能单独应用，控制肾病复发。目前一致认为治疗肾小球疾病的剂量要小于器官移植的剂量。

用法用量：我们采用 20~30mg/kg·d 联合小剂量泼尼松治疗肾小球疾病。疗程：难治性肾病 6~7 个月，狼疮性肾炎 10~24 个月。

副作用：耐受性好，毒副作用少，主要副作用要有感染增多，消化道症状（腹痛、腹泻、恶心等），偶有白细胞减少。MMF 与常规抑制嘌呤类药物如 Aza 的区别在于它具有高度的选择性。

4. **硫唑嘌呤及 6－硫鸟嘌呤（6－TG）**

为非选择性的次黄苷酸脱氢酶（MPDH）抑制剂，可导致细胞内 GMP 和 GTP 的缺乏，抑制 DNA 合成。

用法用量：每日 2mg/kg 口服，每日最大量 80mg，疗程 12 个月。在开始时同时应用泼尼松 1.5mg/kg，隔日顿服，4 周后停用。用药监测：在使用 6－TG 起初的 3 个月每周查血常规与血小板计数 2 次，3~6 个月内每周查血常规与血小板计数 1 次，6 个月以后每 2 周查血常规与血小板计数 1 次。如在治疗过程中白细胞减少至（3~4）×10⁹/L 或血红蛋白降至 60~90g/L 或血小板降为（50~100）×10⁹/L 时，将 6－TG 减至半量，同时加服利血生、鲨肝醇和维生素 B_4，如白细胞减少为 $3 \times 10^9/L$，或血红蛋白 <60g/L，或血小板 $<50 \times 10^9/L$，则停用 6－TG，同时加服利血生、鲨肝醇和维生素 B_4，必要时输成分血。

副作用：恶心、呕吐或食欲下降等胃肠反应，血细胞下降及偶见药物性再生障碍性贫血，未见对性腺有影响。

5. **雷公藤**（Trip terygium Wilfordii，TW）

为卫茅拉植物雷公藤根部提取物，其对免疫功能的调节作用是多方面的，如：（1）诱导 T 淋巴细胞凋亡，主要是活化的 T 淋巴细胞凋亡，此点与糖皮质激素不同；（2）抑制淋巴细胞白介素－2 基因的表达及产生；（3）抑制淋巴细胞增殖；（4）抑制核细胞因子 NF – κB 的活力，抑制血管内皮细胞生长因子（VEGF），抑制重组人细胞间黏附分子 – 1（ICAM）等。

用法用量：为 1mg/kg·d（最大量 60mg/d），分 3 次口服，疗程 3 ~ 6 个月。可骤停或缓慢减量停药。近来有主张用双倍剂量雷公藤多甙（2mg/kg·d），取得了更满意的疗效，但服用双倍剂量雷公藤多甙后 1 个月必须撤减为单倍剂量，否则可能会加大副作用。由此可见，TW 是一个十分有潜力的药物。

副作用：骨髓抑制、皮疹、白细胞减少、胃肠道反应、肝功能损害、皮肤色素沉着，也可能影响性腺功能（女性表现为月经紊乱、闭经，男性精子活力或数量减低）。

6. 苯丁酸氮芥

常用量 0.2mg/（kg·d），疗程 6 ~ 8 周，总量不超过 10mg/kg。副作用与环磷酰胺相似。

7. 长春新碱

每次 0.075mg/kg 或 1.4mg/m²，每次最大量 2mg，加入生理盐水 100 ~ 200ml 静脉滴注，每 3 ~ 7 日 1 次，尿蛋白转阴后每周 1 次，10 次为 1 疗程。长春新碱除有免疫抑制作用外还有抑制血小板功能作用，减少肾病的高凝状态。不良反应主要有恶心、呕吐，偶有白细胞减少。

有研究用长春新碱每次 0.07mg/kg，最大剂量每次不超过 2mg，加入 5% 葡萄糖液 100ml 中，在 1h 内静脉滴注，每周 1 次，根据病情可选用 6 ~ 10 次。对难治性 NS 效果显著。还有研究在 NS 缓解时加用，0.050 ~ 0.075mg/kg，加入 20ml 0.9% 氯化钠溶液中缓慢静脉注射，1 次/d，共 10 次，可明显降低 NS 的复发率。该药应用较少，在常规使用 CTX 无效者可试用，不作为常规推荐。

8. 其他

左旋咪唑 2mg/kg，隔日分次口服，持续时间 6 个月。用于治疗频繁复发的 NS，对维持缓解有一定作用，副作用有早期中性粒细胞减少、皮疹、胃肠功能紊乱，少数出现惊厥发作。左旋咪唑治疗时间较长，应注意监测其副作用。

酮替芬 0.03～0.06mg/kg·d，分 3 次口服，一般用于频复发患儿，作为一种辅助用药，可增强激素疗效，降低复发率。副作用主要是嗜睡。目前报道资料较少，其疗效还需进一步研究。

（三）免疫抑制剂联合应用的原则和策略

1. 严格掌握适应证，合理用药，力求避免副作用　应用免疫抑制剂治疗小儿肾病综合征时应严格掌握适应证，单一免疫抑制剂可解决问题的，决不要使用两种或两种以上。在药物治疗的同时要针对机体的整体情况，选择适合病情需要的药物，做到既能发挥免疫抑制剂的治疗效应，又能避免其药物的副作用。

2. 根据病期用药（诱导与维持）　肾病综合征的治疗分为两个阶段，即诱导缓解治疗阶段与维持巩固治疗阶段。通常药物足量治疗诱导尿蛋白转阴称之为诱导缓解治疗阶段，当尿蛋白转阴后所采取的药物减量治疗阶段称之为维持巩固治疗阶段。因此，对于一个初始治疗的肾病患者，首先需给予足量的免疫抑制剂，当病情获得缓解，尿蛋白转阴后，就要考虑减少免疫抑制剂的剂量，控制在某一水平维持治疗，以期获得长期缓解。因此，在治疗的不同阶段就需要给予不同剂量的免疫抑制剂，这样既可避免长期大剂量使用免疫抑制剂所带来的副作用，又达到了控制病情的目的。

3. 联合用药与多点用药　当病情需要联合使用免疫抑制剂时，需注意应该使用不同作用位点的免疫抑制剂，避免同时使用作用于同一位点的多种免疫抑制剂。随着对疾病发病机制研究的深入，更高效、更安全的药物还会不断出现，如抗某些细胞的单克隆抗体、细胞因子受体的拮抗剂、细胞因子的单克隆抗体等。近年来国际上广泛开展了免疫性疾病的遗传背景研究，以确定免疫性疾病的"易感基因"。或许在不远的将来基因治疗将不再是人类的梦想。

二、对症治疗

（一）主要临床症状

1. 水肿

水肿是 NS 小儿的第一临床表现，水肿大多数是中度或可变的，晨起以眼睑为主，下午可为下肢水肿。在发展至严重水肿前易误诊，对轻度水肿不需要特殊治疗，随 NS 缓解，水肿随之消退。而重度水肿需要用利尿剂，常用的有速尿，但长期使用利尿效果会降低，曾经采用输注白蛋白后再用速尿的方法，可使尿量增加，减轻水肿，但白蛋白很快从尿中排除，且对肾小管有损害，因此，现已否定这种方法。

在高度浮肿或高血压情况下，可间断口服双氢克尿噻（ $1 \sim 2mg/kg \cdot d$ ）或速尿口服或注射，每次 $1 \sim 2mg/kg$ ，但在 NS 时，常需加大剂量，原因可能与低蛋白血症和大量尿蛋白有关。尿蛋白与呋塞米结合后影响其利尿效果；血浆蛋白降低使袢利尿剂的分布容量增加，减少了肾小管分泌，在肾脏内葡萄糖醛化的无活性的速尿增加，因此当常规用量利尿作用不明显时，可加倍用量。

对严重低白蛋白血症（ $<20g/L$ ）伴顽固性水肿，一般利尿剂无效者，应先扩容，静脉输注低分子右旋糖酐 $5 \sim 10ml/kg \cdot$ 次，$30 \sim 60$ 分钟滴毕后静注速尿。也可予静脉输注人血白蛋白 $0.1 \sim 1g/kg$ ，于 $2 \sim 3$ 小时内输入，继之滴注速尿。对速尿过敏者可用布美它尼（Bumetanide，又名丁尿酸，$0.01 \sim 0.02mg/kg \cdot$ 次，口服或静注）。

无明显肾功能损害的高度水肿患儿，尚可试用甘露醇，有研究报道对 3 例利尿剂无效的耐激素肾病患儿，用甘露醇加呋塞米，在 1 周内使体重下降 $10\% \sim 30\%$ 。对上述措施均无效的顽固性高度水肿患儿，尤其是有明显腹腔积液或胸腔积液者应做超滤，部分患儿待超滤去除大部分水分后，利尿剂可见效。

在显著利尿时应注意水、电解质失衡，特别是低钾血症。

2. 大量尿蛋白

长期大量蛋白尿可引起小管间质损害，促使肾小球硬化，加速肾功能减退。因而在 NS，尤其是激素和免疫抑制剂都无效时，应用减少尿蛋白的药物，有利于疾病的恢复或延缓肾功能恶化。最常用的是血管紧张素转换酶抑制剂（ACEI）及血管紧张素 II 受体阻滞剂（ARB）。这类药物能改变肾小球局部血流动力学，主要是扩张出球小动脉，降低静水压，此外，还可改变对大分子物质的通透性，从而减少尿蛋白。

常用的 ACEI 有卡托普利（0.1～0.5mg/kg·次，2～3 次/d，口服）；依那普利（0.1～0.5mg/kg·次，1～2 次/d，口服）；赖诺普利（0.07～0.60mg/kg·次，1 次/d，口服），降低尿蛋白的效果与剂量有关。长期应用 ACEI 效果明显。ACEI 的常见副作用有皮疹、咳嗽、高血钾、低血压、头昏等，肾功能减退者慎用，原有肾功能减退者，偶可引起急性肾衰。

ARB 国内应用的有氯沙坦钾、缬沙坦、厄贝沙坦。ARB 减少尿蛋白的功效与 ACEI 相似。近年有报道（主要为成人）ACEI 联合 ARB 更能有效保护肾功能，减少尿蛋白，联合用药的小儿资料尚缺乏。

非类固醇类消炎药（NSA ID）：前列腺素（PG）抑制剂，其减少尿蛋白的机制为抑制 PG 的合成，改变肾小球的血流动力学（主要收缩入球小动脉），降低小球滤过率；也有可能减低小球毛细血管的通透性，尿蛋白的选择性也有改善。常用的是吲哚美辛 1～3mg/kg·d。由于 NSAID 可减少肾小球滤过率，并对肾脏有多种毒性作用，如急性肾衰，急性间质性肾炎等，而且停用后尿蛋白又回升，因而在儿科应用已减少。

（二）并发症及治疗

儿童原发性肾病综合征的常见并发症为感染和高凝状态，如不及时治疗会危及患儿生命。大量研究证实 NS 患儿存在高凝倾向，易于发生血栓，但至今仍无指导临床用药的可靠的实验室指标，也无统一的治疗规范或措施。并发症诊断与处理如下：

1. 感染

NS 患儿容易感染，常见的是肺炎，原发性腹膜炎，疏松结缔组织炎，尿路感染等。感染也是 NS 复发的主要原因之一，最常见的病原体是 G + 菌，尤其是肺炎链球菌；G - 菌，甚至真菌感染也时有发生。在 NS 非缓解期，特别在应用较大剂量免疫抑制剂时，要注意预防感染，注意病区的消毒、隔离，避免与感染患儿接触。一旦感染诊断成立，应立即予以治疗，并且避免使用有明显肾毒性的抗菌药物。

潜伏的结核感染往往在 NS 治疗过程中得以扩散，因此对结核菌素阳性（非接种卡介苗所致）的 NS 患儿，即使未发现病灶，也应口服异烟肼（5mg/kg·d）或利福平（10mg/kg·d，对耐药菌株）6 个月。

NS 患儿可发生蜂窝织炎和原发性腹膜炎，肺炎球菌是常见的病原体，但是并非所有的原发性腹膜炎都是肺炎球菌引起，还可以是革兰氏阴性杆菌，如大肠杆菌等，目前还没有研究表明多价抗体对预防腹膜炎有效的报道。

为预防感染，NS 患儿应尽量完成预防接种。但应用泼尼松 2 周以上，应考虑有免疫损害和接种失败的可能。这些患儿不要用减毒活疫苗，应使用灭活的死疫苗。只有停用泼尼松 6 周以上才可用活疫苗，如必需应用，泼尼松应减至隔日 0.5mg/kg·d 以下。对 NS 患儿出现水痘是很危险的，如以往未接种过水痘疫苗，在 NS 缓解期，停用皮质激素后接种水痘疫苗 2 剂，间隔 4 周。激素治疗期间接触水痘患儿后应及时在 96h 内注射水痘免疫球蛋白 125IU/10kg。一旦发生水痘应及时用阿昔洛韦 40 ~ 60mg/kg·d，乙肝疫苗可在缓解期接种，但其血清反应可能较弱。患儿接触麻疹患者后，应用免疫球蛋白预防。长期用免疫抑制剂的患儿，其同胞也最好不用活的口服灰髓炎疫苗，而应用灭活的疫苗。现主张 2 岁以上的 NS 患儿，在缓解期非每天用激素时，接种肺炎球菌疫苗，每 5 年加强 1 次。

2. 高凝状态

高凝状态及血栓形成原因

（1）肝脏合成凝血物质增加，第 V、VIII 因子增加；

（2）抗凝血物质浓度降低，抗凝血酶III自尿中丢失；

（3）血小板数量增加，黏附性和聚集率增加；

（4）高脂血症时血黏稠度增加，血流减慢；

（5）感染或血管损伤激活内源性凝血系统；

（6）皮质激素的应用促进高凝；

（7）利尿剂使血液浓缩。

常用药物

（1）普通肝素（UFH）：

用量为每次 125U/mg·kg，静脉滴注或皮下注射，1 次/8h。高凝状态用 7~10d，后改为华法令 4~8 周；伴血栓并发症用药 4 周，改为华法令半年。UFH 副作用包括：①出血：发生率为 7%~10%；②肝素－血小板减少－血栓形成综合征：发生率为 30%，死亡率高。多在肝素治疗第 5d（2~14d）后出现，临床表现似DIC、微血管病性贫血，多数表现为反复的肺动脉栓塞。临床使用肝素时须监测：①APTT（活化部分凝血活酶时间）：为首选监测指标，简单、敏感、快速，使 APTT 达到正常对照的 1.5 倍称为肝素起效阈值。②试管法凝血时间：须延长 1 倍，才起抗凝作用。③血AT－III水平：为判断肝素是否有效的指标。当 AT－III 的血浆活性达 80%~120% 时应用肝素才有抗凝作用。若 AT－III 血浆活性＜70%，肝素效果减低；若 AT－III 血浆活性＜50%，肝素失去抗凝效果。

（2）低分子肝素（LMWH）：

如速避凝，栓复欣等，是通过酶法从 UFH 中获得，分子量4000~6000。一次注射后抗凝活性可维持 20h，可 1 次/d，一般不须实验室监测。目前认为其为 NS 抗凝治疗的一线药物。用量为0.01ml/kg·d，静脉滴注。

（3）维生素 K 拮抗剂：

可使凝血因子 Ⅱ、Ⅶ、Ⅸ、Ⅹ 合成受阻，抑制血液凝固。常用华法令：0.05mg ~ 0.40mg/kg · d，一次口服。$t_{1/2}$ 为 32 ~ 46h（44h），3d 作用达高峰，可维持 4d。使用时监测凝血酶原时间（PT），使其延长 2 倍。

（4）AT – Ⅲ制剂：

AT – Ⅲ明显降低者，应酌情补充一定量的 AT – Ⅲ制剂。

（5）血小板解聚药：

双嘧达莫用量 >300mg/d 时，才有抗凝作用，但剂量过大，可产生血管性头痛、恶心、呕吐等副作用。儿科常用量为 4 ~6mg/kg · d，分 3 次口服。

（6）降脂药物：

可降低胆固醇、三酰甘油和低密度脂蛋白水平，升高高密度脂蛋白水平，降低血小板的聚集性，促进纤溶，减少血栓危险。可用他汀类的降脂药，但在儿科应用的报告不多。

（7）血浆置换：

可减少纤维蛋白原、凝血酶水平，改善高凝状态，促进纤溶。但费用较高，且有一定的危险性，须权衡利弊使用。

（8）溶栓疗法：

适用于血栓形成 3d 内或并发肺栓塞的患者，尿激酶剂量为（1.5 ~3.0）万 U/d，静脉滴注，1 次/4 ~6h，2 周为 1 疗程。

3. 电解质紊乱及低血容量

有体液丢失者应及时补充含钠液体；长期应用激素考虑给予泼尼松龙静脉滴注；有条件者使用血浆及代用品。

虽然 NS 有大量 Na^+ 潴留，但血清 Na^+ 在某些患儿是降低的，低钠血症是因为大量水潴留所致。继发于高血管升压素水平，应该认识到体内总 Na^+ 量是增加的，尤其是那些严重的水潴留患儿，尽管他们的血清 Na^+ 低，有的甚至游离的 Ca^{2+} 是正常的，总钙的降低是由于蛋白结合钙低的缘故。在临床上，血清白蛋白每降低 10g/L，血清钙降低 10mg/L。补钙是基于可增加钙的吸收和抗酸作用，有时需用 H_2 受体阻滞剂。

4. 钙及维生素 D 代谢紊乱

由于激素可使骨质脱钙，因此在使用皮质激素时，应特别注意补充维生素 D 和钙制剂。

5. 急性肾衰竭

NS 合并急性肾衰竭时因病因不同则治疗方法各异。治疗原则包括合理使用利尿剂、肾上腺皮质激素、纠正低血容量和透析疗法。血液透析能控制氮质血症、维持电解质酸碱平衡，可较快清除体内水分潴留。

6. 肾小管功能紊乱

肾小管功能减退，其机制认为是肾小管对滤过蛋白的大量重吸收，使小管上皮细胞受到损害。表现为糖尿、氨基酸尿、高磷酸盐尿、肾小管性失钾和高氯性酸中毒，凡出现肾小管功能缺陷者常提示预后不良。

7. 高脂血症

一过性高胆固醇血症可达到 $500mg/dl$ 以上，但随着 NS 的完全缓解，胆固醇水平也恢复正常，相反，持续的 NS 可导致持续的高胆固醇血症和高三酰甘油血症，高脂血症的潜在并发症应受到重视，因已有资料表明，持续的 NS 可导致动脉粥样硬化，但高脂血症的治疗在小儿研究较少，每日晚餐时加用罗华宁 $0.25 \sim 0.50mg/kg \cdot d$，罗华宁降低血 TC 的作用最强，小剂量（$0.25 \sim 0.50mg/kg \cdot d$）即可发挥作用，作用迅速，用药 1 周后即可产生明显效果。不良反应为肝功能轻微异常（丙氨酸氨基转移酶增高），未停罗华宁，加用肝泰乐治疗 $2 \sim 7d$ 转为正常。无皮疹、肌酶增高、胃肠道反应。

三、联合用药治疗

1. 联合阿魏酸钠

阿魏酸钠其结构为 3 - 甲氧基 - 4 - 羟基 - 苯丙烯酸钠，是非肽类内皮素受体拮抗剂，可拮抗内皮素引起的血管收缩、升压及血管平滑肌细胞增殖；抑制血小板集聚、抗凝血、改善血液流变学特征；亦可抑制胆固醇合成，降低血脂，清除自由基，防治脂质过氧化损伤。

生化药理学研究发现，阿魏酸能与甲羟戊酸 – 5 – 焦磷酸（底物）竞争，浓度依赖性地抑制大鼠肝脏甲羟戊酸 – 5 – 焦磷酸脱羟酶，在 2.5mmol/L 浓度时，酶活性被抑制 74%，说明阿魏酸具有抑制肝合成胆固醇的作用。肾病综合征时，肝脏继发性增加了胆固醇的合成，使血清胆固醇浓度明显增高，阿魏酸钠通过降低胆固醇浓度能改善脂质代谢，促进肾病综合征临床缓解，更好地保护肾功能。

有临床观察发现在常规使用激素、降脂、抗凝等药物的基础上，加用阿魏酸钠 0.4g 加入 5% 葡萄糖注射液 250ml 中静脉滴注，1 天 1 次，共 4 周。分别检测治疗前、治疗后第一周和第四周结束时的 24h 尿蛋白定量、血浆白蛋白、总胆固醇、甘油三酯、血清尿素氮、血肌酐。结果肾病综合征患者的肾功能明显改善，治愈率提高，尤其是可显著改善患者高脂血症，其降低肾病综合征患者血清低密度脂蛋白可达到 60% 以上。

2. 联合雷公藤多苷

雷公藤多苷为新型的中药类免疫抑制剂，具有明显的降低尿蛋白作用，但其毒性颇大，可伴有恶心、食欲减退、白细胞及血小板减少、月经紊乱、精子减少等不良反应。雷公藤多苷在原发性肾病综合征中降低尿蛋白的机制在于：通过保护或修复肾小球电荷屏障使肾小球毛细血管通透性降低，减少蛋白漏出；阻止循环免疫复合物形成及沉积于肾小球内，阻止免疫损伤；抑制系膜细胞增生等作用来发挥疗效。蛋白漏出减少而血浆白蛋白则升高，血浆胶体渗透压升高，全身水肿减轻；同时肝脏合成脂蛋白减少，高脂血症得到缓解。

常规使用糖皮质激素、降脂、抗凝等药物基础上，加用雷公藤多苷 1mg/kg·d，分 3 次口服。当然在使用过程中应掌握好药物的剂量，不可过大剂量的使用，否则将会因其在近曲小管中浓缩后导致毒性增强而直接损伤肾小管上皮细胞，最终导致肾乳头坏死甚至威胁病人生命。由于此类病例资料较少，其具体疗效还有待进一步观察研究。

四、中西医结合治疗

（一）理论基础

本病单纯使用中药或西药治疗，有缓解慢、易复发、副作用大等问题，研究表明，对本病的治疗，激素可缓解症状，免疫抑制剂延长缓解期，中药可巩固疗效，减轻副作用。故采用中西医结合的治疗方法，则可提高疗效，减轻副作用。

祖国医学认为，本病属于水肿范畴，其病机主要与肺、脾、肾三脏关系密切，尤以脾肾阳虚为主要环节。脾肾两脏功能失调是本病发生的内在原因，而疾病后期则肾阳虚衰尤为突出。

在临床中观察，肾病综合征患儿在接受激素治疗前，均有肾阳虚症候，其中主证以水肿、尿少、腰酸、畏寒、面色无滑、舌淡胖多见；次证以乏力、易感冒、纳呆口淡多见。

经足量激素诱导治疗，肾阳虚症候逐渐减轻或消失，继而出现口干、食欲亢进，面色红润，兴奋多言，舌质红，脉转滑等肾水不足，阴虚火旺证候。

当激素撤减半量或减至维持量后，上述症状减轻乃至消失，可致肾阳虚证复现，甚至疾病复发。学者们认为，肾阳虚的实质，在激素治疗前与治疗后不同，治前的肾阳虚证纯属肾病综合征本身的病理改变，而激素撤退时的肾阳虚证，除疾病的病理改变外，还与外源性激素导致有关。

激素具有抗炎、抑制免疫作用，但从中医角度来看，激素属于阳刚温燥之品，久服可致劫阴伤津，出现阴虚火旺的症状，但减停时，又易出现阴阳两虚，甚至肾阳虚弱的症状，即所谓激素的依赖性。动物实验表明，温补肾阳药与滋阳降火药，虽药性不同甚至相反，但调节机体内分泌、免疫、代谢等都有相同的一面。温补肾阳药有类似的激素样作用，温阳药与激素同用时，可出现保护肾上腺皮质免受外源性激素抑制而萎缩的现象，且能维持激素促进心肝肺等脏器的蛋白质合同作用；滋阴药与激素同用，可加强对淋巴的抑制，对肾上腺有保护作用，免致其萎缩。研究还表明，补肾益气药能提高机体免疫功能，从而减少尿蛋白，纠正低蛋白血症，对于预防感染，巩固疗效起着不可低估的作用。紫河车，即人的胎盘，制成品内含蛋白质免疫因子，类固醇激素、巴戟天、淫羊藿等温补肾阳药含少量激素，具有增加机体抵抗力，增强人体免疫力的作用，可起到暂时替代激素的作用，有助于减轻机体对激素的依赖，防止症状的反跳，同时还能增强机体的免疫力，调整大量有激素形成的免疫紊乱状态，平衡阴阳，从而起到预防感染的作用。

综上所述，小儿肾病综合征运用激素治疗期间分阶段加用滋阴降火、滋阴补肾、温补肾阳、健脾益气等中药治疗，具有保护自身肾上腺皮质，拮抗外源性激素反馈抑制，减轻疾病过程中因为应用激素所引起的各种并发症，减轻对激素的依赖，并减少其复发起着积极的作用，值得进一步探讨。

（二）激素应用过程中中医辨证治疗要点

1. 大剂量激素诱导缓解阶段

由于小儿素体肾常虚，激素药性属阳又归肾经，累积到一定程度，首先灼伤肾阴，肾阴为诸阴之本，阴液不足，不能制约阳气，从而形成虚火内盛的阴虚火旺的表现，发病机制为医源性肾上腺皮质功能亢进。

症见：五心烦热、面色红润，兴奋多言、食欲亢进、口干舌燥、满月脸，舌质嫩红、苔少、脉虚数。治宜滋阴降火，方用知柏地黄丸加减。常用药物有：知母、黄柏、生地黄、女贞子、五味子、龟板、鳖甲、白芍、玄参、地骨皮、旱莲草、枸杞子等。

现代药理研究表明，滋阴降火药能加强激素对淋巴组织的抑制作用，对肾上腺却有一定的保护作用，可免于腺体萎缩。中药与激素共同使用，在一定程度上能抵抗外源性皮质激素对肾上腺皮质的抑制作用，防止激素单独使用所致的下丘脑－垂体－肾上腺皮质轴

（HPA）的功能紊乱。

由于肾病患儿体内湿邪较重，湿热互结，还会出现湿热证，临床表现为口苦、口干、口黏，舌苔黄腻等。治法：清热利湿解毒。方药：甘露消毒丹加减。

火又易致肿疡，临床表现为各种化脓性感染，如痤疮感染、咽部感染、腹膜炎等，症见满面通红、局部疮疡肿痛、口苦口干，唇舌红绛、舌苔黄燥、脉滑数等。治宜清热解毒，方用五味消毒饮加减。在治疗中应注意随证施方，辨证论治。

2. 激素隔日巩固缓解阶段

本阶段激素对 HPA 轴功能的抑制作用逐渐减轻，随激素量的变化，外源性阳刚燥热之品减少，而"壮火食气"的副作用表现出来。火易耗气伤阴，可导致气阴两虚。其发生机制与 HPA 轴系统暂时性功能紊乱有关。

症见：气短乏力、自汗、易感冒、手足心热、纳呆腹胀、大便稀溏、腰膝酸软，舌质淡有齿痕、脉沉细或细数，即激素撤减综合征。中药治以益气养阴、补肾健脾。方用参芪地黄丸和四君子汤加减。偏气虚者，重用黄芪，加党参、白术以益气健脾；阴虚偏重者，加玄参、怀牛膝、麦冬、枸杞等以养阴；亦可加菟丝子、杜仲等以补肾。

现代药理研究表明，在激素减量阶段，配合益气补肾药，有助于减少机体对激素的依赖，防止症状反跳，抵抗外源性皮质激素对垂体 – 肾上腺皮质轴的反馈抑制，防止激素撤减综合征，巩固疗效。

3. 激素减量至小剂量维持阶段

本阶段主要是巩固治疗，防止复发。经过积极有效的治疗，大多数肾病患儿病情都已缓解，激素用量已接近人体的生理水平。由于大量外源性激素对内源性"少火"产生的抑制，所以"少火生气"作用减少，肾阳为诸阳之本，肾阳虚则阳气的温煦功能减弱，表现出肾阳虚的症状，即肾上腺皮质功能不全的表现。发生机制为外源性激素对 HPA 轴长期负反馈抑制作用。此阶段肾上腺皮质处于长期抑制性萎缩状态，皮质醇分泌减少甚至停止，一旦激素减少或停用极易引起肾病复发。

症见：面色苍白、倦怠乏力、肢凉怕冷、纳呆，舌淡胖少苔、脉沉细或细数。辨证以肾阳虚为主，治宜温补肾阳，方用金匮肾气丸加减。常用药物有：锁阳、补骨脂、菟丝子、山茱萸、肉桂、杜仲、巴戟天、肉苁蓉、淫羊藿、干姜等。

现代药理研究表明，温肾药可促进肾血流量增加及肾小球滤过率的增加，还可对抗激素对胸腺及脾脏的抑制作用，并能促使肾上腺肥大，故温补肾阳药能在一定程度上减弱外源激素对具有免疫功能的淋巴组织及肾上腺的抑制作用。近年来现代医学研究表明，单纯性肾病综合征患儿，在激素治疗前即存在肾上腺皮质功能低下。大剂量肾上腺皮质激素治疗，一方面虽能使肾病缓解，另一方面又使得 HPA 受到抑制，皮质醇水平不断下降。血清皮质醇水平的持续降低又可通过神经－内分泌－免疫网络，使肾小球病变持续发展，导致病情反复发作。补肾中药可以拮抗皮质激素对 HPA 的抑制作用，从而减少了激素的副作用，也降低了小儿肾病的复发率。

4. 激素停药阶段

本阶段主要是预防各种感染，提高机体抗病能力，防止肾病反复。感染已被公认为小儿肾病最常见的合并症及引起死亡的主要原因，其中以呼吸道感染最为常见。感染不仅与肾病的发生有关，还是小儿肾病复发的重要因素。小儿对各种疾病的抵抗力较差，加之寒温还不能自调，饮食又不知自节，一旦调护稍有失宜，就易被外邪所伤。现代医学也认为反复感染患儿与其机体的免疫力低下有关。免疫力属于中医"正气"范畴，中药对于扶助人体正气、预防疾病的发生有一定的作用。

症见：面色苍白、气短乏力、纳呆便溏、自汗、易感冒、腰膝酸软，舌淡胖、脉沉弱等。辨证属肺脾肾三脏俱虚，治宜益气健脾补肾，方用玉屏风散合金匮肾气丸加减。常用药物有：黄芪、白术、防风、党参、山药、肉桂、熟地黄、肉苁蓉、菟丝子、茯苓等。如出自《丹溪心法》的玉屏风散由黄芪、白术、防风组成，是中医扶正固本的经典方剂。

近年来研究发现玉屏风散对机体免疫系统具有双向调节作用，有利于肾病的治疗。中医药试验研究表明：应用玉屏风散可使患儿血清 IgA、IgG 水平显著升高，还能使患儿低于正常或高于正常的 IgM 恢复正常。动物实验也证明玉屏风散对体液免疫、细胞免疫及 T 细胞功能均有一定保护作用。玉屏风散可能不会直接导致肾病缓解，但其可改善肾病患儿免疫状态，降低合并感染和复发机会，所以玉屏风散治疗小儿肾病继发性免疫功能低下在临床中已被广泛应用。

综上所述，中西医结合治疗小儿肾病综合征取得了较大进展，在应用激素的基础上联合应用中药，不仅可以拮抗西药的副作用，减少并发症及撤减西药后的反跳现象，而且能缩短激素的用药时间，预防感染，增强机体抵抗力，减少复发。中医从整体观出发，辨证论治，灵活加减，标本兼顾，治疗小儿肾病综合征疗效显著、副作用小，弥补了西医单纯运用激素、环磷酰胺治疗的不足，显示了独特的优势。如在今后工作中能把西医的辨病与中医的辨证有机地结合并用于指导临床，就可更好地提高患儿的生活质量，降低肾病患儿的易感性和反复性，使中西医结合治疗小儿肾病综合征的水平达到新的高度。

（三）原发性肾病综合征治疗过程中需注意病情危重的指标

1. 肾病状态持续不缓解。

2. 频繁复发，需反复大量应用激素者。

3. 糖皮质激素副作用显著者。

4. 患儿同时伴发的疾患为激素禁忌或相对禁忌证者，如消化性溃疡、糖尿病、结核病、严重的精神疾患等。

5. 伴有持续的高血压、肾功能不全、肾小管功能受累者。

6. 有严重并发症，如合并感染，高凝状态、血栓和栓塞，电解质紊乱，低血容量，急性肾衰竭，肾小管功能紊乱等。

第七章　预防与康复

第一节　预防与调护

肾病综合征是小儿时期常见的泌尿系统疾病之一，且容易复发，病程迁延，属于需要长期治疗的慢性疾病，患儿饮食及活动均受到限制，故本病的护理与预防是非常重要的。

一、一般护理与预防

（一）休息

水肿显著、存在严重高血压、并发感染或其他严重合并症者，应卧床休息。长期卧床或水肿严重的患者需经常变换体位、肢体活动，预防褥疮或血栓形成。水肿消失或一般情况好转时，可进行适当活动，并循序渐进地逐渐增加活动量，一般运用如下方法：半卧床－坐位－扶助下床－自己下床；病情缓解 3~6 个月后可逐渐参加学习，但均以不感觉疲劳为宜。

（二）饮食

显著水肿和严重高血压时应限盐或短期忌盐，病情缓解后不必继续限盐。活动期病例供盐 1~2g/d。高度水肿和/或少尿患儿应适当限水入量。但大量利尿或腹泻、呕吐时，需适当补充盐和水分。

每日饮食需提供正常同龄儿所需的营养，包括蛋白质、热量、维生素和微量元素等。蛋白质摄入 1.5~2g/kg·d 即可，以高生物价的优质动物蛋白（如乳、鱼、蛋、瘦肉等）为宜，同时摄入非蛋白热量 138kJ。有氮质血症者应限制蛋白质入量（0.5g/kg·d）。在应用糖皮质激素过程中每日应补充维生素 D 400u 及适量钙剂，并控制热卡的摄入。在利尿期更需要注意电解质的平衡，注意钾盐的丢失并及时补充。

值得注意的是，肾病综合征患儿宜进食清淡、易消化的半流质饮食或软食，多吃新鲜蔬菜、水果，避免吃坚硬、油腻或有刺激性的食物，不宜空腹服药，鼓励少食多餐。

（三）预防感染

肾病综合征患儿最常见的并发症及引起死亡的主要原因就是感染。同时感染也常是病情反复和/或加重的诱因。所以在日常护理中预防感染是至关重要的。

在应用糖皮质激素和/或免疫抑制剂的过程中应避免与水痘、麻疹等患者接触。患病期间及病后 1 年内也不宜进行预防接种。因为患儿抵抗力差，接种疫苗后可能导致感染。

注意个人卫生，加强皮肤护理，保持皮肤清洁、干燥，预防浮肿的皮肤受到损伤；保持口腔清洁，饭后漱口，晨起、睡前使用软牙刷刷牙。保持室内阳光充足、空气流通新鲜，可用食醋薰蒸消毒。及时调整室温、增减患儿衣物，预防感冒。患儿尽量不去公共场所，必要时带口罩；尽量减少不必要外来人员的探视。

二、特殊护理

（一）肾病综合征并发血栓的调护

肾病综合征患儿因尿中丢失抗凝血酶Ⅲ，同时血浆中凝血因子、纤维蛋白原、血小板数量增加，血脂增高，加之糖皮质激素、利尿剂等的应用致使其血液浓缩、黏稠度增加、血流缓慢，血小板黏附性和聚集力增高而存在高凝状态，易形成血栓。所以临床应加强护理，做到早发现、早诊断、早治疗。

1. 尽早发现血栓形成的先兆症状

由于肾病综合征患儿血液处于高凝状态，易导致各种动、静脉血栓形成，同时临床上以不同部位血管血栓形成的亚临床型更多见，缺乏特异性症状，故易造成漏诊、误诊而延误治疗。所以应密切观察患儿情况，如生命体征、意识状态、肢体活动度、尿液的颜色、性状、尿量等，尽早发现血栓形成的先兆症状。患儿如出现口渴、烦躁、哭闹不安且诉突发肢体疼痛，应高度警惕血栓形成的可能。如患儿出现骤然发作的腰痛，出现血尿或血尿加重、少尿，可能为肾静脉血栓形成；若患儿肢体出现疼痛、水肿，且两侧肢体水肿程度差别固定，不随体位变化，可能为下肢深静脉血栓形成；若患儿出现胸痛、不明原因的咳嗽、咯血或呼吸困难，可能为肺栓塞形成；若突发偏瘫、面瘫，失语、神志变化，考虑发生脑栓塞；若在静脉注射时发现回流差，采血后血液黏稠、易凝，提示有高凝状态加剧的倾向，应尽早预防，积极治疗。

2. 血栓形成后密切观察病情变化

肾病综合征患儿本身处于高凝状态，且患病后患儿经常卧床休息，活动减少，容易形成肢体血栓。当血栓形成后，需要密切观察病情变化，特别是以下几个方面，以此判断病情转归，指导下一步治疗方案的制定。

（1）观察患肢皮温和颜色的变化

肢体血栓形成后，局部血液循环出现障碍，导致组织缺血、缺氧，皮肤逐渐由温变凉，肤色由红润变为苍白，继之皮肤突发紫斑，并迅速扩大，肢体出现厥冷，尤以肢端明显，阴囊水肿呈紫色。此时应积极采取保暖措施，可按摩患肢以促进肢体血液循环。但不宜使用热敷法，以防加重缺氧。

（2）观察患肢疼痛及动脉搏动情况

注意观察患肢疼痛的变化情况，包括疼痛的部位、性质、程度、是否具有游走性及其游走方向。可通过指压毛细血管，观察其充盈时间，触摸肢体相关动脉的搏动以了解肢端动脉血液供应情况。若指压部位的肤色能在 15 秒内恢复红色、动脉搏动存在，说明该侧肢体侧支循环已有改善。

（3）监测不同平面血压、肢体周径的变化

注意监测上下肢不同平面和足背处血压，可通过不同平面的血压判断动脉通畅程度，了解阻塞的部位。但测压的时间不宜过长或连续测压，以免长时间压迫血管而加速缺血、缺氧。由于浅表静脉萎瘪，患肢周径可缩小。若两侧肢体水肿程度差别固定，不随体位改变而变化，则考虑有下肢深静脉血栓形成。因此监测患者肢体周径大小、不同平面的血压，可及时了解病情变化情况。

3. 功能锻炼

肾病综合征并发血栓的患儿必须卧床休息，定时翻身，同时抬高患肢，肢体位置高于心脏水平 20～30cm，同时膝关节微屈 15°。待肢体疼痛减轻，可适当下床活动，使肢体逐渐恢复，能够活动，获得康复。

（二）肾病综合征并高度水肿的调护

水肿是肾病综合征最常见的临床表现，可引起感染、水电解质紊乱、低血容量等并发症，致使病情加重。因此加强对水肿的护理，对提高肾病综合征的治疗效果、防治严重并发症具有重要意义。

1. 皮肤护理

肾病综合征患儿并显著水肿时，皮肤变薄，弹性减低，张力增加，局部循环障碍，容易发生皮肤破损与感染，因此要特别注意皮肤清洁、干燥，避免浮肿的皮肤受到损伤。

显著水肿患儿要求绝对卧床休息。但长时间的卧床易使水肿的皮肤受压，出现损伤，发生褥疮，因此患儿需要经常变换体位，并有适当支托或使用气垫床，同时对患儿进行翻身时动作应轻柔，避免拖、拉、推、拽，防止水肿皮肤擦伤。严格执行无菌操作，撕胶布时一定要小心谨慎，尽量避免肌肉注射，以防止皮肤因受不良刺激而发生感染或深部脓肿。

注意皮肤清洁，定时擦浴，更换内衣，衣裤、被褥应松软、平整，减少皮肤刺激。及时修剪（趾）指甲，避免抓伤皮肤，引起感染。

对皮肤出现破损、感染的患儿，每天用 3% 双氧水清洗创面；创面渗液较多时，清洗后用 1：5000 的呋喃西林湿敷；渗液减少后，用电磁波治疗仪（TDP）照射治疗，每天 2 次，每次 20～30 分钟。

对合并阴囊水肿而无破损的患儿，每天用 1：5000 的高锰酸钾溶液局部清洗 2 次，干燥后局部涂抹滑石粉。应给患儿穿着柔软、舒适的棉质内裤以减少局部刺激。阴囊水肿期间，可用丁字带或三角巾支托，侧卧时，在两腿间置放枕头，避免压迫。轻度水肿的患儿应限制下床活动，重度水肿时患儿应绝对卧床休息，经常更换体位，避免局部受压过久而破损。眼睑肿胀的患儿，可用生理盐水棉球擦拭分泌物，并抬高头部减轻水肿。大量胸、腹水时患儿应取半卧位以缓解呼吸困难，必要时给予吸氧。

2. 密切观察

严密监测生命体征，定期测量体重和腹围，观察水肿的部位、程度以及消长情况，严格记录好 24 小时的出入液量；定期测量血压，一旦血压下降、尿量减少、浮肿加重时，应警惕急性肾功能衰竭的发生。

在应用利尿剂时，除观察其治疗效果外，还应注意有无出现副作用如低钾、低钠、低氧血症，如乏力、呕吐，惊厥或心率减慢，膝反射减弱等，特别注意利尿时不能过快，以免引起血容量不足，形成血栓。应用血管紧张素转换酶抑制剂时，应密切监测血钾浓度，防止高钾血症的发生。

3. 休息与活动

高度水肿者应绝对卧床休息。但长时间卧床不仅使水肿的皮肤受压，易使皮肤损伤，同时还影响血液循环，抑制胃肠蠕动，使食欲下降，易形成血栓，不利于疾病恢复，甚至引起并发症。所以水肿消退后可适当活动，并循序渐进，逐渐增加活动量以预防血栓形成。

第二节 康 复

一、健康教育

因为肾上腺皮质激素是目前能诱导蛋白尿消失的有效药物，故一直作为治疗肾病综合征的首选药。但因其具有引起向心性肥胖、高血糖、水肿、高血压、骨质疏松等情况的副作用，且需要长期服用，故有些患儿及家长具有抵触心理，不愿服用。医师需及时对患儿家长进行有关肾病综合征治疗知识的宣教，使其了解激素治疗的必要性，剂量与疗程的重要性及激素治疗过程中可能出现的副作用，了解护理的基本知识，克服焦虑情绪，密切配合医护人员对患儿进行治疗。

出院时指导家长严格遵循医嘱坚持给患儿按时、足量服药，定期来医院复查，以利医生根据恢复情况进一步制定用药方案，切不可随意自行减量或停药，否则易引起病情"反跳"或急性肾上腺皮质功能不全，甚至出现休克，危及生命。

二、心理疏导

因长期服药，加之长期使用肾上腺皮质激素后出现食量增加、满月脸、水牛背、毛发增多，脱发及性征改变，骨质疏松，水肿、高血压、糖尿病，精神兴奋、失眠，抵抗力下降等，患儿及其家长往往会出明显的焦虑、抑郁、恐惧或烦躁等情绪不稳现象，表现为大哭大闹、反抗不合作等。医师应在治疗过程中对患儿及家长实施一定程度的心理减压治疗，使其明白这些症状一般会随着药量的减少逐渐减轻，所以患儿及家长不必有过重的心理负担。同时针对不同年龄患儿的心理特点，以和蔼可亲、真诚友好的态度关心、鼓励患儿，通过讲故事、做游戏、诱导等方法消除患儿的恐惧心理，使其树立战胜疾病的信心，令患儿在最佳心理、生理状态下接受各种治疗和护理。

三、饮食疗法

肾病综合征患儿在高血压、浮肿明显时，应给予低盐或无盐饮食，待症状缓解后逐渐改为普食。

饮食宜清淡、富有营养、易消化。可适量给予优质蛋白质，如鸡蛋、牛奶、瘦肉、鱼肉等。牛奶富含优质蛋白，易被吸收，可减轻肾脏排泄尿酸的负担。多食新鲜蔬菜、水果，如能加速尿酸排出的冬瓜、西瓜、赤豆、绿豆、乌鱼、白菜根等。长期服用激素，易致钙、磷缺乏，出现骨质疏松、低血钙，故应适当补充含钙质丰富的食物，如骨头汤、海带、芝麻、木耳、黑大豆、紫菜、雪里红、西瓜籽等。

饮食禁油腻、酸辣、刺激性食物。少吃或不吃对肾脏有刺激的食物，如芹菜、波菜、芥末、辣椒、香料、胡椒、咖啡等；忌食含嘌呤及草酸含量高的食物，如花菜、海鱼、沙丁鱼、动物内脏、白菜、花生、母鸡、豆制品、鹅、牛肉、粟子等，以免尿酸形成加重肾脏负担。忌食肥肉、蛋黄、动物肝脏等高脂肪、高胆固醇食物及咸菜、腌腊制品。同时长期用激素出现食欲亢进者，应控制糖的摄入，以满足生理需要为宜，每日 300g ~ 400g。

现举几例食疗方如下：

1. 清热祛湿海带汤　将汤烧沸，放入洗净的海带丝，胡椒粉，续煮 2 ~ 3 分钟，放入盐、味精即成。本汤富含碘质，能消除脂肪，降低胆固醇。

2. 云片银耳汤　把 12 个大酒盅洗净，擦干，抹上猪油；每个酒盅磕入一个鸽蛋，撒少许火腿末，点缀上一片香菜叶，使之成红花绿叶形，上屉用微火蒸 3 分钟；从屉上取出，再从盅内盛出，即为云片鸽蛋；放清水中浸泡待用，银耳洗净撕成小朵；汤锅里放入清汤，调入料酒、精盐、姜汁、味精，随即下入银耳和云片鸽蛋；烧开后，用漏勺捞出放入大汤碗中，再把汤烧开；去浮沫，倒入云片银耳中即成。

3. 温拌腰丝　将腰子撕去皮膜，用刀从中部片成两片，除净腰臊；然后再片成0.2厘米厚的薄片，顺着腰身的长度切成细丝；将木耳用水发好，择去杂质洗净，切成细丝；莴笋去皮洗净切成细丝；粉丝发好切成25厘米长的段；姜、蒜各切成末；将腰丝放入沸水中，待其伸展开，颜色变白时立即捞出，沥干水分；沥干水分的腰丝放入容器内，加盐、料酒、酱油拌匀；将木耳丝、莴笋丝、粉丝用沸水余过，沥水；沥水后装入另一容器内，加盐、料酒、酱油、醋，搅拌均匀，装在盘内；把拌好的腰丝盖在上面，然后放蒜末、姜末、胡椒粉；炒锅置火上，加香油，烧至九成热时投入花椒，待其发黑，捞弃花椒，立即泼在蒜末上即成。祖国医学认为猪腰有"理肾气，通膀胱，暖腰膝，治耳聋"，"补虚，壮阳，消食滞，防冷痢，止消渴"的功效。

四、生活宜忌

1. 保持室内空气流通新鲜，可定时采用食醋薰蒸消毒，用食醋 2~10ml/m³ 加水 1~2 倍，加热薰蒸至全部气化。及时调整室温、增减患儿衣物，注意防寒保暖，避免感冒。

2. 尽量不去人员聚集的公共场所，必要时患儿佩带口罩。

3. 注意个人卫生，保持皮肤、外阴、尿道口清洁，防治皮肤及尿道口感染。饭后漱口、晨起、睡前使用软牙刷刷牙，勤剪指（趾）甲。

4. 在病情缓解的情况下适当进行户外活动，应避免过度劳累。由于患儿长期使用激素治疗，骨质较疏松，要避免各种剧烈活动、跌扑等，以防骨折的发生。

肾病综合征的预后转归及对激素的敏感性与其病理类型密切相关。小儿原发性肾病综合征中以微小病变型占大多数，此种类型对激素较为敏感，预后转归最好。局灶性肾小球硬化和系膜毛细血管性肾小球肾炎预后最差。

肾 结 石

第一章 概 述

一、概念

肾结石 (calculus of kidney) 是小儿尿石症的一种,指发生于肾盏、肾盂及肾盂与输尿管连接部的结石。肾是泌尿系形成结石的主要部位,其他任何部位的结石都可以原发于肾脏,输尿管结石几乎均来自肾脏,而且肾结石比其他任何部位结石更易直接损伤肾脏,因此早期诊断和治疗非常重要。

二、流行病学

儿童尿石症相对成人少见,在泌尿系结石中,儿童约占 2% ~ 3%。美国儿童尿石症住院患者的发病率为 1/1000 ~ 1/7600;在欧洲,儿童肾结石的发病率为每年每百万人口 1 ~ 2 人。男孩发病率略高于女孩,从早产新生儿到青少年任何年龄均可发病。儿童尿路结石以肾结石和输尿管结石为主,膀胱结石和尿道结石日趋减少。肾结石中草酸钙和磷酸钙占 57%,鸟粪石 24%,尿酸结石 8%,胱氨酸结石 6%,混合性结石 2%,其他 3%。从流行病学角度讲,儿童泌尿系统结石可分为 3 类:极低出生体重儿肾结石、儿童和青少年上尿路结石、地方性膀胱结石。

三、中医认识

中医学上将泌尿系统结石命名为"石淋",但严格来说,石淋只是泌尿系统结石的某一阶段,二者并非完全相同,泌尿系结石是指肾、输尿管、膀胱、尿道结石，下尿路结石多表现为石淋的特征，而上尿路结石则很少见到小便淋沥涩痛、尿有砂石等表现，却常常以肾绞痛或部位固定不移的腰腹绞痛、血尿为主要症状。目前应用宏观辨证与微观辨证相结合的诊断方法，则所有泌尿系统结石，包括无症状的结石，均按石淋辨证论治。

第二章　病因与发病机制

第一节　现代医学的认识

一、病因

肾结石的病因复杂。它与自然环境、社会条件、全身新陈代谢紊乱及泌尿系统本身的疾患有关。结石分析、血和尿生化测定以及近几十年来对结石形成的热力学和动力学的研究，使得对结石病因的形成机制有了进一步了解。现在认为尿结石形成是多种因素综合作用的结果，个体差异较大。现代医学将肾结石的病因归为以下几个因素：

（一）代谢因素

因尿结石是由机体的代谢产物组成，所以结石形成与机体新陈代谢关系密切。与肾结石有关的代谢异常包括钙代谢异常、草酸代谢异常、尿酸代谢异常、胱氨酸代谢异常和腺嘌呤代谢异常，故结石成分各有不同，如钙结石、尿酸结石、胱氨酸结石和黄嘌呤结石等。影响结石形成的因素包括：

1. 尿液晶体物质排泄量增高

（1）高钙尿：正常人每天摄入 25mmol 钙和 100mmol 钠时，每天尿钙排量 < 7.5mmol （或 0.1mmol/kg）；每天摄入 10mmol 时，尿钙排量 < 5mmol。持续高钙尿是肾结石患者最常见的独立异常因素，所引起的结石多为草酸钙结石，纠正高钙尿能有效防止肾结石复发。因此高钙尿在肾结石发病中起非常重要的作用。按其发病机制可分为下列四种类型：

①吸收性高钙尿：最常见，见于 20% ~ 40% 的肾结石患者。其病因多为一些肠道疾病（如空肠）引起肠道钙吸收增多，血钙升高，抑制甲状旁腺激素（PTH）分泌。由于血钙升高导致肾小球滤过钙增多，PTH 减少导致肾小管重吸收钙减少，造成尿钙增多，使血钙恢复正常。钙摄入增多，VitD 中毒和结节病引起的 VitD 增多，也可导致吸收性高钙尿。此类患者由于代偿性钙排泄增多，血钙浓度常在正常范围。

②肾性高钙尿：系特发性高钙尿的一种，约占肾结石患者的 1% ~ 3%。由于肾小管尤其是近端小管功能异常，导致重吸收钙减少。此类患者常发生继发性甲状旁腺功能亢进，PTH 分泌增多；而 1, 25 $(OH)_2VitD3$ 合成也增多，从而骨钙动员和肠钙吸收均增加，患者血钙常可正常。

③骨吸收性高钙尿：主要见于原发性甲状旁腺功能亢进，约占肾结石患者的 3% ~ 5%；而原发性甲旁亢患者 10% ~ 30% 并发肾结石。另外尚见于甲状腺功能亢进、转移性骨肿瘤、长期卧床所致的骨质吸收和库欣氏综合征。

④不伴 PTH 升高的饥饿性高钙尿：约见于 5% ~ 25% 的肾结石患者。某些因素如肾磷排泄增多引起低磷血症而导致 1, 25 $(OH)_2VitD3$ 合成增多，后者抑制 PTH 分泌，从而增加尿钙排泄。

（2）高草酸尿：正常人每天尿草酸排量为 15 ~ 60mg。草酸是除钙以外肾结石的第二重要组成成分，但大多数草酸钙肾结石患者并没有草酸代谢异常。高草酸尿多见于肠道草酸吸收异常，或称肠源性高草酸尿，占肾结石患者的 2%。正常人肠腔内钙与草酸结合可阻止草酸吸收，回肠疾病（如回肠切除、空 - 回肠旁路形成术后、感染性小肠疾病、慢性胰腺和胆道疾病时）由于脂肪吸收减少，肠腔内脂肪与钙结合，因而没有足够的钙与草酸结合，导致结肠吸收草酸增多；而未吸收的脂肪酸和胆盐本身还可损害结肠黏膜，导致结肠吸收草酸增多。另外在吸收性高钙尿时，由于肠吸收钙增多，也可引起草酸吸收增多。高草酸尿偶见于草酸摄入过多、VitB 缺乏、VitC 摄入过多和原发性高草酸尿。后者分Ⅰ型和Ⅱ型，

Ⅰ型是由于肝脏内的丙氨酸 – 乙醛酸转氨酶（AGT）有缺陷引起的；Ⅱ型则是肝脏 D – 甘油酸脱氢酶和乙醛酸还原酶不足导致尿草酸和甘油酸排泄增多。任何原因引起的高草酸尿可致肾小管及间质损害，导致肾结石。

（3）高尿酸尿：正常人一般每天尿酸排量≤4.5mmol。高尿酸尿是 10% ~ 20% 草酸钙结石患者的惟一生化异常，有人称之为"高尿酸性草酸钙结石"，并作为一个独立的肾结石类型。另外 40% 高尿酸尿患者同时存在高钙尿症和低枸橼酸尿症。高尿酸尿症的病因有原发性及骨髓增生性疾病、恶性肿瘤尤其是化疗后、糖原累积症和 Lesch – Nyhan 综合征。慢性腹泻如溃疡性结肠炎、局灶性肠炎和空 – 回肠旁路成形术后等因素，一方面肠道碱丢失引起尿 pH 下降，另一方面使尿量减少，从而促使形成尿酸结石。

（4）高胱氨酸尿：系近端小管和空肠对胱氨酸、赖氨酸等转运障碍所致的遗传性疾病。由于肾小管转运障碍，大量胱氨酸从尿中排泄。尿中胱氨酸饱和度与 pH 有关，当尿 pH 为 5 时，饱和度为 300mg/L；尿 pH7.5 时，则饱和度为 500mg/L。

（5）黄嘌呤尿：是一种罕见的代谢性疾病，因缺乏黄嘌呤氧化酶，次黄嘌呤向黄嘌呤及黄嘌呤向尿酸的转化受阻，导致尿黄嘌呤升高（ > 13mmol/24h），而尿尿酸减少。在应用别嘌呤醇治疗时，因黄嘌呤氧化酶活性受抑制而尿黄嘌呤增高，但在没有机体原有黄嘌呤代谢障碍基础的情况下，一般不致发生黄嘌呤结石。

2. 尿液中其他成分对结石形成的影响

（1）尿 pH：尿 pH 改变对肾结石的形成有重要影响。尿 pH 降低有利于尿酸结石和胱氨酸结石形成；而 pH 升高有利于磷酸钙结石（pH > 6.6）和磷酸铵镁结石（pH > 7.2）形成。

（2）尿量：尿量过少则尿中晶体物质浓度升高，有利于形成过饱和状态。约见于 26% 肾结石患者，且有 10% 患者除每日尿量少于 1L 外无任何其他异常。

（3）镁离子：镁离子能抑制肠道草酸的吸收以及抑制草酸钙和磷酸钙在尿中形成结晶。

（4）枸橼酸：能显著增加草酸钙的溶解度。

（5）低枸橼酸尿：枸橼酸与钙离子结合而降低尿中钙盐的饱和度，抑制钙盐发生结晶。尿中枸橼酸减少，有利于含钙结石尤其是草酸钙结石形成。低枸橼酸尿见于任何酸化状态如肾小管酸中毒、慢性腹泻、胃切除术后，噻嗪类利尿药引起低钾血症（细胞内酸中毒）、摄入过多动物蛋白以及尿路感染（细菌分解枸橼酸）。另有一些低枸橼酸尿病因不清楚。低枸橼酸尿可作为肾结石患者的惟一生化异常（10%）或与其他异常同时存在（50%）。

（二）局部因素

肾结石形成的局部因素是尿滞留、感染。

1. 尿滞留 正常情况下尿中即常出现晶体、细胞甚至微结石。如果没有梗阻引起尿滞留，他们很容易随尿液排出，否则就会滞留在尿路中，发展成结石。

2. 尿路感染 持续或反复尿路感染可引起感染性结石。含尿素分解酶的细菌如变形杆菌、某些克雷白杆菌、沙雷菌、产气肠杆菌和大肠杆菌，能分解尿中尿素生成氨，使尿 pH 升高，促使磷酸铵镁和碳酸磷石处于过饱和状态。另外，感染时的脓块和坏死组织等也促使结晶聚集在其表面形成结石。在一些肾脏结构异常的疾病如异位肾、多囊肾、马蹄肾等，可由于反复感染及尿流不畅而发生肾结石。感染尚作为其他类型肾结石的并发症，而且互为因果。

（三）营养因素

肾结石与食物及营养状态有密切关系。肾结石多因营养过剩引起，食糖多、食肉及饮水少的儿童，发生肾结石的危险性最大。在富裕的国家，食动物蛋白多，可使草酸、钙、尿酸增加，发生肾结石的机率也大。食糖消耗在尿石症高发区比低发区高几倍到几十倍。饮用硬化水、营养不良、缺乏 VitA 可造成尿路上皮脱落，形成结石核心。服用氨苯蝶啶（作为结石基质）和醋唑磺胺（乙酰唑胺）也会导致结石的生成。

二、发病机制

1. **肾乳头钙化斑学说**　1936 年 Randall 在 1154 例尸检肾中发现 19.6% 肾乳头上皮下钙化，有的乳头表面尚黏着细小结石，据此认为肾盏肾盂结石形成前，肾乳头上存在某种病变，使得尿内结晶体沉积其上，从而具备形成结石的条件。Randall 把肾乳头钙斑分为 2 种类型：①Randall Ⅰ 型　此型较常见，病变位于肾乳头壁内，集合管基底膜钙质沉着；在乳头表面可见不规则小凹陷，钙质沉着在小管内扩展，引起小管上皮受损、上皮脱离、小管收缩和狭窄，乳头表面损害处上皮丢失，使病变斑块与肾盏尿液接触，必将导致尿中钙盐沉着，待钙盐沉积到一定程度后，肾乳头斑块脱落，成为结石的核心，最终形成结石。②Randall Ⅱ 型　此型较少见，钙盐沉着在集合管和乳头导管的末端部分，改型的特征是可见盐包壳于乳头管末端和乳头尖，提示伴有尿中盐类过饱和。肾钙斑学说的重要贡献是找到了肾钙化是尿石症的早期病变，肾内微结石是尿结石形成的重要来源。但它对临床结石形成的关系仍有不能解释的方面，如肾乳头钙斑最常见年龄大于 50 岁，而肾结石并好发年龄在 30 到 50 岁，因此，还有其他因素在结石起始行程中起作用。

2. **肾淋巴管内结石形成学说**　1954 年 Carr 和 Steward 利用 X 线摄片研究了大量术中取出肾结石患者的肾组织标本，发现凝结体恰好位于肾盏穹窿、皮髓质交界处甚至是肾被膜，这些都是淋巴管所在部位。淋巴引流受阻的原因，一是因为大量的凝结体引起引流超负荷，二是继发于炎症和纤维化的阻塞。凝结体引流受阻时发生积累、生长、局部坏死、被膜破坏、凝结体与尿液接触以致尿石盐在凝结体上沉着，逐渐长成结石并进入肾盏内。

3. **肾损伤学说**　肾结石成因的理论是，肾结石结晶为草酸钙，而细胞受损是结晶能附着于肾组织并发展形成的必要条件。

4. **过饱和结晶学说**　工作在高温环境和每天饮水次数少作为重要危险因素，说明尿液饱和度增加在尿结石形成中的作用值得重视。20 世纪 60 年代到 70 年代中期，有学者将物理化学溶液理论引入尿结石形成的研究中，认为尿结石形成是尿中结石盐的过饱和、成核、生长和聚集等一系列物理化学过程，这就是所谓的过饱和结晶学说，属于肾外成石的范畴。

5. 抑制物质缺乏学说　尿结石形成的抑制物能影响尿结石盐在饱和的尿液中成核、生长、聚集和固相转化等一系列结晶动力学过程。正常人尿液中抑制物浓度或活力高，所以不形成结石，而患者尿中缺少抑制物，容易形成结石。尿中的抑制物很多，根据其分子量、来源、作用机制等可有不同的分类方法，其中小分子抑制物包括：枸橼酸盐、焦磷酸盐、二磷酸盐和镁等；大分子抑制物包括：核糖核酸、蛋白多糖、酸性黏多糖、非聚合 TH 蛋白等。

第二节　中医学的认识

一、病因

石淋主要与湿热蕴结、气滞血瘀、脾肾亏虚等因素有关。

1. 下焦湿热　多由饮食不洁，食入成石毒物，或饮食不节，贪食肥甘之品，或恣食辛辣炙煿，酿生湿热；湿热之邪可由外而来，如南方地处炎热之地，易感湿热。湿热互结，蕴于下焦，日积月累，煎熬尿液，结为砂石。

2. 气滞血瘀　多由暴受惊恐，所欲不遂，或喜怒失常，情志怫郁，气滞不宣，而膀胱气化不利，气滞则尿涩，尿涩则津液贮蓄，日久结为砂石。砂石既成，更阻气机，气滞不畅，血涩不通，或湿热蕴结，阻碍气机而致气血运行不畅，终成气血水石热互结之证，诸邪之间互相影响，互相转化而成恶性循环。

3. 脾肾亏虚　先天禀赋不足，或素体脾肾亏虚，或久卧伤气，或病初清利太过，或病久损伤脾肾，终致脾肾亏虚。脾虚运化无力，水津不布，水液蓄积，水聚日久，尿中浊物不化，则结为砂石。

二、病理

石淋的主要病变部位在肾与膀胱，也与脾和肝关系密切。肾主水，内藏元阴元阳，与膀胱相表里，为一身气化之根本，与膀胱气化密不可分。小便不利，聚而为石，首先责之于肾及膀胱，《诸病原候论·小儿杂病诸候·诸淋候》有言，"诸淋者，由肾虚而膀胱故热也"。另外石淋与脾也有密切关系，因为肾为先天之本，脾为后天之本，先天赖后天以滋养，后天赖先天以温煦，肾气不足则脾失温煦，又脾主运化水湿，与水液代谢密切相关。肝主疏泄，与全身气机运行密切相关，肝失疏泄，气机不畅，则肾与膀胱的气化及脾之运化功能均不能正常发挥，水液运行障碍，也可导致石淋发生。

石淋初起多因湿热蕴结，煎熬尿液，结聚而成，但砂石既成，停聚于体内，则阻碍气血运行，而见气滞、血瘀诸症，故湿、热、瘀、滞为石淋之常见病理因素，而湿热瘀滞石五者常互相转化，互为因果，形成恶性循环。

石淋初起多因湿热蕴结，煎熬尿液而成，多为实证、热证。若用清利太过，或湿热蕴久耗气伤阴，则可致脾肾亏虚而见虚证。石淋不但可以由实转虚，也可由虚转实，脾肾亏虚，水湿停聚或气虚鼓动无力则可影响气血运行，结石为有形之邪，停滞体内，也必然使气血运行受阻，则可见气滞、血瘀等实邪内停之实证，故石淋日久，则多见脏腑亏虚，湿热瘀滞内停之本虚标实之证。临床上大抵初期多以湿热为主，中期多以瘀滞为主，后期则以本虚为主。

第三章 临床表现

第一节 主要临床表现

肾结石的临床表现主要与结石的特征和结石引起的并发症密切相关。在肾盂或肾盏内不活动的尿石无感染时，可长期无症状。但绝大多数患儿出现以血尿、疼痛为主的症状。

1. **血尿** 活动后血尿加重。腰痛后血尿加重是肾结石的特征，亦可表现为无痛性血尿。有时血尿较轻，肉眼不能看出，但几乎每个病例都能出现多少不等的镜下血尿。因此实验室检查很重要。

2. **腰痛** 腰或腹股沟疼痛是肾结石的重要表现，在乳幼儿不会申诉时则可哭闹，甚至呕吐、颜面苍白，并出冷汗。

3. **感染症状** 一部分患儿因并发泌尿系统感染而就诊。出现尿频、尿急、尿痛、脓尿，或伴有全身感染症状如发热、恶心、呕吐、食欲不振等。

4. **无尿** 双侧肾结石引起双侧梗阻，或单肾发生结石梗阻，均可出现急性无尿。一侧肾结石梗阻也可因肾－肾反射引起急性无尿。因急性无尿、少尿而就诊患儿多病情危重，肾结石往往是多发性的。

5. **排尿石史** 少数病例病程中有小结石排出史。

肾结石合并梗阻或继发感染时，可出现肾区叩击痛、脊肋角压痛。肾积水严重时，腰部或上腹部可触及囊性肿块。如果肾结石未因梗阻引起肾积水或发生继发感染，体格检查可能完全正常。

第二节　常见并发症

（一）泌尿系梗阻

肾结石致泌尿系管腔内堵塞可造成梗阻部位以上的积水。结石性梗阻常为不完全性梗阻，有的结石表面有小沟，尿液可沿小沟通过；有时结石虽较大，甚至呈铸状结石，但尿仍能沿结石周围流出，也可能在长时间内不引起积水，肾盂壁纤维组织增生变厚时，则扩张表现不明显。肾结石发生梗阻由于发病缓急不同，其临床表现有很大差异。尽管最终均可引起肾盂积水，但临床不一定以肾盂积水为主要表现。肾盂积水有时无任何临床症状，部分病例直到肾盂积水达严重程度，腹部出现肿物和肾功能不全，甚至无尿时才被发现。

（二）局部损伤

小而活动度大的结石，对局部组织的损伤很轻，大而固定的鹿角状结石可使肾盏、肾盂上皮细胞脱落，出现溃疡、纤维组织增生、中性粒细胞和淋巴细胞浸润，以致纤维化。移行上皮细胞长期受结石刺激后，可发生鳞状上皮细胞化生、甚至可引起鳞状上皮细胞癌，因此应做尿脱落细胞学检查。尽管尿脱落细胞异常不一定能使之确诊，但从中可获得尿路上皮细胞发生异常改变的提示。对于长期存在的肾盂或膀胱结石都要想到上皮细胞癌变的可能，手术时应取活体组织送快速冰冻切片检查。

（三）感染

有无感染对肾结石的治疗和防治有重要意义。尿路感染病人临床表现为发热、腰痛、尿中出现脓细胞。尿培养有细菌时，应同时做药敏试验。结石合并感染时，可加速结石的增长和肾实质的损害。在结石排出或取出前，这种感染很难治愈，可发生肾盂肾炎、肾积脓、肾周围炎、严重者甚至可发展为肾周围脓肿；与腹膜粘连后，可穿破入肠管。显微镜下可见肾间质炎症，细胞浸润和纤维化，肾小管内有中性粒细胞和上皮细胞，后期出现肾小管萎缩和肾小球硬化。

（四）肾功能不全

肾结石在合并尿路梗阻时，尤其是双侧尿路梗阻或在此基础上合并严重感染，患儿可出现肾功能不全。当梗阻解除和（或）感染得到有效控制，部分患儿肾功能可好转或恢复正常。判断肾功能的方法除检测血清尿素氮、肌酐和内生肌酐清除外，还可采用静脉肾盂造影术并根据造影剂排出的时间、浓度加以判断。B超虽可了解尿路扩张情况和肾实质的厚度，但判断肾功能较为困难。静态或动态核素扫描或摄像可提供有价值的线索。因为梗阻和肾损害随结石移动部位的变化，以及治疗的不同阶段而发生的变化，所以肾结石病人需要随诊监测，尤其动态扫描了解肾实质的情况。当结石排出后，或在引流后，这种检查可对预后或进一步处理提供依据。

（五）肾钙质沉积症

钙质在肾组织内沉着，多发生于有高血钙患者。原发性甲状旁腺功能亢进、肾小管酸中毒和慢性肾盂肾炎患者，可有肾钙质沉淀。钙质主要沉淀在髓质内。病变严重时，全部肾实质都可有钙沉着，导致间质纤维化，肾小球硬化和肾小管萎缩。

（六）肾组织为脂肪组织代替

肾结石肾盂肾炎的肾组织萎缩后可为脂肪组织所代替。肾脏维持其原形但普遍缩小。肾包膜与肾的表面紧密粘连，肾组织萎缩而硬化。严重病例所剩肾组织极少，甚至完全消失。肾实质与肾盂肾盏间为灰黄色的脂肪组织所填充。

第四章　西医诊断及中医辨证

第一节　西医诊断

一、病史和临床表现

根据典型的临床表现，如疼痛、血尿、反复尿路感染病史，诊断并不困难，但必须详问病史，包括家族病史，代谢疾病史，生长发育情况，饮食习惯和液体及维生素摄入情况，既往排石史，泌尿外科手术史，是否有慢性疾病（肾小管性酸中毒、短肠综合征），近期制动情况等。

二、体格检查

常规体格检查包括：身高、体重、肌肉发育情况。婴儿疼痛时可能哭闹不止，青少年可能有明显的脊肋角压痛；全身性疾病（远端肾小管性酸中毒、草酸盐血症、慢性肠炎、短肠综合征）伴发结石时，患儿生长发育迟滞；尿路梗阻、感染时可能有发热、高血压、心动过速等。

三、实验室检查

（一）尿液检查

1. **尿常规**　可见多量红细胞、白细胞、结晶及微量蛋白。疼痛发作期镜检红细胞 > 3 个/HP，应考虑泌尿系结石的可能；晶体形态对了解结石成分有特殊意义，常见的有草酸钙、磷酸钙、尿酸结晶。

2. **尿培养**　合并泌尿系感染时，应进行尿细菌培养，选择敏感抗生素治疗。

3. **尿生化**　测 24 小时尿钙、镁、磷、草酸、尿酸、枸橼酸盐、胱氨酸等。

（二）血液检查

应常规测定血清尿素氮、肌酐、电解质，怀疑尿路结石与代谢状态有关时，应测定血钙、磷、草酸盐、尿酸、胱氨酸、碱性磷酸盐等。对双肾多发性结石，可通过血清钙、磷以及 24 小时尿钙、磷测定排除甲状旁腺功能亢进，必要时做钙负荷试验、快速输钙试验、肾小管磷回收试验。血清尿酸的测定有助于诊断和排除尿酸结石。

四、其他辅助检查

（一）B 超检查

B 超检查是诊断儿童泌尿系结石的首选检查，能分辨尿路内 2mm 以上的结石，可评价肾积水引起的肾包块或肾萎缩等，还能发现腹部平片不能显示的小结石和 X 线不显影的尿酸结石；对造影剂过敏、无尿或肾功能不全者，不能做排泄性尿路造影，B 超可作为诊断方法。B 超还可用于指引经皮肾镜诊断和治疗的路径。

（二）X 射线检查

X 射线检查是诊断肾结石及输尿管结石的重要方法，约 95% 以上的尿结石可在 X 射线平片上显影。

1. **尿路平片**　肾区平片对肾结石的诊断具有特殊重要的价值，列为尿结石的常规检查。因 90% 以上的尿结石都含有钙盐，故大多数结石在平片上显影，表现为肾盂或肾盏内形状各异、浓淡不一的浅影。各种成分的结石在 X 片上的致密度大小依次为：草酸钙＞磷酸钙＞磷酸镁铵＞胱氨酸＞尿酸。

2. **静脉尿路造影**　肾结石可以高于、等于或低于造影剂的密度，不少结石在尿路造影片上反而不能显示，故静脉尿路造影应在拍平片后进行。可明确结石位置，还可了解双肾有无肾盂肾盏积水。

（三）CT 检查

并非所有的尿石患者均需作 CT 检查。CT 检查可显示肾脏大小、轮廓、肾结石、肾积水、肾实质病变及肾实质剩余情况，还能鉴别肾囊肿或肾积水；可以辨认尿路以外引起的尿路梗阻病变如腹膜后肿瘤、盆腔肿瘤等；增强造影可了解肾脏的功能；对因结石引起的急性肾功能衰竭，CT 能有助于诊断的确立。因此，只有对 X 线不显影的阴性结石以及一些通过常规检查无法确定诊断进而影响手术方法选择的尿石患者，才需要进行 CT 检查。非增强的螺旋 CT（NCHCT）由于资料可以储存、重建而得到应用。检查的时间快、费用低、没有造影剂的副作用、放射的剂量小、还可与腹部其他与肾绞痛容易混淆的疾病（如阑尾炎、卵巢囊肿等）相鉴别。

（四）磁共振

磁共振尿路造影对诊断尿路扩张很有效。对 96% 的尿路梗阻诊断有效，尤其是对肾功能损害、造影剂过敏、禁忌 X 线检查者。结石在磁共振上均显示低信号。但需根据病史及其他影像学资料与血凝块相鉴别。这项技术不用造影剂、没有放射线，具有安全、操作简便等优点，可获得类似排泄性尿路造影的效果。在 MRU 上，肾结石、膀胱结石均表现为低信号，与周围的尿液高信号相比表现为充盈缺损。但是，它也需与血块、肿瘤等相鉴别。MRU 除用于输尿管结石引起的梗阻外，对其他原因引起的上尿路梗阻（如肾盂输尿管交界处狭窄）、输尿管囊肿、输尿管异位开口等也有很好的诊断作用。

第二节　中医辨证

（一）辨证要点

肾结石多以肾绞痛，或腰腹绞痛、血尿为主要表现。辨证当分清虚实，本病初起多为实证，多为湿热蕴结所致，湿热日久，耗气伤阴，则可致脾肾亏虚。砂石内停，阻碍气机，气血运行不畅则形成气滞血瘀诸证，出现虚实兼杂之证。除从病程上可以初步了解虚实多少外，从临床表现上也可了解证候性质。湿热患者多见小便滴沥刺痛，尿有砂石，或见发热、呕吐等症；气滞血瘀为主者多见腰腹胀痛，尿血，舌有瘀点等症；脾虚者则多见小腹坠胀，时欲小便不得出，排尿无力，神倦气短，纳呆便溏等症；肾气不足则多见小便淋漓，时作时止，腰膝酸软、冷痛，尿有砂石，排尿无力等症。

（二）辨证分型

1. 下焦湿热

证候：突然发病，小便刺痛艰难，有时尿流中断，尿中时有砂石，或腰际疼痛，小腹剧痛，小便短赤或血尿，或伴见发热、恶心、呕吐，舌质红，苔黄腻，脉滑数。

辨证要点：本证的特点为突然发病，以小便滴沥刺痛，尿流中断，尿有砂石，血尿或小便短赤为特征，湿热重者也可见到发热、呕吐等症。

2. 气滞血瘀

证候：腰腹胀痛，小腹胀满或疼痛，小便不畅或尿血，面色黧黑或萎黄不华，肌肤甲错，胁肋胀痛，口苦咽干，舌有瘀点，苔薄白，脉沉涩。

辨证要点：本证的特点是疼痛明显，腰际疼痛或少腹疼痛，小便不利或有尿血，舌有瘀点，临床容易区分，气滞明显者往往有胁痛走窜，口苦咽干，脉弦等症。

3. 脾虚气弱

证候：腰背疼痛，小腹坠胀，时欲小便而不得出，排尿无力，面色苍白，精神倦怠，气短声低，纳呆便溏，舌淡苔白，脉细弱无力。

辨证要点：本证的特点是石淋日久，腰背疼痛，排尿无力，伴全身脾虚诸症，如神倦乏力，气短声低，纳呆便溏等。

4. 肾阴不足

证候：腰膝酸软，小便淋漓不畅，时有砂石排出，头晕目眩，心烦颧红，潮热盗汗，手足心热，唇干口渴，舌红少苔，脉细数。

辨证要点：本证为石淋日久，或清利太过，损伤肾阴所致，其特征为腰膝酸软，小便不畅，尿有砂石，伴全身阴虚火旺征象，如潮热盗汗，五心烦热等。

5. 肾阳虚衰

证候：腰膝酸软、冷痛，小便淋漓，时作时止，遇劳即发，尿有砂石，排尿无力，精神疲乏，面色㿠白，形寒肢冷，以下肢为甚，大便溏薄，小便清长，舌淡体胖或有齿痕，脉沉细无力。

辨证要点：本证多为疾病日久，急性期热邪耗伤肾气或过用苦寒清利使气血亏耗而致脾肾阳衰。其特征为腰膝酸软，小便不利，排尿无力，伴全身阳虚畏寒诸症，如面色㿠白，形寒肢冷，舌淡有齿痕等。小便淋漓、排尿无力等症与脾虚气弱有相似之处，但脾虚气弱无形寒肢冷、腰膝酸软等阳虚寒盛之症可兹鉴别。

第五章 鉴别诊断及类证鉴别

（一）**胆结石** 胆结石可致胆绞痛，易与右侧肾绞痛相混淆。胆结石合并有胆囊炎时，可出现右上腹部持续性疼痛，阵发性加剧，墨菲征阳性。有时可有触痛并随呼吸移动的肿大胆囊，或边界不清、活动度不大而有触痛的被大网膜包裹的包块。胆结石患儿尿常规检查一般正常，B超检查可以确定诊断。

（二）**肾结核** 肾结石合并有梗阻和感染时应与肾结核相鉴别。肾结核往往有慢性顽固的膀胱刺激症状，经一般抗生素治疗无明显效果；尿中有脓细胞，而普通尿培养无细菌生长；有时伴有肺结核或肾脏的小结核病灶；膀胱镜检查可见充血水肿、结核性结节、结核性溃疡、结核性肉芽肿和瘢痕形成等病变，在膀胱三角区和输尿管开口附近病变尤为明显。输尿管口常呈洞穴状，有时见混浊尿液排出；钙化型肾结核在平片可见全肾广泛钙化，局灶性者在肾内可见斑点钙化阴影。肾结核造影的早期X线表现为肾盏边缘不整齐，有虫蛀样改变，严重者可见肾盏闭塞、空洞形成，肾盏肾盂不规则扩大或模糊变形。

（三）**胆道蛔虫症** 肾结石患儿出现肾绞痛时，应与胆道蛔虫病进行鉴别。胆道蛔虫主要表现为剑突下阵发性"钻顶样"剧烈绞痛，其特点为发作突然，缓解亦较迅速。疾病发作时，病人常辗转不安，全身出汗，甚至脸色苍白，四肢发冷，并常伴有恶心呕吐，呕吐物可含胆汁甚或蛔虫。发作间歇期，疼痛可完全消失。有时疼痛可放射至右肩部或背部。B超可明确诊断。

（四）**肾盂肿瘤** 肾盂肿瘤多为乳头状瘤，良性与恶性之间常无明显界限，转移途径与肾癌相同；由于肾盂壁薄，周围淋巴组织丰富，所以常有早期淋巴转移。该病多在40岁以后发生，男性多于女性。早期表现为无痛性血尿，但无明显肿块；晚期因肿瘤增大，造成梗阻时可出现肿块。尿沉渣检查有时可见肿瘤细胞，血尿时膀胱镜检查可见患侧输尿管口喷血。在造影片上有充盈缺损，需与透 X 线结石鉴别。CT 和 B 超可协助鉴别。

（五）**急性阑尾炎** 右侧肾结石患儿出现肾绞痛时，应注意与急性阑尾炎进行鉴别。转移性右下腹痛是急性阑尾炎的特点。70% ~80% 的患儿，在发病开始时感觉上腹疼痛，数小时至十几小时后转移至右下腹部。上腹部疼痛一般认为是内脏神经反射引起，而右下腹痛则为炎症刺激右下腹所致。急性阑尾炎的腹部体征表现为右下腹有局限固定而明显的压痛点，当腹痛尚未转移至右下腹前，压痛已固定在右下腹，这在诊断上具有重要意义。若症状不典型或阑尾位置异常，应参考其他症状体征进行鉴别。如一时难以确诊，应严密观察，全面分析，以减少误诊。

（六）**急性胰腺炎** 腹痛是急性胰腺炎的主要症状。腹痛常开始于上腹部，但亦可局限于右上腹或左上腹部，视病变侵犯的部位而定。如胰头部病变且合并胆道疾患，除右上腹痛外，可向右肩或右腰部放射；炎症主要侵犯胰尾时，上腹疼痛可向左肩背部放射。疼痛的性质和强度大多与病变的程度一致。水肿性胰腺炎多为持久性疼痛，可伴有阵发性加重，多可忍受；出血或坏死性胰腺炎则多为刀割样剧痛，不易为一般镇痛药所缓解，严重者可发生休克。根据病史、体征及血、尿淀粉酶的测定，多数急性胰腺炎的诊断一般可以确立。

（七）**淋巴结钙化** 若位于肾区内，可误诊为肾结石。淋巴结钙化为圆形颗粒状致密影，内部不均匀，且多发、散在，静脉尿路造影片加侧位片有助与肾结石区别。

第六章 治 疗

第一节 中医经典治疗经验

一、辨证施治

本病的治疗以通淋排石为基本法则，根据证候性质不同，可采用不同的方法。属湿热蕴结者以清热利湿，通淋排石为法，属气滞血瘀者则以行气化瘀、通淋排石为法，属脾肾亏虚者则以补脾温肾、通淋排石为法。一般来讲，肾结石者多为虚实夹杂之证，可以强肾利尿化石为法。临床上砂石不去则实邪难消，故石淋虽有虚证，也多夹实邪，往往扶正祛邪多法并施。

1. 下焦湿热

辨证分析：感受湿热外邪，或因过食肥甘辛辣之品滋生湿热，或因下焦水湿郁久化热，导致湿热蕴结下焦肾与膀胱，日积月累，煎熬尿液，结为砂石。

治法：清热利湿，排石通淋。

方药：石韦散加减。常用药：石韦、冬葵子、瞿麦、滑石、车前子、金钱草、鸡内金、威灵仙、郁金、海金沙等。尿道涩痛重者加蒲公英、生地榆、紫花地丁；腰腹胀痛者加沉香、砂仁、青陈皮、延胡索；有血尿者加大小蓟、藕节炭、白茅根；血尿久者加三七；身热者加柴胡、土茯苓、蒲公英；便秘者加大黄、芒硝；恶心呕吐者加半夏、黄芩、生姜汁。本证日久可损伤正气，脾虚者加党参、黄芪；肾虚者加断续、桑寄生、杜仲。

金钱草是治疗尿路结石的常用药物，其用量宜大，一般可用至20~40g，海金砂治疗本病也有很好效果，量宜大，同金钱草。沉香多采用冲服的方法，每日0.5~1g磨汁冲服。

2. 气滞血瘀

辨证分析：患儿因暴受惊恐或喜怒失常，气滞不宣，而膀胱气化不利，气滞则尿涩，津液潴留，日久结为砂石，或湿热蕴结，阻碍气机而致气血运行不畅，终成气血水石热互结之证。

治法：行气化瘀，通淋排石。

方药：沉香散合五淋散加减。常用药：沉香、乌药、郁金、枳壳、当归、赤芍、桃仁、王不留行、金钱草、海金砂、牛膝、瞿麦等。胀痛明显者加三棱、莪术；口苦咽干加柴胡、黄芩；口渴加石斛；胁痛加佛手；绞痛发作者加大量白芍、甘草；便干加大黄（同煎）；血瘀明显者加穿山甲、鳖甲、皂角刺；血瘀日久，肾气不足者加胡桃肉（嚼服）。

乌药治疗泌尿系统结石疗效较好，其味辛性温，有行气散结止痛的作用，能温散肝肾冷气，疏达肾与膀胱之逆气，开郁通结。大量乌药治疗泌尿系结石，特别是久服清热利湿通淋之品无效，又无明显湿热症状者效果更佳。

3. 脾虚气弱

辨证分析：患儿素体脾虚，或久卧伤气，或病初清利太过，或病久伤脾，终致脾气虚弱。脾虚运化无力，水津不布，水液蓄积，水聚日久，尿中浊物不化，则结为砂石。

治法：补脾益气，通淋排石。

方药：补中益气汤合四苓散加减。常用药：黄芪、党参、白术、陈皮、升麻、柴胡、当归、猪苓、泽泻、茯苓、鸡内金、海金砂等。气虚甚者重用黄芪；纳呆便溏加山药、薏苡仁；血尿者加三七粉、琥珀粉冲服。

石淋之气虚者多合并有血瘀或阴虚，可适当加入化瘀或滋阴药物。如续断、丹参、益母草、红花、川牛膝或沙参、麦冬、生地、玄参、白芍等，临床上三七、琥珀对血尿的治疗效果较好，多采用冲服的方法，小儿用量多为每日1~2g。

4. 肾阴不足

辨证分析：患儿先天禀赋不足，或石淋日久，或清利太过，损伤肾阴所致，其特征为腰膝酸软，小便不畅，尿有砂石，伴全身阴虚火旺征象，如潮热盗汗，五心烦热等。

治法：滋阴清热，通淋排石。

方药：六味地黄丸加减。常用药：山萸肉、熟地、茯苓、牛膝、泽泻、丹皮、金钱草、海金砂、鸡内金等。五心烦热可加地骨皮、柏子仁；潮热盗汗加银柴胡、地骨皮、生龙牡；头晕目眩加夏枯草、菊花；咽干口渴加麦冬、生地、沙参。

5. 肾阳虚衰

辨证分析：本证多为疾病日久，急性期热邪耗伤肾气或过用苦寒清利使气血亏耗而致脾肾阳衰。

治法：温肾壮阳，通淋排石。

方药：济生肾气丸加减。常用药：山萸肉、熟地、山药、茯苓、泽泻、杜仲、肉桂、巴戟天、牛膝、肉苁蓉、鸡内金、冬葵子、金钱草等。如兼有脾气虚，中气不足，少腹坠胀，小便点滴而出者，加黄芪、升麻、柴胡、白术；畏寒怕冷明显者加制附子。

由于本证多在结石存留日久后出现，加以不少患儿伴有不同程度的肾积水，故在温补脾肾的同时多加入化气利水之品，如川椒、乌药、车前子、泽泻等。

二、临床经方运用

（一）**八正散**　段秀琴以为基础方治疗下焦湿热，气滞血瘀之石淋：木通、车前子（单包）、瞿麦、萹蓄、山栀、滑石、金钱草、海金沙、鸡内金、王不留行、牛膝。血尿甚者加白茅根、小蓟，便秘加大黄（后下）；气滞加川楝、降香；脾肾虚加山萸、黄芪；肝肾阴虚加熟地、丹皮。八正散（《太平惠民和剂局方》）为治疗下焦湿热的代表方，方中集木通、车前子、萹蓄、瞿麦、滑石为利水通淋之品，山栀清泻三焦湿热为基础方，其作用是提高输尿管压力；海金砂、金钱草、鸡内金可松散裂解结石，促进结石的排出，加猪苓增加排尿量，有如冲击疗法般之作用，一举将结石冲下；佐以行气降气化瘀通络之品降香、川楝、牛膝、王不留行，有加强输尿管平滑肌蠕动的作用，使结石由静变动，从而促使结石的排出。

（二）**大黄附子汤**　陈隐漪用(《伤寒论》)加减：制附片（先煎）、制军、干姜、茯苓、赤芍、泽泻、枳实、桃仁、橘核、荔枝核、桂枝。方中干姜、桂枝助附片以温阳化气利水，茯苓、泽泻渗湿利水，白芍、制军解痉止痛，赤芍、桃仁化瘀排石，橘核、荔枝核引药直达病所，配枳实加强行气止痛之效。方证相投，效如桴鼓。

（三）**石韦散**　王炜方用《外台秘要》石韦散治疗下焦湿热之石淋：石韦、冬葵子、车前、瞿麦、滑石。具有清热利湿、利尿通淋排石之功。笔者随证加海金沙、金钱草、鸡内金，加强排石之力，用枳实、川芎活血行气、止痛，川牛膝引药下行，以达下焦。

（四）**仙方活命饮**　容弟生用仙方活命饮(《校注妇人良方》)加减：炮穿山甲、郁金、皂角刺、天花粉、鸡内金、金钱草、琥珀末、金银花、车前子、白芷、白芍、枳壳、乳香、没药、滑石。以炮穿山甲、皂角刺、郁金活血化瘀通窍；枳壳理气化滞，增强活血通络作用，使药力速达病所；乳香、没药活血消瘀止痛；琥珀末活血化瘀、通淋止血；金银花、天花粉、白芷清热解毒抗感染并消散局部炎症水肿；白芍解痉止痛，共奏清热利湿、理气活血、通淋化石、散结止痛之功。

（五）**四逆散**　曾建芳选四逆散(《伤寒论》)加味以疏肝行气止痛，通淋排石：柴胡、枳壳、赤白芍、甘草。若腰腹痛甚，可选加怀牛膝、延胡索、木香；尿赤淋痛甚者，可选加冬葵子、琥珀、海金砂；湿热甚，可选加车前子、木通、滑石；尿血者，可选加鲜白茅根、小蓟、旱莲草；肾虚可加地黄、补骨脂；兼大便燥结者，加大黄、芒硝。《伤寒论》云："少阴病，四逆，其人或咳，或悸，或小便不利，或腹中痛，或泄利下重者，四逆散主之。"四逆散原本不用于治石淋之症，曾氏在临床上观察部分石淋证患者之症状符合四逆散主证，而辨证又有肝经气机郁阻之象，故采用四逆散加味治疗获得了很好疗效。

第二节 名老中医治疗经验

一、王烈诊治经验

根据祖国医学历代文献记载，石淋的形成主要是肾虚，膀胱积热所致。如《诸病源候论》指出："诸淋者，由肾虚而膀胱热故也"，《中藏经》亦指出："虚伤真气，邪热渐强，结聚而成砂"。王烈根据古人理论，结合小儿的发病实际，对本病续有阐发，认为小儿石淋的发生多责之于多种原因所致之湿热蕴结。湿热流注下焦，病及太阳膀胱旧久煎熬水液，致水道涩滞，湿浊滞结，日积月累，从而聚为砂石。砂石阻塞水道，不能随尿排出，膀胱气化功能失司，故见小便频急短少刺痛，甚则窘迫难禁，痛引少腹，砂石损伤血络，故见尿血。砂石既成，郁积水道，水液代谢失常，湿聚热生，砂石既是湿热蕴结之病理产物，又进一步加重机体湿热的程度，由此造成恶性循环，因此，王老强调湿热既是小儿石淋的主要成因，而且又贯穿本病的全部病理过程。此外，王老尚指出砂石为有形之邪，郁结不得下泄，停留于局部，既可损伤机体正气，同时又阻遏气机，致使气血运行迟滞，从临床上看，往往又同时兼有正气损伤及气滞血淤的征象，因此本病实为虚实挟杂之证。依据上述病机认识，王老主张治石淋者必当先清热利湿，药物可选用木通、扁蓄、瞿麦、车前子、滑石等，湿热缓解，利于砂石排除，王老十分推崇鱼脑石、金钱草，认为二药化石力专，实为治石之要品，又可利水通淋，相伍应用，作用尤强，临证中常以此二味为君，并佐用其他化石通淋药物。此外因砂石结于膀胱，化湿生热，石不出则湿热不尽，因此除治之先当以消利外，应佐以清热利湿之品。又因砂石的排除有赖于气血运行的畅通，故尚应佐以理气活血之品以利于排石。待砂石排出后，王老强调病的治疗并未终止，因邪石虽去，正气未复，必治以益气扶正之剂，以助正气来复。

二、周仲瑛诊治经验

治石淋，标本并举，通补兼施：小便滞涩不畅，砂石结聚尿路，则发为石淋。其基本病机在于湿热下注，化火伤阴，煎熬尿液，结为砂石，瘀积水道。治宜清利湿热，排石通淋。周氏认为：湿热蕴结下焦，导致气滞血瘀水停，所以在清利湿热的同时，必须配以化气行水，活血通脉，以消除下焦气机郁滞。化气，用乌药、沉香，前者"破瘀泄满，止痛消胀"（《玉揪药解)），善行下焦结气，后者"温而不燥，行而不泄露，扶脾而运行不倦，达肾而导火归原，有降气之功，无破气之害"（《本草通玄》），二者配合，助气化，除水湿，行结石。行水，用石韦、滑石，石韦主"五癃闭不通，利小便水道"（《本经》），滑石疗五淋，二者合用，即石韦散，功擅利水气、化结石、通肾窍。活血用王不留行、炮山甲，前者利小便，行血通行，善于下走，后者破血行气，散瘀止痛。对气滞血瘀证显者，常用琥珀、沉香等分研末，混匀调服，每服2g，日2次，有较好的理气行血、通淋止痛功效。结石日久易于伤肾，故治疗必须标本兼顾，培本宜从补肾入手，旨在培本固元，激发肾气，促使排石。阴虚者周老常用炙鳖甲，养阴软坚化石，《肘后方》以此为单方治石淋，杵末酒送服；阳虚者使用鹿角片，温通激发肾气，促使砂石排泄；气虚者配以胡桃肉，温气补肾，张锡纯谓其"消坚开瘀，治心腹疼痛，砂淋、石淋堵塞作疼，肾败不能漉水，小便不利"。常用验方"排石散"：金钱草25g，海金沙（包）15g，酢浆草15g，石苇15g，扁蓄15g，瞿麦12g，青皮10g，威灵仙15g，大生地12g，六一散（包）10g，王不留行10g，炙鸡内金10g，川牛膝10g。

三、岳美中诊治经验

岳美中认为治疗尿路结石要病症兼顾，用药上常选择应用精专的针对性药物，多年摸索下列药物辨证运用可提高临床效果：（1）

渗湿利尿药：泽泻、赤芍、车前子、猪苓、金钱草、石韦、瞿麦、萹蓄、海金砂、猫须草；（2）通淋滑窍药：冬葵子、榆白皮、滑石；（3）降下排石药：牛膝、王不留行、砂仁；（4）溶解结石药：鳖甲、牛角粉（每日9g，适量黄酒送下，多食醋）、胡桃仁（每日120g，分2次嚼服）、乌梅等均有酸化尿液作用，对磷酸镁胺结石有溶解作用，青陈皮有碱化尿液作用，广东金钱草每日30g，泡茶频服，大麦杆每日30g，煎服，均多裨益；（5）防止结石复发药：柳树叶、大麦杆、玉米须（根、叶）、金钱草等，都有利尿作用，于结石治愈后，可选用1～2种，每日煎水代茶饮；（6）化解较大及异型结石药：双肾鹿角状结石，有不同程度的梗阻者，加王不留行、川牛膝等药，酌加补肾方药，严密观察；（7）解除痉挛药：地龙、蜈蚣、甘松、槟榔；（8）控制感染药：紫花地丁、金钱重楼、鱼腥草、连翘、蒲公英、败酱草、苦参、黄芩、黄柏。岳老认为泌尿系结石虽属专病，比较单纯，但其类型有所不同，况一类之中，又不免错综夹杂，在病程中更有发展和变化，安排好先后缓急的施治次序，才能有的放矢，使病无遁情，达到彻底治愈本病的目的。

第三节　民间单方验方

1. 琥珀粉3～6g，灯心草、薄荷煎汤调下，每日1次。适用于石淋之有血尿者。

2. 海金砂（研末）18g，金钱草40g，甘草6g，每日1剂，水煎分3次服。适用于湿热型石淋，也可在辨证施治的基础上加用本方治疗各型石淋。

3. 玉米须50g，水煎代茶饮，连服1月。适用于各型石淋。

4. 鸡内金50克，核桃仁500克，研末，与蜂蜜500毫升搅拌均匀，盛入容器备用，每次温水送服30克，日服2次。治疗各种石淋。

5. 鸡内金、芒硝等量，共研细末。每次服0.5～1g，日服2

次。治疗各种石淋。

6. 鲜地锦草 100～200g，洗净捣烂，置于一大碗中，上盖一小碗，倒入煮沸糯米酒 250～300ml，10 分钟后，待其温热适当时服用。每日 1～2 次，7～10 日为 1 疗程。适用于各型石淋。

7. 威灵仙 60g，金钱草 40g，每日 1 剂，水煎分 2 次服。适用于湿热型石淋。

8. 鸡内金 1 个，研末吞服，每次 1 个，每日 2 次。适用于各型石淋。

9. 鱼枕石、甘草适量，共为细末，每次 5g，每日 3 次吞服。适用于各型石淋。

第四节　中成药治疗

一、排石颗粒

组成：金钱草、川牛膝、海金砂、石韦、冬葵子、乌药、茯苓、泽泻、木香、三棱、莪术。功效为清热利湿、行气活血、排石通淋、补肾强腰。成人剂量：1 袋（20g），每日 3 次，儿童酌减。

二、尿石通丸

组成：广金钱草、海金沙、茯苓、苘麻子、车前草、川木通、鸡内金、枳实、丝瓜络、牛膝。具有清热祛湿，行气逐瘀，通淋排石的功效，用于气滞湿阻型尿路结石以及震波碎石后者。成人剂量：一次 7g，一日 2 次，口服一个半月为一个疗程，儿童酌减。

三、复方石淋通片

组成：广金钱草、石韦、海金沙、滑石粉、忍冬藤。能清热祛湿，通淋排石，消炎止痛。用于下焦湿热型石淋。一次 6 片，一日 3 次（成人用量，儿童酌减）。

四、结石通片

组成：广金钱草、玉米须、石韦、鸡骨草、茯苓、车前草、海金沙草、白茅根。利尿消炎，通淋镇痛，止血化石。用于泌尿系统感染、尿路结石属湿热下注证者。口服每次 3～4 片，每日 3 次（成人用量，儿童酌减）。

五、复方金钱草颗粒

组成：广金钱草 车前草 石韦 玉米须。清热祛湿，利尿排石，消炎止痛。用于泌尿系结石、尿路感染属湿热下注证者。开水冲服，一次 1～2 袋，一日 3 次（成人用量，儿童酌减）。

六、肾石通颗粒

组成：金钱草、王不留行（炒）、扁蓄、瞿麦、海金沙、丹参、鸡内金（烫）、延胡索（醋制）、牛膝、木香。清热利湿，活血止痛，化石排石。用于肾结石、肾盂结石，膀胱结石，输尿管结石。温开水送服，一次 1 袋，一日 2 次（成人用量，儿童酌减）。

七、琥珀消石颗粒

组成：赤小豆、当归、海金沙、琥珀、鸡内金、金钱草、牛膝、蒲黄、郁金。清热利湿，通淋消石。用于石淋、血淋，也可用于泌尿系统结石属湿热瘀结证者。冲服，一次 30g，一日 2 次（成人用量，儿童酌减）。

八、热淋清颗粒

组成：头花蓼。清热解毒、利尿通淋。用于湿热蕴结，小便黄赤，淋漓涩痛之症，尿路感染，肾盂肾炎见上述证候者。每次 4～8g，一日 3 次（成人用量，儿童酌减）。

九、三金片

组成：金樱根、金刚刺（菝葜）、羊开口、金沙藤、积雪草。清热解毒，利湿通淋，益肾。用于下焦湿热、热淋，小便短赤，淋沥涩痛；急慢性肾盂肾炎、膀胱炎、尿路感染属肾虚湿热下注证者。口服每次3片，一日3~4次（成人用量，儿童酌减）。

十、补中益气丸

组成：炙黄芪、党参、炙甘草、白术（炒）、当归、升麻、柴胡、陈皮。补中益气，升阳举陷。用于脾胃虚弱型。口服1袋，一日2~3次（成人用量，儿童酌减）。

十一、知柏地黄丸

组成：知母、黄柏、熟地黄、山茱萸（制）、牡丹皮、茯苓、泽泻、山药。滋阴降火。用于肾阴不足兼有内热者。口服，水蜜丸一次6g，小蜜丸一次9g，大蜜丸一次1丸；一日2次（成人用量，儿童酌减）。

十二、金匮肾气丸

组成：肉桂、附子（制）、熟地黄、山茱萸（制）、牡丹皮、山药、茯苓、泽泻。温补肾阳。用于肾阳不足证。口服，大蜜丸一次1丸，一日2次（成人用量，儿童酌减）。

第五节　外治法

一、针灸疗法

（一）针刺

1. **湿热型**　主穴：肾俞、大肠穴、膀胱俞。配穴：委中、足三里、阴陵泉。均用平补平泻法。

2. 气滞血瘀型　主穴：肾俞、膀胱俞、腰部阿是穴。配穴委中、足三里、血海，肾绞痛放射至下腹部的用天枢、归来、腹部阿是穴。均用泻法，重刺激加电针，耳部埋针取交感、神门、肾穴。

3. 正虚型　主穴：肾俞、大肠俞、太溪。配穴：足三里、气海、关元。均用补法，艾灸肾俞、气海、足三里。

（二）耳压

取肾、输尿管、膀胱、尿道、三焦、外生殖器等耳穴。用胶布固定王不留行籽贴压穴位，每日 3 ~ 5 次，以微有痛感为度，每次30 分钟，3 日更换 1 次。在耳压前尽量多饮水，并适当增加运动量，以促进排石。

（三）电针

取穴：肾俞、关元、三阴交、昆仑、膀胱俞、腹结、阳交、曲骨、水道、阿是等穴。采用断续波或可调波，刺激由弱至强，频率为 10 ~ 20 次/分。

（四）水针

以 10% 葡萄糖注射液在肾俞、关元、曲骨、三阴交、足三里等穴位注射。

二、推拿疗法

（一）按摩

按摩腰部三焦俞、肾俞、膀胱俞，每日 2 次，每次 15 ~ 30 分钟。

（二）叩击

采取头低臀高位，配合肾区叩击，可使结石进入肾盂，若结石在上肾盏时，应取坐位叩打。若结石在中肾盏时，采取患侧在上的侧卧位叩打，叩击采用五指并拢空心掌拍打，每日 2 次，每次拍打 15～30 分钟。

（三）指压疗法

以右手拇指指压患者背部的压痛点，通过经络传导对石淋起到治疗作用的一种方法。指压疗法对肾绞痛具有立竿见影的止痛效果。

第六节　现代医学和前沿治疗

肾结石的治疗目的是，缓解结石引起的疼痛，尽快排石或取出结石，预防肾功能损害以及新结石形成。因此必须针对结石形成的原因去除诱因，如解除尿路梗阻，控制泌尿系统感染，纠正代谢性疾患，大量饮水，稀释尿液，减少晶体沉淀，根据结石成分和酸碱度调整饮食。

一、保守治疗

一般认为，直径＜0.5cm 的肾结石，光滑、规则，无尿路梗阻和感染，无肾功能损害，纯尿酸结石、胱氨酸结石，可先使用保守疗法，多饮水、口服溶石、排石药物，定期做 B 超和 X 线检查，观察结石变化及其对肾功能的影响。肾绞痛发作时，治疗以解痉止痛为主，合并感染时，根据细菌培养和药敏实验结果选用敏感抗生素。

（一）饮水

大量饮水是预防肾结石最重要和最经济的手段。结石形成的必须条件之一是形成结石的成分在尿中过饱和至结晶析出，并在适宜条件下，凝集生长成肉眼可见的结石。因此大量饮水，保持足够的尿量，是防止尿液结晶过饱和的最佳方法。尽可能维持每天尿量

2~3L。对已有肾结石的患者，为保持夜间尿量，除睡前饮水外，夜间排尿后宜再饮水。大量饮水配合解痉药物可促使小结石排出，稀释尿液可延缓结石增长速度并有助于防止尿路感染。肾绞痛时多饮水后尿量增多，可能加剧绞痛，但如配合解痉药物或其他治疗（如针灸和中草药），则可有助于结石排出。

（二）解痉止痛

肾绞痛是肾结石病人最常见的临床表现，亦是临床上最常见的急症，需及时治疗。

1. **阿托品和山莨菪碱** 通过阻断乙酰胆碱对 M 胆碱受体的作用达到缓解肾绞痛的目的，适应于排石过程中引起的肾绞痛发作的肾结石病人。青光眼和前列腺增生患者禁用。阿托品的用法每次 0.01mg/kg；山莨菪碱的用法是 5~10mg/次，肌注或静滴肾绞痛缓解期可用同类口服药物丙胺太林（普鲁苯辛）15~30mg/次，3 次/d。

2. **哌替啶或吗啡** 主要通过阿片受体而产生镇痛作用。用于解痉药不能缓解疼痛的病人。有效率为 93.3%，显效率约 80%。可用哌替啶 50~100mg 肌注或吗啡 5~10mg 皮下注射。如与阿托品合用可减少其副作用。疼痛原因不明时忌用，儿童慎用。

3. **黄体酮** 可松弛输尿管平滑肌，扩张输尿管腔，适用于肾绞痛病人，显效率为 66.6%~87.8%，肝肾功能异常者忌用。可用黄体酮 10~20mg 肌注。

4. **吲哚美辛（消炎痛）** 前列腺素增多使内脏平滑肌痉挛，吲哚美辛能抑制肾内前列腺素合成，减少肾血流量，降低输尿管内压力，从而缓解疼痛，主要用于风湿性、类风湿性关节炎等，亦可缓解肾绞痛。一般口服或直肠给药，1h 疼痛缓解率为 68%~84.2%。14 岁以下儿童不宜应用。

5. **硝苯地平** 可抑制输尿管平滑肌细胞的钙离子内流，使平滑肌松弛；减轻肾血管阻力，增加肾血流量和肾小球滤过率而利尿；直接抑制乙酰胆碱诱发的输尿管收缩；抑制前列腺素合成。缓解肾绞痛的总有效率为 90% 左右。对高血压病尤为适应。必要时可口服或舌下含服 10mg/次。该药可出现反射性心率加快，心悸、头晕、面色潮红、头痛。

6. **甲氧氯普胺（胃复安）**　主要抑制延髓催吐化学感受区，有较强止吐作用，近来发现该药有缓解疼痛及镇静作用。该药对肾绞痛的缓解率为 62.5% ~ 80%。对普鲁卡因或普鲁卡因胺过敏者和胃肠出血者禁用。肾绞痛时可用 10mg 肌注。与吩噻嗪类药合用时，锥体外系反应增加。

7. **维生素 K**　能松弛内脏平滑肌，作用性质类似亚硝酸盐化合物，动物实验证实该药能降低输尿管蠕动的频率。有人统计，该药用于肾绞痛病人疼痛缓解率 80% 左右。一般用维生素 K_1 10mg（或维生素 K_3 8mg）肌注。维生素 K_3 对红细胞缺乏葡萄糖 - 6 - 磷酸脱氢酶的病人可诱发溶血性贫血。

（三）抗感染

感染性结石的主要成分是六水磷酸铵镁，只有尿路有细菌感染时才能形成。感染性结石常呈铸状或鹿角状，是结石中最难控制的一种。在造成尿路感染的细菌中，有变形杆菌、假单胞菌、荚膜杆菌等可产生尿素酶，分解尿素产生氨，使尿液碱化。在碱性尿液中，磷酸盐特别是磷酸铵镁易于析出，形成结石。

1. **酸化尿液**　降低尿 pH 值，增加磷酸盐溶解度，防止结石继续增大，可应用硫酸铵、维生素 C 等，但需注意有无尿酸或其他结石同时存在。

2. **尿素酶抑制药**　若尿中发现变形杆菌等产生尿素酶的细菌，应用抗生素同时应合并应用尿素酶抑制药。现已证明，乙酰氨肟酸可抑制尿素酶，与抗生素联合使用可起抗菌协同作用。该药副作用少，可长期服用。

3. **局部灌注溶石**　有人采用枸橼酸溶液、依地酸钙钠（ED-TA）等经肾造瘘管灌洗进行溶石治疗，但成功率低。

4. **抗生素**　除变形杆菌外，其他革兰氏阳性葡萄球菌、真菌等也可形成感染性结石，对初诊有脓尿的病人应行尿培养检查，选择敏感抗生素，必要时应多药并用。

二、排石治疗

（一）确定能否自行排出结石

1. **结石大小**　在腹部平片上可能自行排出的结石，其长径应在 1.0cm 以下、横径 0.6cm 以下，结石表面光滑，呈圆形或椭圆形，无棱角及毛刺等。

2. **结石的部位**　结石处于输尿管下段有利于排出。上、中段输尿管的小结石也可试用排石治疗，但肾盂内小结石不宜行排石治疗。

3. **其他**　肾功能好，无尿路感染，结石部位输尿管局部无炎症反应，患者健康情况良好等。

（二）排石治疗原则

确定可以自行排出的结石后，即可采用排石疗法，但位于输尿管下段的直径 0.4cm 以内的小结石即使无特殊治疗，在 1 个月内也有 90% 以上能自行排出。此时，仅观察其临床经过即可。治疗 6 个月以上时，如结石未能排出，应注意检查肾功能，了解尿路内有无感染或梗阻等，以便决定继续观察或采取外科治疗。一般促进自然排石的措施有：①缓解输尿管痉挛，输尿管松弛后结石易于移动；②促进输尿管蠕动；③增加尿量；④加大患者的运动量，使结石排出。

（三）药物应用

因自然排石治疗时间较长，多采用口服药，应选用对其他脏器影响较小且副作用小的药物，且应注意以下几点：

1. 解痉剂可缓解输尿管痉挛，促进结石排出，且可减轻疼痛；

2. 高渗葡萄糖和利尿剂的利尿作用使尿量增加，促使结石排出，尿量增多后也促进输尿管蠕动；

3. 硬膜外麻醉可解除疼痛，阻断交感神经兴奋性，起到缓解输尿管痉挛，使输尿管壁松弛的作用；

4. 副交感神经兴奋剂可增强输尿管的蠕动，促进排石，但可引起剧烈绞痛。

（四）运动疗法

加强身体运动可促进结石排出，一般以跳跃运动为佳，可作单腿或双腿跳跃。最好在饮水和服药半小时后进行。

（五）饮水

多饮水可增加尿量，促进排出结石，尤其适应于无心血管疾病，身体一般状态较好的年轻病人，同时采用药物和运动治疗。每次饮水 500ml~1000ml，3~4 次/d，饮水后 30min 尽可能作运动治疗。

三、体外震波碎石

体外震波碎石是利用体外冲击波聚焦后击碎体内结石，使之随尿液排出体外。这是肾结石治疗的一种新的重要治疗手段。各种类型的肾结石均可采用体外冲击波碎石治疗，其中最适合进行体外冲击波碎石是直径小于 2cm 的单个肾盂结石，且病人尿中无菌、体态正常、血肌酐小于 3mg/dl。碎石中的并发症有：腰痛、消化道症状、症状性低血糖、心律失常等；碎石后的并发病主要有：血尿、肾绞痛、发热、感染、高血压、咯血、消化道出血、肠麻痹、皮肤损伤、月经紊乱、肾周血肿、肝肾损害等，应酌情予以处理。

四、体内碎石

其特点是器械要进入人体内，伸入泌尿道腔道中，需与开放手术或内窥镜腔内技术配合使用。体内碎石主要包括机械碎石、液电碎石、超声碎石、激光碎石和气压弹道碎石等。

五、经皮肾镜取石

经皮肾镜取石是经皮肾造瘘后在内窥镜下直接取出结石，是一种简单有效而损伤较小的方法，与 ESWL 共同成为肾结石现代治疗的主要方法。

六、外科手术治疗

手术原则应尽量保留肾脏，因对侧肾易生长结石，故应少做或不做肾切除手术。

第七章　预防与康复

一、病后预防

1. **大量饮水**　饮水对预防尿石复发是十分有效的。多饮水可以增加尿量（应保持每天尿量在 2000～3000ml），显著降低尿石成分（特别是草酸钙）的饱和度。据统计，增加 50% 的尿量可以使尿石的发病率下降 86%。餐后 3h 是排泄的高峰，更要保持足够的尿量。临睡前饮水，使夜间尿相对密度（比重）低于 1.015。多饮水可在结石的近段尿路产生一定的压力，促使小结石排出；可以稀释排泄物以及一些与结石形成有关的物质。但有人认为，大量饮水同时也稀释了尿液中抑制剂的浓度，对预防结石形成不利。实际上在尿石形成的影响中，尿液的过饱和居于十分重要的地位；相比之下，大量饮水对抑制剂浓度降低的影响要小得多。

2. **根据结石成分和酸碱度调整饮食**

（1）草酸钙结石　宜低钙及低草酸饮食。少食牛奶及乳制品、豆制品、肉类、动物内脏、巧克力、浓茶、芝麻酱、蛋黄、香菇、菠菜、虾皮、萝卜、可可、芹菜、土豆等。维生素 B_1、维生素 B_6 的缺乏使尿草酸增多，应增加富含此类维生素的食物，如谷物、干果、硬果等。应限制维生素 C 的用量适当补充维生素 A 有助于治疗受结石损坏的尿道黏膜。勿服用过多维生素 D 减少盐分的摄取，将每日的盐分摄取量减少 2～3g。

（2）感染性结石　控制感染同时应限制高钙、高磷饮食，宜少食肉类、鱼类及骨头汤。

（3）尿酸和胱氨酸结石　避免高嘌呤食物，碱化尿液可口服枸橼酸钾、碳酸氢钠等。

3. **限制营养**　结石患者应根据热量的需要限制超额的营养，

保持每天摄入蛋白的量为 75～90g，以保持能量的平衡，降低尿石发生的危险。对有家族性高尿酸尿或有痛风的患者，应限制蛋白的摄入量为 1g/kg 体重。控制精制糖的摄入。忌食菠菜、动物内脏等食物。

4. **治疗原发病** 如原发性甲状旁腺功能亢进、尿路梗阻、尿路感染等。

5. **药物预防** 可以根据体内代谢异常的情况，适当口服一些药物，如噻嗪类药物、别嘌醇、正磷酸盐等。对复发性草酸钙结石患者应避免摄入过量的维生素 C。

6. **定期复查** 尿石患者在结石排出后必须定期进行复查。这主要是因为：①对绝大多数结石患者来说，排出结石后，造成结石形成的因素并未解决，结石还可能复发。②除了在手术时明确结石已经取净外，无论采用什么方法碎石，体内都可能残留一些大小不等的结石碎片，这些结石碎片就可能成为以后结石复发的核心。

二、食疗康复

1. **核桃蜂蜜膏** 取核桃仁、蜂蜜各 500g，琥珀 60g。将核桃仁和琥珀研成细粉，加入蜂蜜调成膏状，贮于瓶中备用。每日早晚各取 3 汤匙白开水调服。核桃仁有利小便去结石之功；琥珀利水通淋，二者合用可有溶石、排石之效果。

2. **鸡内金散** 生鸡内金 200g，鱼脑石 100g。将鱼脑石置铁锅中武火煅炒，取出后冷却，和鸡内金共研细末。日服 3 次，每次 10g，以蜂蜜适量调和，开水冲服。服后多饮水、多活动。

3. **荸荠三金粥** 取荸荠 150g，鸡内金 20g，金钱草 30g，海金砂 15g，粳米 100g，先水煎金钱草和海金砂，滤汁备用，将荸荠捣烂挤汁，将鸡内金烘干研细，再将此荸荠汁、鸡内金粉和粳米加适量水煮粥，待粥半熟时加入药汁，煮至米烂粥稠后代早餐用。

4. **仙葫芦汁** 仙葫芦捣烂绞汁，蜂蜜调服，每次 200ml，1 日 2 次服。

遗 尿 症

第一章　概　　述

一、概念

遗尿症是临床上较为常见的疾病。正常小儿,当膀胱达到一定的容量,尿液的压力刺激位于膀胱壁的压力感受器,由压力感受器发出的排尿信号经周围神经系统传导至中枢神经系统,中枢神经系统经分析处理后适时发出排尿指令,该指令到达膀胱,引起尿道括约肌松弛、逼尿肌收缩,从而将尿液排出体外。绝大多数小儿在1岁左右,当膀胱内尿液充盈到一定水平时,已能产生"尿感",3岁时已能控制排尿,并在睡眠中因"尿感"而觉醒,仅偶然失去控制而发生遗尿。但若在5岁后仍然在睡眠中不自觉的排尿,应视为异常,称为遗尿症。遗尿症多发生在夜间,在临床上是指5岁以后儿童在夜间不能从睡眠中醒来而发生无意识的排尿,因此又称为夜间遗尿症。

二、发病情况

发病率较高,约占学龄前和学龄期儿童的5%～12%。据统计,5岁时有尿床现象者占儿童的5%～13.5%,9岁时约占5%,而15岁仍尿床者只占2%。6～7岁的孩子发病率最高。男女均可发病,但以男孩为多见,男女之比约为2∶1。

三、预后

预后大多良好,未经治疗的遗尿症,每年约有15%的儿童自行缓解,有2%～4%的患儿遗尿症状可持续到成年期。若病程长,反复不愈者，可严重影响患儿的身心健康与生长发育。国外有关专家通过系统的跟踪调查研究，发现尿床自愈晚的孩子平均智商低于正常儿童，在身体发育方面比正常儿童迟缓，长大后身高、体重平均低于正常人，容易出现泌尿、生殖等诸多心理生理问题，且多数具有一定的心理障碍如自卑、内疚、胆怯、紧张等。由于部分家长不能正确对待小儿尿床，对孩子动辄训斥打骂，结果损害了孩子的自信心，加重了孩子的心理负担，反过来又加重尿床。影响健康：导致免疫力低下、消化功能差、挑食、厌食等。影响第二性征发育：男孩易出现小阴茎、小睾丸，女孩易出现小子宫、小卵巢等症状，成年后容易患不孕不育症。

四、源流

中医对本病有较全面的认识，早在《素问·宣明五气》就有"膀胱不利为癃，不约为遗溺。"的记载，并认为该病是由"淫气痹聚于肾"所致，但究竟是何种"淫气"，则没有明确所指。《灵枢·本输》有"三焦者……入络膀胱，约下焦。实则闭癃，虚则遗溺。遗溺则补之，闭癃则泻之"的记载。及至隋代《诸病源候论》始认识到该病乃由"肾与膀胱俱冷"引起，如："夫人有睡眠不觉尿出者，是其禀质阴气偏盛，阳气偏虚，则肾与膀胱俱冷，不能温制于水，则小便多，或不禁而遗尿。"金元以前的医家，多数持此种观点，治疗也多温补之剂。金元以后，随着医疗实践的积累，对本病病因又有了新的认识，认为本病除有虚寒者外，尚有挟热之说。清代李中梓更进一步体会到，小儿遗尿以挟热者居多。关于遗尿与脏腑的关系，宋代以前的医家多数认为与膀胱、肾关系密切，自宋以后，尤其是明代医家张景岳则进一步认识到遗尿与肺也有密切关系，如"小水虽利于肾，而肾上连肺，若肺气无权，则肾水终不能摄"。故在治疗上提出"治水者必须治气，治肾者必须治肺"之法，并强调"塞源"治本，"固涩"治标，肺肾同治，标本兼顾的方法治疗小儿遗尿。其观点对后世医家影响很大，直至今日仍有临床指导意义。

第二章　病因与发病机制

第一节　现代医学对病因的认识

一、遗尿与神经调节系统

遗尿的神经调节系统为大脑皮层、脑干及脊髓初级排尿中枢与支配膀胱、尿道的阴神经、腹神经、盆神经、骶神经等。由于大脑、脑干的功能发育延迟，对脊髓初级排尿中枢的控制能力弱或脊髓及各神经传导通路障碍等，可导致膀胱及尿道控制失约而遗尿。

二、遗尿与膀胱

膀胱发育延迟、功能异常不能行使自主控制能力而出现储尿期的无抑制性收缩，使膀胱容量小、敏感性高、顺应性差；膀胱充盈期和收缩期感知能力不高，对大脑皮层的刺激强度低于睡眠觉醒阈值；膀胱压力感受器功能异常，不能提供预警信息等，使之未醒先尿。膀胱内脏神经功能紊乱，逼尿肌不稳定，严重者导致昼夜尿频尿急尿失禁，即膀胱过度活动症。

三、遗尿与尿道

尿道的关闭功能不全，即不稳定尿道引起遗尿；尿道畸形如先天性狭窄等。

四、遗尿与睡眠觉醒功能障碍

睡眠觉醒功能发育迟缓、觉醒功能障碍是遗尿的主要原因之一，而功能障碍可因膀胱充盈及收缩的感知功能不全或过度疲劳使睡眠过深引起，也可因排尿功能不全或发育迟缓而引起。近年来，对遗尿症患儿作睡眠脑电图检查和多导生理仪描记，发现尿床都发生在睡眠的前三分之一阶段。当时，正处于非快动眼睡眠的 3～4 期的深睡之中。遗尿可有一系列的过程，其开始是躯体不安宁，肌张力增加，心搏加速，呼吸急促，皮肤电阻降低，这是一组觉醒征兆。与此相应，在脑电图上出现高波幅的 δ 波发放。遗尿与睡眠的关系大约过了几十秒钟或几分钟，孩子便在深睡之中尿床了。因此很难将遗尿的孩子唤醒，有时往往是大人把尿湿了床的儿童抱起来，换上干衣裤和床单，他仍然不醒，等到次晨醒来，儿童对尿床经过完全无记忆。

五、遗尿与抗利尿激素（ADH）分泌减少

正常人 ADH 分泌白天比夜间少（1∶2.5），尿量随 ADH 的分泌而发生相反的变化（白天和夜间尿量比约为 3～4∶1），部分遗尿的孩子因夜间 ADH 的分泌不足（1∶1.4）致夜间尿量增多，产生稀释尿，加重膀胱的负担而遗尿。

六、遗尿与遗传

遗尿症患者中约有 30%～40% 有家族史，经研究认为是多基因遗传，发生的概率由于种族、地域不同有一定差异。一般双亲遗尿患者孩子发生率为 77%，单亲遗尿患者孩子发生率为 44%，双亲均无遗尿史者孩子发生率仅 15%。

七、遗尿与精神、心理及行为异常

突发精神刺激，如恐惧、惊吓、暴怒、悲伤、强大的心理压抑及行为异常，意识错乱等均可引起遗尿。这些因素又会成为孩子成长及成人持久的难治性遗尿的原因。

八、遗尿与疾病

引起遗尿的疾病来自多个系统，有器质性、炎症性、代谢性和

外伤性等，常见的有神经系统疾病：癫痫、脑病、脑肿瘤、脑血管病、多发性脑脊髓膜硬化症、脊髓的炎症及肿瘤、出血、脊膜膨出、腰骶椎隐裂等。泌尿系统疾病：畸形（尿道狭窄、尿道口狭窄、尿道下裂、尿道瓣膜、膀胱颈梗阻及男性包皮、包茎等）、炎症（肾炎、肾盂肾炎、膀胱炎、尿道炎、龟头炎）、结石、肾功能损伤等。其他疾病：如慢性腹泻、腹痛，久咳不愈的气管、肺部疾病；与代谢相关的异位垂体后叶、垂体及肾性尿崩症、糖尿病等；与血液有关的严重贫血、高血钙、低血钾等；与不良习惯有关的手淫；其他有睡眠呼吸障碍症、过敏症等。

九、不科学的排尿训练

儿童尿床除了有遗传因素、脊柱裂或脊柱隐裂外，最后延续成为遗尿症的重要原因就是家长不科学的排尿训练。不科学的排尿训练包括：在非膀胱充盈期的过度把尿；在膀胱充盈期不把尿，如长期使用纸尿裤等尿垫；尿床后训斥或惩罚。科学的排尿训练仍是治疗儿童遗尿不可忽视的重要措施。

第二节　　中医学对病因病机的认识

引起遗尿的原因主要有禀赋不足，病后失调，湿热内蕴，或情志失调等，病位在肾与膀胱，常涉及肺、脾、肝、心四脏，其基本病理改变为膀胱气化失司，水液约制无权。

正常尿液的形成与肺、脾、肾三脏密切相关，其形成之后，贮存于膀胱之中，并靠肾脏的气化作用排出体外。故肾脏在尿液的排泄过程中起着关键的作用。然肺肾互根，脾肾相资，肝肾同源，心肾相交，肺、脾、肝、心四脏，皆与肾脏有着密不可分的联系。故肺、脾、肝、心四脏功能正常，则肾之气化功能正常。若肺失宣降，脾失健运，肝失疏泄，心失温煦，则肾之气化功能异常。

小儿脏腑娇嫩，形气未充，肺、脾、肾三脏功能相对薄弱。若禀赋不足，肾气素亏，下元虚寒；或大病久病之后，失于调养，肺脾气虚；或素蕴湿热，下注膀胱；或情志失调，肝失疏泄；或夜梦纷纭，心神不宁等，均可影响肾之气化功能，肾失气化，膀胱不约，则小便自遗。

此外，尚有不良习惯而成者。若自幼缺乏教育，没有养成良好的夜间排尿习惯，或 3 岁以后仍用"尿不湿"，而任其自遗。《景岳全书·遗溺》说："其有小儿从幼不加检束而纵肆常遗者，此惯而无殚，志意之病也，当责其神，非药所及。"

第三章　临床表现（包括临床分类）

一、临床分类

根据病因，可将遗尿症分为两类：原发性遗尿症与继发性遗尿症。原发性遗尿症指自幼开始尿床，不曾有持续 6 个月以上的不尿床期，也称为持续性遗尿症。继发性遗尿症是指整个病史中，有持续 6 个月以上的不尿床期之后再次出现尿床。继发性遗尿症除尿床外还有其他更明显临床症状和病理表现，多为器质性病变，诸如下尿路梗阻、膀胱炎、神经原性膀胱（神经病变引起的排尿功能障碍）等疾病，多为伴随性和一过性，即可随其他病变好转而好转。

根据症状，也可将遗尿症分为两类：单纯性或症状性遗尿症与复杂性遗尿症。单纯性遗尿症是指白天无任何排尿异常，仅出现夜间遗尿，不伴有泌尿系统或神经系统的异常。复杂性遗尿症是指除夜间遗尿外，白天伴有多尿等下泌尿系统症状，常继发于泌尿系统或神经系统的疾病。儿童常见的为原发性单纯性遗尿症。

二、临床表现

继发性遗尿症有引起遗尿症的疾病表现，如糖尿病、尿崩症和尿路感染的表现等。原发性遗尿除了遗尿症表现外无其他异常表现，无器质性病变，无情绪问题，多见于第一胎，男孩多于女孩。少数儿童有发育迟缓。原发性遗尿症多发生在夜间，睡眠时间过长和/或过深，睡前可有兴奋过度的情况，睡眠中难以唤醒。夜间不能从睡眠中醒来而发生无意识排尿。发生频率不一，轻者每月 1 ~ 2 次，一般每周 1 ~ 2 次，重者每夜 1 次，甚至多次。患儿多在入睡后 2 ~ 3 小时内尿床。在凌晨 2 ~ 3 时的慢波睡眠中也会发生遗尿。

第四章　西医诊断与中医辨证

第一节　西医诊断

一、诊断要点

（一）国际儿童尿控协会的原发性遗尿症定义

1. 在不合适的或社会不接受的时间和地点发生的正常排尿，即患儿在睡眠时排尿在床上，通常不会因尿湿而醒来，有遗传倾向；

2. 年龄≥5 岁；

3. <10 岁者每月遗尿次数≥1 次；

4. 尿量足以湿透床单；

5. 自出生后发生遗尿，没有持续 6 个月以上的不尿床期；

6. 可以同时并发白天急迫综合征、排尿障碍及尿床。

（二）世界卫生组织的遗尿症定义

5 岁或 5 岁以上的小儿，每月至少有 1 次夜间遗尿，并持续至少 3 个月。

（三）美国精神心理学会《诊断与统计手册》的遗尿症定义

5 岁或 5 岁以上的小儿，每周至少有 2 次夜间遗尿，并持续至少 3 个月。

（四）第 2 届国际排尿控制会议的遗尿症定义

5 岁或 5 岁以上的小儿，每周至少有 3 次夜间遗尿。

（五）诊断原发性遗尿的原则

主要为排除继发性遗尿的各种病因：

1. **病史**　注意有无遗传因素，遗尿是否由婴儿开始，后来才出现的及日间有尿频尿失禁者可能是继发性遗尿。同时有便秘或神经系疾患者可能继发于神经原性膀胱。

2. **体检**　作全身详细体检，特别注意肛门括约肌张力是否正常，有无脊柱裂，会阴部感觉有无减退及下肢活动是否正常。

3. **实验室检查**　尿常规、尿培养。

4. **X 线检查**　腰骶平片观察有无脊柱裂，膀胱尿道造影观察有无机械性梗阻。

5. **尿流动力学检查**　尿流率检查观察有无下尿路梗阻，膀胱内压测定观察有否无抑制性收缩。

二、分型诊断

除上述的原发性与继发性遗尿症和单纯性与复杂性遗尿症的分型外，尚有以下分型：

（一）Wolfish 分型

1. **膀胱依赖型遗尿**　白天尿频，夜间膀胱容量减少，每夜尿几次床，对抗利尿激素治疗无效。

2. **容量依赖型遗尿**　白天膀胱容量正常，尿正常，夜间多尿，每周尿几次床，对抗利尿激素治疗有效。

（二）病理生理分型

根据尿动力学检查分型：

Ⅰ型：膀胱功能紊乱，有夜间膀胱容量减少、膀胱不稳定收缩或逼尿括约肌功能不协调，有其中之一为膀胱依赖型。

Ⅱ型：膀胱功能正常，但膀胱充盈到最大容量是有觉醒功能障碍，为睡眠依赖型。

Ⅲ型：膀胱功能正常，夜间尿量大于白天尿量，为容量依赖型。

Ⅳ型：膀胱功能紊乱，有觉醒功能障碍，为膀胱＋睡眠依赖型。

Ⅴ型：膀胱功能紊乱，夜间尿量大于白天尿量，为膀胱＋容量依赖型。

（三）脑电图分型

根据夜间脑电图、膀胱内压力检查分型。

Ⅰ型：（占58％）膀胱内压力稳定，膀胱膨胀时可引起脑电图改变，但不能觉醒，为轻度的觉醒困难，尿床发生在浅睡眠。

Ⅱa型：（占10％）膀胱内压力稳定，膀胱膨胀时不引起脑电图改变，不能觉醒，为重度的觉醒困难，尿床发生在深睡眠。

Ⅱb型：（占32％）膀胱内压力不稳定，膀胱膨胀时不引起脑电图改变，不能觉醒，尿床发生在深睡眠。

（四）唤醒障碍分级

根据唤醒试验分级：

Ⅰ级：入睡后2～3小时，大声呼唤其姓名，能够醒来。

Ⅱ级：入睡后2～3小时，大声呼唤加拍打才能够醒来。

Ⅲ级：入睡后2～3小时，大声呼唤加摇动身躯才能够醒来。

第二节　中医辨证要点

本病辨证重在分清虚实寒热。凡遗尿日久，小便清长，量多次频，形寒肢冷，面白神疲，乏力自汗者多为虚寒；凡遗尿初起，尿黄短涩，量少灼热，形体壮实，面红唇赤，性情急躁，睡眠不宁者多属实热。属虚寒者，多则之于肾虚不固、气虚不摄、膀胱虚寒；属实热者，多则之于肝经湿热；虚实夹杂者，又多则之于心肾失交。临床所见者虚寒者多，实热者少。

第五章　鉴别诊断与类证鉴别

一、尿路感染

有尿频、急、疼痛等症状，白天清醒时小便也急迫难耐，小便常规检查有白细胞或脓细胞。婴幼儿常见尿臭，尿频，排尿中断或啼哭，夜间遗尿，顽固性尿布疹，伴发热，萎靡等。年长儿尿频急痛，排尿困难，腹痛或腰痛，可有发热，尿臭和夜间遗尿。慢性或反复发作者病程常 >6 月，可伴低热，消瘦，贫血，甚至高血压或肾功能不全。离心尿白细胞≥5 个/HP，尿白细胞排泄率 20 万 ~40 万/h 为可疑，≥40 万/h 有诊断意义。尿菌落计数 1 万 ~10 万/ml，女性为可疑，男性有诊断意义，>10 万/ml 可确诊。ACB、Uβ2m、尿溶菌酶测定有助于区别上下尿路感染。X 线、B 超检查也有助于诊断。

二、尿失禁

尿液不自主遗出，不分昼夜，常有脑发育不全或脑病病史等。是由于膀胱括约肌损伤或神经功能障碍而丧失排尿自控能力，使尿液不自主地流出。尿失禁按照症状可分为充溢性尿失禁、无阻力性尿失禁、反射性尿失禁、急迫性尿失禁及压力性尿失禁 5 类。

第六章 治 疗

第一节 中医经典治疗经验

一、治疗原则

本病治疗，应以"虚者补之"、"实者泻之"、"散者收之"为原则，属下元虚寒者，治以温肾固涩；属脾肺气虚者，治以益气固涩；属肝经湿热者，治以清肝泻热；属心肾不交者，治以清心安神，滋肾固脬等。

二、治疗注意

治疗本病应"塞流"、"澄源"并举，不可偏废；开窍醒神之品，应酌加选用；培养良好的排尿习惯甚为重要；心理疏导、睡前限水、劳逸适度不可忽视；治疗应守疗程（起效后 2～3 月），以帮助患儿建立大脑的警觉性，不可中病即止；配合针灸、推拿、外治等，可提高疗效。

三、证治分类

（一）肺脾气虚

证候：夜间遗尿，日间尿频量多，容易感冒，面色少华，神疲乏力，食欲不振，大便溏薄，舌质淡红，苔薄白，脉沉无力。

辨证：本证由于肺气不足，膀胱不摄，上虚不能制下，以致夜间遗尿，日间尿频。肺脾气虚则生化乏源，气血不足则卫外不固，故见虚弱诸症。

治法：补肺益脾，固涩膀胱。

方药：补中益气汤合缩泉丸加减。常用党参、黄芪、白术、甘草补气；陈皮理气；当归养血；升麻、柴胡升提中气；益智仁、山药、乌药温脾固涩。肺脾之气得补，膀胱之气得固，则遗尿可愈。

寐深者可加石菖蒲宣肺醒神；兼有里热者加焦山栀清泻三焦之火；纳呆者加焦山楂、焦神曲开胃消食。

（二）肾气不足

证候：每晚尿床 1 次以上，小便清长，面白少华，神疲乏力，肢冷畏寒，舌质淡，苔白滑，脉沉无力。

辨证：本证的特点是遗尿日久，次数较多，兼见虚寒诸症。肾司二便，与膀胱互为表里，肾气虚弱，命火不足，下元虚寒，不能约束水道而致小便清长，频频尿床。

治法：温补肾阳，固涩小便。

方药：菟丝子散加减。常用菟丝子、巴戟天、肉苁蓉、附子温补肾阳以暖膀胱；山茱萸、五味子、牡蛎、桑螵蛸滋肾敛阴以缩小便。

伴有寐深沉睡不易唤醒者，加炙麻黄以醒神；兼有郁热者可加栀子、黄柏兼清里热。

（三）心肾失交

证候：梦中遗尿，寐不安宁，烦躁不安，白天多动少静，难以自制，或五心烦热，形体较瘦，舌质红，苔薄少津，脉沉细而数。

辨证：常见白天玩耍过度，夜间梦中小便自遗。证见心火偏旺者寐不安宁，烦躁；肾阴偏虚者五心烦热，舌红少津，水火失济，心肾失交，膀胱失约而遗尿。

治法：清心滋肾，安神固脬。

方药：导赤散合交泰丸加减。常用生地、竹叶、通草、甘草清心火；黄连、肉桂交泰心肾。使水火既济，阴阳平秘，而遗尿可愈。

若系阴阳失调而梦中遗尿者，可用桂枝加龙骨牡蛎汤，调和阴阳，潜阳摄阴。若系肝经湿热，疏泄太过而致尿床，可用龙胆泻肝汤清热利湿，缓急止遗。

第二节　名老中医治疗经验

本方为云南老中医康诚之经验方，适用于小儿肾气不足之遗尿症。

黄芪9克，桂枝、白芍各6克，杜仲9克，明党参12克，益智仁5克，补骨脂6克，白果9克，桑螵蛸10克，海螵蛸、巴戟天、菟丝子、覆盆子各9克，五味子3克，决明子、枸杞子、炙草各6克，大枣3枚，饴糖9克。水煎服，每日1剂，分2次服。

第三节　民间单方验方

一、丁桂暖脐帖敷于神阙穴（肚脐眼），每夜一贴。

二、麻黄3～10克，水煎服，短期效果尚可，不宜久服。

三、补骨脂10克粉碎后炒鸡蛋，连吃10天。

四、熟白果每日5～7枚，连吃10天。

五、五倍子3克，研末，醋调外敷脐部，10天为一疗程。

六、羊肉250克，大蒜15克，调料适量。将羊肉洗净，煮熟切片，大蒜捣，同放大盘内，加适量熟食油（或熟油辣椒）、酱油、精盐等拌匀食。本方适用于肾虚之遗尿。

七、带骨狗肉、清鸡汤各1500克，陈皮、蒜苗、辣椒、调料各适量。将狗肉切块，蒜苗切段，辣椒切细丝。锅热后，下狗肉烘干水分，取出。旺火烧热锅，下花生油30克，入蒜泥、豆瓣酱各适量爆炒，再下姜片、蒜苗、狗肉，边炒边加花生油，炒约5分钟，入料酒、鸡清汤、盐、陈皮、酱油、红糖烧沸后转入砂锅里，焖90分钟，食前入味精，佐餐食用。本方适用于肾阳虚之遗尿。

八、羊肉 150～250 克，鱼鳔 50 克，黄芪 30 克，调料适量。将羊肉洗净切片，同鱼鳔、黄芪同加水煎煮，放入适量桂皮、姜、盐煮熟，饮汤食肉及鱼鳔。本方适用于肾阳虚所致遗尿。

九、白果（去壳及芯）10 克，腐皮 50 克，白米适量。煮时最好用盖子上有孔透气的炊具（或将盖移开一条缝隙，勿盖紧）。将白果、腐皮、白米同煮成稠粥，佐餐食。本方适用于脾肺气虚所致遗尿。

十、新鲜猪脬（膀胱）1～3 个（按年龄大小定数量），炙黄芪 20 克，食盐适量。先将猪脬洗净，每个装入炙黄芪 10 克，适量食盐，用棉线扎紧膀胱口，加少量水用文火蒸烂，弃去黄芪，趁热令小儿一次或几次吃完肉、喝尽汤。如未愈，1 周后可再服 1 剂，3 剂为 1 疗程，80% 的患儿可痊愈。本方适用于脾肺气虚所致的遗尿。

十一、车前草 15 克，猪膀胱 1 个。两者洗净加水共煮熟，去药渣服用。本方适用于因肝经湿热所致的小儿遗尿。

十二、珍珠草 15 克，鸡肠 1～2 具。将鸡肠剪开洗净与珍珠草加水共煮熟，去药渣服用。本方适用于肝经湿热型遗尿。

十三、乌龟肉 250 克，黑豆 100 克，猪尿泡 1 个，盐少许。蒸熟吃，连吃 3～5 次。本方适用于小儿遗尿兼见腰痛者。

十四、金樱子 10 克，红枣、荔枝各 15 克，仙茅 10 克，猪尿泡 1 个。将各味均收入猪尿泡中蒸熟吃。本方适用于体质虚弱所致的小儿遗尿者。

十五、鸡腰一具（炙令黄），黄芪 18 克，桑螵蛸 1.2 克（炒），牡蛎 18 克，炙甘草 0.5 克。药为散末，每服 4 克，水煎服。本方出自《普济方》，适用于小儿遗尿。

十六、山药糕：山药 250 克，山萸肉 5 克。将山药洗净去皮，捣烂如泥状，加入山萸肉用笼屉蒸熟，吃时加少许白糖，每日当点心食用，食量多少不限。可补脾肾，止遗尿。适用于尿床频繁，遗尿量大，平时尿多，易感冒、咳嗽、精神不振或伴食欲不振者。

十七、高粱米粥：高粱米 50 克、桑螵蛸 10 克。将桑螵蛸装在纱布袋内，放水中煮沸数分钟即将布袋取出，留水，再将洗净之高粱米放此水内，煮至米烂成粥即可。此粥每日 1 次，可持续 1～2个月，直到症状好转。此方健脾益气，补肾固涩。适用于小儿肾气虚弱遗尿，症见尿床次数较多，尿湿范围大，平时多尿，伴有精神不振，食欲差或大便溏烂者。

十八、莲子羹：莲子、板栗肉各若干，鸡蛋 1 个，盐少许。将莲子、板栗共研成粉末，每次各取 30 克，放入碗中，加盐拌匀，打入鸡蛋，加清水少许，搅至起泡，入锅蒸熟成羹即可。空腹食用，每日 1 剂，1 次食完，连食 5～7 日，以后每星期食 1 剂。此方可健脾益气，补肾固摄。适用于小儿遗尿，症见经常尿床，平时尿多，容易感冒，咳嗽，精神不振，劳倦乏力，或伴食欲不振，大便溏薄者。

十九、黑豆煲狗肉：新鲜健康狗肉 250 克，黑豆 150 克，陈皮5 克，枸杞子 12 克，油 15 毫升，盐少量。黑豆用水浸泡 2 小时；狗肉洗净，切成小块；陈皮切成丝。将锅烧热，放入油、盐及狗肉炒至半熟，加入枸杞子、陈皮，再炒片刻，加清水适量，用文火煲至黑豆烂熟即可。喝汤，食狗肉及黑豆。1 日内分 2 次食完，每星期 1 剂，连食 5～7 剂。此方可健脾益气，补肾固摄。适用于小儿肾阳不足引起的遗尿，症见尿床频数，尿量多，平时尿多清长，神倦乏力，怕冷，沉睡不易醒者。

第四节　中成药治疗

一、五子衍宗丸：每服 6g，1 日 2 次。用于肾气不足证。

二、缩泉丸：每服 6g，1 日 2 次。用于脾肾不足证。

第五节　外治法

一、针灸疗法

（一）体针

主穴取肾俞、关元、膀胱俞、中极，配穴取三焦俞、委中、三阴交、阳陵泉，每次各选 1～2 穴。睡眠较深者，加神门、心俞；面白少华，自汗者，加肺俞、尺泽。

（二）耳针

取皮质下、神门、内分泌、肾、肺、脾。

二、推拿法

（一）患儿取俯卧位，操作者用两手拇指、食指轻轻提捏脊柱两侧皮肤，从下到上，反复做 8～10 次，然后用拇指或中指按揉两侧肾俞穴（在第二腰椎棘突旁开 1.5 寸处）3～5 分钟，最后用手横擦腰骶部，以发热为宜。

（二）患儿取仰卧位，操作者用掌根按揉下丹田穴（脐下 3寸）5～8 分钟，指揉中极穴（脐下 4 寸）3～5 分钟，再用拇指揉按三阴交穴（内踝尖直上三寸，胫骨后缘）1～2 分钟。

（三）用食指、中指按揉头部百会穴（头顶正中央处）、四神聪穴（百会穴前后左右各 1 寸处）各 8～10 分钟。

（四）每晚睡前用适量生姜汁涂抹患儿腹部脐水平线以下部位。具有培元固本、补益脾肾、醒脑提神的功效。每日做 1 遍，7天为 1 个疗程，一般 3 个疗程可显效。

第六节 现代医学和前沿治疗

一、一般治疗

养成良好的作息制度和卫生习惯，避免过劳，掌握尿床时间和规律，夜间用闹钟唤醒患儿起床排尿 1~2 次。白天睡 1~2 小时，白天避免过度兴奋或剧烈运动，以防夜间睡眠过深。

在整个疗程中，要树立信心。逐渐纠正害羞、焦虑、恐惧及畏缩等情绪或行为，照顾到患者的自尊心，多劝慰鼓励，少斥责、惩罚，减轻他们的心理负担，这是治疗成功的关键。要正确处理好引起遗尿的精神因素，通过病史了解导致遗尿的精神诱因及可能存在的心理矛盾，对于可以解决的精神刺激因素，应尽快予以解决，对原来已经发生或现实客观存在主观无法解决的矛盾和问题，要着重耐心地对进行教育、解释，以消除精神紧张，以免引起情绪不安。

晚饭后避免饮水，睡觉前排空膀胱内的尿液，可减少尿床的次数。

二、儿童尿床的行为疗法

（一）排尿中断训练 鼓励孩子在每次排尿中间中断排尿，自己从数 1 数到 10，然后再把尿排尽，这样能训练并提高膀胱括约肌控制排尿的能力。

（二）忍尿训练 白天让孩子多饮水，当有尿意时，让他忍住尿，每次忍尿不超过 30 分钟，每天训练 1~2 次，使膀胱扩张，增加容量，从而减少夜间排尿的次数。

（三）定时训练 在以往晚间经常尿床的时间，提前半小时用闹钟结合人为叫醒，让其在室内来回走动，或者用冷水洗脸，使在神志清醒状态下把尿排尽，目的也是有助于建立条件反射。

（四）习惯培养 家长要及时发现孩子尿床，督促孩子自己排空残余尿、擦干局部、更换内裤等。

（五）**总结记录**　要求家长每天记录尿床的原因、次数，在日程表上对尿床、不尿床都作个记号，每周总结一次，找出原因，当孩子有进步时应给予鼓励。

三、药物治疗

（一）**去氨加压素**　是一种人工合成的抗利尿激素，别名弥凝，睡前口服 0.2mg ~ 0.4mg/次，适用于夜间多尿型。联合应用阿米替林、去氨加压素和奥昔布宁是目前认为治疗顽固性混合型遗尿症有效的三联药物。3 个月为一疗程，缺点是有不同程度的副作用并且停药后易复发。

（二）**丙咪嗪**　6 岁以下小儿不宜使用，小儿常用量：口服，治疗 6 岁以上儿童的遗尿症每日 1 次，睡前 1 小时服 25mg。丙咪嗪主要作用是能阻断去甲肾上腺素和 5 羟色胺的再摄取，增加突触间隙中去甲肾上腺素和 5 羟色胺含量。可兴奋 a 受体而收缩尿道括约肌，有促进抗利尿激素释放的作用，并可刺激大脑皮质，使患儿易唤醒。如在一周内未获满意效果，12 岁以下每日增至 50mg，12 岁以上每日可增至 75mg。每日量超过 75mg 并不能提高治疗遗尿症的效果。治愈后逐渐减量，遗尿的复发率较骤然停药低。近年已较少应用。

（三）**物理疗法**　无药物的副作用，不易复发，是联合国卫生组织倡导的首选方法。在美国有应用夜尿警报器校正的。它是通过长时期的“尿床即被叫醒”，形成一种条件反射，来达到治疗的目的。一般治疗约需半年以上。2006 年开始，我国有了自己的知识产权相关产品，如：相当于美国夜尿警报器的尿床提醒器、用于成年人的穴位按摩型遗尿治疗仪、用于儿童的 TENS 低频脉冲型遗尿治疗仪。

第七章　预防与康复

第一节　预　防

一、预防

（一）**睡前习惯**　勿使患儿白天玩耍过度，睡前饮水太多。

（二）**夜间排尿习惯**　幼儿每晚按时唤醒排尿，逐渐养成自控的排尿习惯。

（三）**饮食禁忌**

1. **牛奶、巧克力、柑、橘**　美国学者对小儿遗尿的原因进行深入的研究后提出，饮食中牛奶、巧克力和柑橘类水果过量，是造成小儿夜间遗尿的主要原因，其中牛奶过量造成的遗尿达60%。只要停止进食上述食物，遗尿现象几乎可立即消失。究其原因，主要是这些食物在小儿体内可以产生变态反应，使膀胱壁膨胀，容量减少，并能促进平滑肌变得粗糙，产生痉挛。同时，这一变态反应会引起小儿睡得过深，在有尿时不能醒来，导致遗尿。

2. **辛辣、刺激性食物**　小儿神经系统发育不成熟，易兴奋，若食用这类食物，可使大脑皮质的功能失调，易发生遗尿。因此，在膳食中应忌辛辣、刺激性食物。

3. **白天限制饮水**　对于小儿遗尿者，白天不要过度限制其饮水量，要求患儿每日至少有1次随意保留尿液到有轻度胀满不适感，以锻炼膀胱功能。

4. **晚餐后饮水多**　下午4时以后，督促小儿控制饮水量，忌用流质饮食，晚餐尽量少喝水，以免加重肾脏负担，减少夜间排尿量。

5. **多盐、糖和生冷食物**　多盐多糖皆可引起多饮多尿，生冷食物可削弱脾胃功能，对肾无益，故应禁忌。

6. **玉米、薏苡仁、赤小豆、鲤鱼、西瓜**　这些食物因味甘淡，利尿作用明显，可加重遗尿病情，故应忌食。

二、调护

（一）**衣物被褥**　夜间尿湿后要及时更换裤褥，保持干燥及外阴部清洁。

（二）**饮水习惯**　白天可饮水，晚餐不进稀饭、汤水，睡前尽量不喝水，中药汤剂也不要在晚间服。

（三）**心理调护**　既要严格要求，又不能打骂体罚，消除紧张心理，积极配合治疗。

（四）**膀胱训练**　在日间嘱患儿尽量延长排尿间隔时间，逐渐由每 1/2 ~ 1 小时 1 次延长至 3 ~ 4 小时 1 次，以扩大膀胱容量。

（五）**条件反射训练**　用一套遗尿的警报装置，训练患儿在遗尿前惊醒。在患儿身下放一电子垫和一电铃相连接，一旦电子垫被尿湿时，接通电路而使电铃发出声响，惊醒患儿起床排尿；如效果不佳，可加用丙咪嗪以减轻睡眠深度。一般经 1 ~ 2 个月的训练可使 70% ~ 80% 原发性遗尿获得治愈。

紫癜性肾炎

第一章 概 述

紫癜性肾炎（HSPN），是儿科常见的继发性肾小球肾炎之一，通常是指过敏性紫癜患儿在病程中出现的肾脏损害。临床表现除有皮肤紫癜、关节肿痛、腹痛、便血外，主要为血尿和蛋白尿，多发生于皮肤紫癜后一个月内，有的或可以同时并见皮肤紫癜、腹痛，有的仅是无症状性的尿异常。研究发现，在儿童过敏性紫癜（HSP）中有20%~55%的患儿发生肾脏损伤，而据报道，过敏性紫癜患儿的肾活检几乎90%有不同程度的肾损害，是过敏性紫癜最重要而且最严重的并发症。在我国不同医院和地区的回顾性研究中，过敏性紫癜性肾炎占儿童肾脏疾病的9.6%~19.3%，而占儿童继发性肾脏疾病40%~70%。紫癜性肾炎好发年龄为6~10岁，多发于欧洲（法国、意大利、西班牙、英国和芬兰等）及亚洲（日本、新加坡和中国等）地区。由于皮肤紫癜、血尿、蛋白尿常反复出现，病程缠绵，少数还可发展至慢性肾功能不全，最后导致慢性肾功能衰竭，因而成为儿童肾脏系统疾病临床治疗研究的重点。

紫癜性肾炎在中医学中无病名的记载，但根据其临床表现，我们可以将紫癜阶段（出血性皮疹）时的病症归于中医的"斑疹"、"瘀斑"、"肌衄"、"紫斑"或"葡萄疫"的范畴；有关节疼痛时，归于中医的"痹症"；以腹部疼痛为主要症状时归于中医的"腹痛"的范畴，当出现血尿、眼睑肢体水肿等肾脏病变时归于中医的"血尿"、"溺血"或"水肿"的范畴；病变日久，出现脏腑亏损，正气虚弱等一派虚症表现时可归于中医的"虚劳"范畴。

第二章　病因与发病机制

第一节　现代医学的认识

引起紫癜性肾炎的直接病因尚未明确，目前多认为与以下因素有关。

（一）**感染**　早在1837年，Schnlein就注意到HSP起病前有约1/3病例患有呼吸道感染，提示本病与感染关系密切。至今文献已报道的病原体众多，细菌有沙门菌、溶血性链球菌、耶尔森菌、军团菌和幽门螺杆菌等，其中A组β溶血性链球菌（GABHS）是最多被注意到的前驱感染病原菌。有研究报道甚至认为GABHS的前驱感染占所调查HSP的60%。最近有报道，某些患儿HSP可以与风湿热同时发病，进一步显示了GABHS在HSP中的病因学作用。另外，还有微小病毒B19、EB病毒、腺病毒、柯萨奇病毒、带状疱疹病毒等前驱感染的报道，其他病原体还包括支原体、阿米巴原虫和蛔虫等。但遗憾的是，至今尚未发现特异性致敏原，多数研究也没有证明某种特定感染原是明确的HSPN免疫损伤的抗原。

（二）**药物或食物过敏**　已有报道，某些抗生素、磺胺药、水杨酸、雷尼替丁、依那普利和卡托普利等可诱发本病；乳类、虾、鱼、蟹及蛤等异种蛋白亦可能是本病的诱因。

（三）**其他**　紫癜性肾炎也可由疫苗（霍乱、麻疹、副伤寒A和B、伤寒、黄热病等）接种引起，也可由寒冷刺激、植物花粉和动物羽毛吸入，尘螨、昆虫叮咬等诱发，还可继发于某些肿瘤，均可能成为致敏原，使体内发生自身免疫反应，导致毛细血管发生炎性改变，而发为过敏性紫癜性肾炎。

其血管炎的发病机制大致有以下几类，即免疫复合物介导血管炎、细胞免疫介导血管炎、Schwartzman 反应、抗血管壁成分特异性抗体介导的血管病变以及由抗中性粒细胞抗体介导的血管炎。而紫癜性肾炎病理基础按 ChapelHill 和儿科血管炎分类，属细小动静脉和免疫复合物介导血管炎。在病变过程中，由于毛细血管的通透性增加，导致血浆及血细胞渗出，故引起水肿及出血；因小血管的周围有中性粒细胞、单核细胞、淋巴细胞、嗜酸粒细胞的浸润及不同程度的红细胞渗出，使小血管的内膜增生，出现透明变性及坏死，血管腔变窄，甚至梗塞，出现坏死性小动脉炎，导致皮肤及胃肠道出血；关节腔内则多见浆液及白细胞渗出，但无出血；输尿管、膀胱及尿道黏膜可有出血，累及肾脏从而形成紫癜性肾炎。

具体病理机制主要有以下几个方面：

一、免疫异常

（一）**体液免疫异常** 目前研究证实 IgA、IgE 等在紫癜性肾炎发病中起着重要作用，其中 90% 以上患儿肾小球和皮肤毛细血管壁 IgA 免疫荧光阳性，显示了 IgA 在本病发病中起关键性作用。紫癜性肾炎患者因为多存在 B 细胞的 β-1，3 半乳糖基转移酶缺陷，导致血循环的 IgA1 结构 O-2 连接糖末端的半乳糖减少，改变了 IgA1 的结构，减少了对 IgA1 分子的清除，使其与基质间蛋白、受体和补体间相互作用减弱，形成免疫复合物而易于在肾小球系膜区沉积，从而导致肾脏受损。还有研究观察到患儿嗜酸粒细胞表面 IgA 受体可与 IgA 结合，引起嗜酸粒细胞阳离子蛋白释放而损伤组织。近年还有研究对 HSP 患者的血清进行过敏原特异性 IgE 检测，发现患者血清总 IgE 水平增高，其对 2 种以上过敏原呈阳性反应者为 29.7%，对 1 种过敏原呈阳性反应者为 70.3%，所以认为过敏原也与肥大细胞表面的 IgE 交联启动了信号传导机制，诱发变态反应。另外，HSP 患儿血清 IgG 水平亦可有升高，但一般认为这与 HSP 的免疫失衡有关，增加了 HSP 患儿肾脏受累的机会，证实体液免疫异常是造成小血管炎性损害的主要机制之一。

（二）**细胞免疫异常** 过敏性紫癜性肾炎发病与 T 细胞亚群功

能紊乱有关。研究证实，紫癜性肾炎患者 CD4 细胞比率降低，CD8 细胞比率增高，CD4/CD8 比值降低，且紫癜性肾炎患儿的特异性膜蛋白分子 CD30 表达明显增高，由 Th2 分泌的 IL-4、IL-5 及 IL-6 水平增高，而由 Th1 分泌的 IL-2 及 IFN-γ 降低，血清 IgE 水平也显著升高。另外，新近研究还发现 HSP 患者 T 细胞 CD40 配体（CD40L）存在高效表达，引起主要由单核巨噬细胞分泌的 IL-1 和肿瘤坏死因子-α（TNF-α）增多。另外 CD40L 过度表达还可以促进单核细胞及内皮细胞表面 CD40 分子表达增强，最终可促使中性粒细胞、成骨细胞、血管内皮细胞分泌炎性介质，引起组织损伤，从而证实紫癜性肾炎患儿与 CD40-CD40L 表达异常，细胞免疫紊乱存在着对应的关系。

二、细胞因子和炎症介质异常

（一）白细胞介素-1（IL-1）　IL-1 既是免疫反应的启动因子（促进 T 细胞、B 细胞增殖），又是炎症诱发因子，其可促使中性粒细胞、成骨细胞、血管内皮细胞等分泌炎性介质，引起机体组织损伤。研究发现，部分紫癜性肾炎患者因缺乏 IL-1ra 基因，使 IL-1 受体拮抗剂（IL-Ira）产生减少，不能有效拮抗 IL-1 致炎作用，抑制肾小球系膜细胞的增殖，降低巨噬细胞的聚集和新月体的形成，从而导致了肾脏损害，并与肾脏受累的严重程度相关。

（二）白细胞介素-8（IL-8）　IL-8 主要由单核细胞产生，紫癜性肾炎患儿免疫复合物的形成可诱导 Mφ 合成并分泌 IL-8，IL-8 通过诱导嗜中性粒细胞趋化和淋巴细胞浸润，产生炎症并释放溶酶体而损伤毛细血管。IL-8 亦对嗜碱性粒细胞有趋化作用，并促进其释放组织胺和白三烯，引起组织损伤。

（三）转化生长因子-β₁（TGF-β₁）　研究发现，紫癜性肾炎急性期血浆及外周血单个核细胞（PBMC）体外诱生 TGF-β1 水平明显增高，两者呈显著正相关。一般认为 TGF-β1 水平升高与淋巴细胞分泌增多（Th3 亚群功能增强）关系密切，而 TGF-β1 本身是一种负性免疫调节因子，能抑制或下调 Th1 和 Th2 功能，

HSP 急性期体内出现免疫失衡后保护性 Th3 功能增强，从而使紫癜性肾炎急性期血浆 TGF – β1 水平升高。

（四）血管细胞黏附分子 – 1（VCAM – 1）　　VCAM – 1 是一种重要的细胞黏附分子，其主要在血管内皮表达，受 IL – 1、TNF – α 等细胞因子的调控。研究发现紫癜性肾炎患儿血清 sVCAM – 1 含量较无肾损害表现的 HSP 患儿及正常儿童明显升高，且急性期紫癜性肾炎患儿 sVCAM – 1 高于恢复期患儿，而恢复期紫癜性肾炎患儿与正常组比较无显著差异，说明黏附分子参与了紫癜性肾炎的发病过程，且可反映该病的进展程度。

（五）巨噬细胞移动抑制因子（MIF）　　MIF 是一种作用广泛的前炎性因子，可上调诱导 IL – 1、TNF – α、血管细胞黏附分子 – 1（VCAM – 1）和细胞间黏附分子 – 1（ICAM – 1）等炎症因子的表达，诱导并活化单核巨噬细胞，引起免疫细胞介导的炎性损伤。MIF 可促进巨噬细胞在肾小球积聚，提示其在紫癜性肾炎的进展中扮演重要角色。

（六）肿瘤坏死因子（tnfα）　　最初对 tnf 功能的认识仅限于对肿瘤的特异性杀伤作用，后来发现 tnf 也具有免疫调节作用，而且参与某些炎症反应的过程。tnf 的生物活性与 IL – 1 十分相似，只是 tnf 的毒性较大，更易引起血管阻塞。近来的研究表明人和小鼠 tnfα 和 β 的基因都与 mhc 基因紧密连锁，暗示其可能参与免疫调节基因的表达调控。tnf 有中性粒细胞和单核细胞趋化作用，并使之活化和脱颗粒，释放炎症介质。tnf 作用于血管内皮细胞，一方面提高黏附分子的表达水平，促进对中性粒细胞的黏附作用；一方面诱使血管内细胞产生其他炎症介质，如 pg、IL – 6 和 IL – 8 等，与白细胞产生的介质共同引起局部的炎症反应；活化的血管内皮细胞还可释放凝血第三因子，启动凝血过程，引起小血管阻塞，造成局部组织（如肿瘤组织）血液供给中断和出血坏死。

（六）其他的细胞因子和炎症介质　　如肝细胞生长因子（hepa – tocyte growth factor，HGF）、血小板衍生性生长因子（plate – let – derived growth factor，PDGF）、内皮素 – 1、氧自由基等也发现在紫癜性肾炎中存在表达，它们与上述的炎症因子之间相互作用、相互影响，可能共同参与了本病的发生和发展。

三、凝血作用

紫癜性肾炎的病理过程中存在凝血机制的异常。既往研究已证实，紫癜性肾炎免疫反应可激活单核细胞和巨噬细胞，释放促凝物质。活化的白细胞及系膜细胞所释放的 IL-1、肿瘤坏死因子以及血管内皮细胞释放的组织因子等，均能激活外源性凝血系统；而肾小球内免疫复合物的沉积可激活补体，使血管内皮细胞受损。暴露在内皮下的胶原纤维，使内源性凝血系统激活，引发凝血反应，导致肾小球局部纤维蛋白沉着，从而引起肾脏损害。

四、遗传因素

本病虽非遗传性疾病，但存在遗传好发倾向，不同的种族人群其发病也不同，比如在美国多见于白种人，而黑人很少发病。近年来随着有关遗传学研究的日渐增多，发现涉及的基因主要有以下几种：

（一）HLA 基因　1958 年 Dausset 发现了人的 MHC 即 HLA 基因。MHC 的表达产物称为主要组织相容性抗原，MHC 抗原是有核细胞表面膜蛋白分子，对抗原递呈和免疫信号传递起关键作用。目前认为 HSP 与第 6 号染色体短臂上的 MHC 的基因多态性有关。Amoroso 等发现 HSP 患者的人类白细胞抗原（HLA）基因中 HLA-DRB1301，DRB1311 基因阳性频率达 64%，而对照组人群仅为 48%，而且发现 HSP 患者 HLA-DRB1307 阳性率极低，因而认为，DRB1301，DRB1311 可能是 HSPN 易患基因，HLA-DRB1307 则是 HSP 发病的抵抗基因，研究者因而推测 MHC 基因变异致 HLA 分子的化合键位置氨基酸变化，使其构成的 HLA-DR 分子变构，从而导致免疫系统在识别抗原多肽时发生针对自身组织（与感染原抗原多肽相似部分）的免疫反应，最终引发自身组织损伤。因此 HLA 基因具有控制免疫识别和应答反应始动环节等生物学功能，与免疫介导的疾病密切相关。

（二）ACE 基因　血管紧张素Ⅰ转换酶（ACE）是肾素－血管紧张素系统的关键酶，体内 ACE 基因控制着约 50% 的血浆 ACE 水平。ACE 基因在人群中表现为 3 种基因型：DD 型、DI 型、II 型。有研究发现 ACE 基因为 DD 型者，肾炎发生率较高，常伴慢性肾衰和持续蛋白尿。DD 型患儿血浆 ACE 活性显著增高，而局部血管紧张素Ⅱ增高也与一些肾脏病蛋白尿有关，故认为 DD 型患儿易致 HSPN。

（三）补体 C4B＊Q0 基因　有研究发现 HSPN 患儿 C4 基因缺失频度高，血清 C4 水平下降，致使不能有效清除免疫复合物而易致病，但也有研究表明虽然 HSP 同种无效型 C4 表型基因频率增加引起 C4 缺失，C4 缺失可反映补体活化不充分，而但其临床重要性未明。

（四）VEGF 基因　血管内皮生长因子（VEGF）的高表达在其他促炎因子的交互作用下，可促进血管通透性增高，加速白细胞游走，血浆渗出，加重血管内皮损伤而加剧血管炎性反应。

综上所述，紫癜性肾炎的发病主要通过体液免疫，但也涉及细胞免疫，同时有细胞因子和炎症介质的参与，凝血机制和遗传因素也起一定的作用。

第二节　中医学的认识

中医古籍没有关于小儿紫癜性肾炎的病名，根据其临床表现，中医认为多属于"紫癜"、"血证"、"尿血"等范畴，其记载首见于《内经》。《素问·气厥论》曰："胞移热于膀胱，则癃溺血。"《素问·痿论》亦曰："悲哀大甚则胞络绝，胞络绝则阳气内动，发则心下崩数溲血也。"《医学衷中参西录·理血论》则指出："中气虚弱，不能摄血，又秉命门相火衰弱，乏吸摄之力，以致肾脏不能封固，血随小便而出也。"说明邪热内扰、瘀毒内伤、虚热内伤、中气虚弱是尿血发生的主要原因。

其病位涉及肺脾肾三脏，其本在肾，其制在脾，其标在咽。病理性质为本虚标实，本虚多先伤于脏腑之气，后损于脏腑之阴，而表现为气阴两虚之证候，标实多见湿热与瘀血正虚与邪实相互影响，互为因果。究其病因，可以"外感风热（毒）论"和"内伤气阴论"统述。

外感风热（毒）者，如《灵枢·经脉篇》曰："足少阴肾之经脉……其直者从肾上贯肝隔，入肺中，循喉咙，夹舌本。"认为咽属肾所主，喉为肺之门户。咽是外邪入侵肾的重要途径，故常在上呼吸道感染（多伴有咽喉部红肿疼痛）后出现肉眼血尿，或镜下血尿加重。此外，表虚卫弱，凑理疏松，风热之邪乘袭，邪热搏结咽喉，循经传至于肺，肺失宣降，水道不利，热毒循经亦可伤及肾络而发为尿血。内伤气阴者，因脾为气血生化之源，气机升降之枢纽，由于饮食不节，或疫毒之邪从口而染，损伤脾胃之气，脾气亏虚，统摄无权，血液不循常道，下溢于膀胱亦发为尿血。若素体阴虚或邪热（风热、湿热、热毒）伤阴，或情志过极郁而化火伤阴，或误服温补之品而伤阴，或邪热耗气伤阴，或尿血日久致脾虚失于运化，阴血乏源，则脾肾气阴两虚，尚若先天禀赋不足病久正虚，复因劳倦过度、饮食不节，则脾肾气虚，气虚不摄亦皆可发为尿血。病程迁延，脾、肺、肾三脏功能失调，则水湿内蕴，日久酿生湿热，肾络瘀滞，形成瘀血，湿热、瘀血耗气伤阴，更加重本虚，终致肾虚、湿热、瘀血交结为患，使病情缠绵难愈，或久病入络，血脉瘀阻血不循经，血不循常道而下走于溲，均可见紫癜、尿血等症。

具体阐述：

一、毒

毒为发病之因。作为病因，是泛指对机体有危害作用的致病因素的总称。毒邪理论的形成和发展最早可追溯到《内经》，指有强烈致病作用、对人体毒害深的邪气，有别于六淫的特殊病因，并首先提出了寒毒、热毒、湿毒、燥毒、大风病毒等概念。张仲景

《金匮要略》首论"阳毒"、"阴毒"。华佗《华氏中藏经》直言"毒邪"致病，"蓄其毒邪，浸渍脏腑，久不摅散，始变为疗"。《诸病源候论》不仅丰富了致病毒邪的内涵，同时使有关病因学的理论进一步发展金元时期刘河间之"六气皆从火化"将邪热偏盛称之为"毒"。薛生白的《热病篇》曰"毒邪深入营分，走窜欲泄，宜大剂犀角、生地、赤芍、丹皮、连翘、紫草茜根、金银花等味，"提出毒邪可损伤血络，迫血妄行。随着社会的发展不少医家学者又提出了内毒、外毒、瘀毒、痰毒、尿毒、粪毒及五志化火所致之郁毒，以及环境毒等。由于小儿"脏腑娇嫩"、"易虚易实"，且有"阴常不足"的特点，使小儿易受毒邪侵扰，而致紫癜性肾炎多发。

根据历代医家对毒邪的认识及其致病后的不同表现，毒邪又有风毒、热毒、火毒、寒毒、湿毒、燥毒、阴毒、阳毒等不同的区分。紫癜性肾炎则多以风毒、热（火）毒、湿毒、瘀毒致病多见，重症者或疾病晚期，可见浊毒为患。

风毒伤肾：肾脏病常因外感而诱发，更因外感而使疾病反复加剧。紫癜性肾炎由风毒引起者，若不能及时清解疏透，则风毒随血脉流入肾体，灼伤肾络与膀胱之络，而为尿血，经久不愈。风毒损伤肾气，气化不利，水湿内侵，导致肾病水肿。

热毒伤肾：热毒入血，迫血妄行，瘀阻经脉，皮肤见大片紫斑，颜色以暗红色为主，多伴腹痛、便血；热毒伤及肾络，则尿血、小便黄赤，或尿见大量红白细胞、蛋白尿等。

湿毒伤肾：湿毒为病，常反复发作，缠绵难愈。湿热毒邪弥漫三焦，伤及皮肤、咽喉、阻于中焦、下注膀胱，症见皮肤紫癜，或疖肿或痤疮，甚则皮肤红肿热痛，咽红或咽痛，口干苦，尿黄赤或小便短数等。

瘀毒伤肾：瘀毒为有形之物，毒邪进入血脉与血相搏，病情沉宿，反复不愈。血液受毒邪煎熬，瘀阻经脉而见色黧黑或晦暗，舌紫或有瘀斑瘀点，脉沉涩等。瘀毒伤及肾与膀胱血络，溺血色紫有块或有血丝，或镜下血尿经久不消。

浊毒为患：毒性火热、秽浊，易耗气伤阴。毒邪伤肾，日久不愈，脾肾衰败，气化无权，水液上下出入皆不通利，以致湿浊潴留而成浊毒之患。症见恶心、呕吐，口苦而黏，或口中有尿味，皮肤搔痒，苔腻或垢等。紫癜性肾炎失治或误治，致使肾功能日益衰退，脾肾衰败，湿毒无以排泄而贮留，形成溺毒，血尿素氮、肌酐明显增高，瘀浊之毒交相为害，表现为头目昏蒙、面色晦滞、呕吐频仍、烦躁不安或者昏厥、二便俱少、血压升高、舌苔灰腻等症。《重订广温热论》说："溺毒入血，血毒攻心"，甚或血毒上脑，其症极危，可致死亡。

毒邪在紫癜性肾炎的发生中起到了重要的作用。但毒邪极少单独致病，其病程中多兼挟风、热、瘀、湿的特点。病初多由六淫之邪扰动血络，血分伏热，继而热毒内盛，煎灼津液，津亏不能使血行或血受煎炼而成血瘀，或热毒迫血妄行，离经之血而为瘀。瘀血蓄积日久，复蕴毒致瘀，邪毒与瘀血胶结而成为瘀毒，入血分与血相搏结，灼伤脉络，迫血妄行，血不循经，溢于肌肤而致皮肤紫癜；毒热之邪循经下侵于肾，损伤肾络，发为溺血。正如《证治汇补》云"百病皆生于气，气之为病，生痰动火，燔灼中外，稽留血液，为积为聚，为毒为肿"。又《外科选要》云："因过食煎炒炙爆，蕴结积毒"；《证因脉治》云："《内经》'膏粱之变，足生大丁'，皆五脏生丁发毒"。

毒邪不同，则证候属性各异，非特指某个单一、具体的致病因素，而是毒邪侵犯机体，正邪相争后整体的反应结果，其证候与体内脏腑阴阳气血盛衰有密切联系。因此，在无特殊致毒物可寻时，不同的毒邪名称常是通过"以外测内"、"审证求因"的方法确定，代表着毒邪致病后的病机，是辨证论治的根据。

二、热、瘀

为本病之标，多贯穿发病的始终。热有内外、虚实之分。属外感者，多为六淫风、燥、湿等邪气，皆能郁滞而化热化火，湿郁化火等。正如王秉衡《重订广温热论》云："风寒燥湿，悉能化火。"

亦与刘河间之"六气皆从火化"相合。属内生者，常由脏腑阴阳
气血失调，阳气亢盛而成。如《素问·调经论》所说"阴虚生内
热，阳盛生外热"及朱丹溪所说"气有余便是火"等。平素嗜食
辛辣、荤腥、刺激之品，或长期情志内伤，或劳逸失度，日久蕴热
而生，加之脾、肾亏虚为致病之本，内生热毒。内外合邪，拢动血
络而肆虐为患。瘀血则贯穿于紫癜性肾炎病程的始终，本病病变之
初血分伏热，热毒内盛煎灼津液，津亏不能使血行或血受煎炼而成
血瘀，病久伤正，脾肾两虚，血行无力而致血脉瘀阻。临床观察，
本病不论辨证如何，因"离经之血为瘀血"，故都有不同程度的血
瘀；血瘀气滞的结果则加重了本虚，使得本病多缠绵难愈。

三、虚

本虚乃发病之本。《素问·评热病论》说："邪之所凑，其气
必虚。"《灵枢·百病始生》更进一步指出："风雨寒热，不得虚，
邪不能独伤人，卒然逢疾风暴雨而不病者，盖无虚，故邪不能独伤
人。此必因虚邪之风，与其身形，两虚相得，乃客其形。"正所谓
"正气存内，邪不可干。"先天不足、后天失养是紫癜性肾炎发病
的内在因素。

肾藏精，肾藏本脏之精是先天的基础，其禀受于父母，充实于
后天，又可影响到下一代。《素问·阴阳应象大论》曰："夫精者，
身之本也。"紫癜性肾炎患者先天禀赋不足，精气亏损，卫外不
固，易感外邪而发病，故本病最常见于儿童。脾为后天之本，气血
生化之源。脾气健运，化源充足，则气血旺盛，五脏六腑和筋骨肌
肉等皆得其养。若脾气虚弱，运化无力，气血化源亏乏，生血不
足，则脏腑肢体失养。脾、肾二脏相互资生，相互促进，相互协
同。肾主藏精，赖脾运化水谷精微以滋养；脾主运化，又赖肾阳以
温煦。此谓后天养先天，先天生后天。若后天脾失健运，谷精不
化，则肾失所养而精亏；若先天肾精亏虚，则脾失其温，而后天之
精不成；若脾、肾两虚，则人体正气虚弱，卫外不固，外邪内侵或
药物过敏、禀体不受，从而导致紫癜性肾炎的发生。故本病除多发

生于儿童外，也可发病于其他年龄。再因外热邪内舍于肾，火热之邪耗气伤阴，导致气阴两虚，日久阴损及阳，以至脾肾两虚，气血双亏。脾失升清，肾失封藏，则蛋白等精微物质从尿中渗漏而出。

综上所述，过敏性紫癜肾炎主要与肺、脾、肾三脏功能失常有关，尤与脾肾两脏关系密切。即所谓"其标在肺，其制在脾，其本在肾"。本虚瘀毒为病机之关键，先天禀赋不足，后天失养，正气亏虚，卫外不固，邪气乘虚而入是本病的发病基础。感受六淫毒热之邪，或过食燥热荤腥之品，或因药物过敏禀体不受，邪毒郁而化热，毒热迫血妄行，损伤脉络，血溢脉外，渗于肌肤，发为紫斑，形成肌衄；内渗于里，迫于胃肠中焦，气机阻遏则致腹痛阵作、便血；内侵肾脏，阴虚火旺，损伤肾络而为尿血、尿浊；气随血脱则耗血伤气而成瘀，气血循行不畅，瘀滞于关节脉络，不通则痛，从而导致关节疼痛；阳有余而阴不足，肝肾阴虚，虚火内生，血随火动，血不循经则见各种血证，久则热伤气阴，气阴两亏或脾肾亏虚，不能固摄，晚期可致脾肾两亏、浊邪内停而成尿毒之重症。总之，过敏性紫癜性肾炎是临床上常见而颇难治愈的疾病之一，在其发生演变过程中，应针对病情及时辨证施治，抓住本虚瘀毒这一关键所在去审视病情，标本兼顾，注意补而勿凝，泻而勿伤正。

四、络病

近年来随着研究的深入，临床医家根据紫癜性肾炎的发病特点，提出"络病"是紫癜性肾炎的重要病机改变。络脉是由经脉分出的网络全身的分支，像树枝状细分，纵横交错，遍布全身，广泛分布于脏腑组织间的网络系统。络病理论是中医学的重要理论之一，其学术思想萌芽于春秋战国时期的《黄帝内经》。如《素问·痹论》云："病久入深，营卫之行涩，经络时疏，故不通。"认为疾病迁延时日，病久不愈，深而入络，脉络瘀阻，可以导致瘀血产生。东汉张仲景《金匮要略》云："血不利，则为水"，阐明脉络不通，瘀血内阻，也可发为水病。至清代，叶天士《临证指南医案》云："初起气结在经，久则血伤入络"，"久发频发之恙，必伤及络。络乃聚血之处，久病必瘀闭"，明确提出了"久病入络"、"久病血瘀"的观点。因紫癜性肾炎临床症状以反复皮肤紫癜、肉眼或镜下血尿为主，同时伴有蛋白尿、浮肿、高血压等表现，重者可发展为慢性肾功能不全，与中医学"络病理论"颇为相合：

（一）**络脉伤则出血** 《灵枢·百病始生》云："阳络伤则血外溢，血外溢则衄血；阴络伤则血内溢，血内溢则后血"。《血证论》又云："阳络者，谓躯壳之外，肌肉、皮肤之络脉"，"阴络者，谓躯壳之内，脏腑、油膜之脉络"。说明络脉有"阳络"、"阴络"之分。紫癜性肾炎的急性期多因六淫之邪扰动血络，或因食异物，或因药物过敏，以致热毒乘虚而入，肌表脉络损伤，血液溢出于肌肤者为肌衄，常见皮肤出现青紫斑点或斑块隐于皮内，压之不褪色；因热毒内迫肠胃，胃及十二指肠脉络损伤而致便血；内伤肾脏、膀胱、尿道脉络而致血随小便出，出现血尿，均与各种原因造成的络脉损伤有关。"阳络"、"阴络"，"小血管"虽是中西医两个不同体系的概念，但二者的病理改变是一致的。因此中医的"阳络、阴络伤则出血"与西医的皮肤、黏膜、内脏器官等多部位小血管病变有着密切的关系。

（二）**肾络瘀阻则病水** 肾络，即网络于肾中的络脉。肾络保持充盈、通畅，气血津液渗灌、出入有序是肾藏精、主水液代谢等生理功能正常发挥的必要条件。《金匮要略》云："血不利，则为水"，唐容川《血证论》云："瘀血化水，亦发为水肿"，阐明脉络不通，瘀血内阻，也可发为水病。紫癜性肾炎时风、热、毒、湿、瘀等病邪由少阴之脉下犯，伤于肾之脉络，导致血道不畅而瘀塞，"气化代谢失常"，故血液和精微外渗，为血尿、蛋白尿。肾气受损，肾间动气不足，则引发三焦水道开阖功能障碍，则体内之水湿浊邪不能下泄，蕴积于体内，郁而成毒，病久则亦成尿毒症，肾气亏不能束水，水湿外溢于肌肤则为肿为胀。

（三）**瘀毒伤络则发病** 络脉细小而密的特点，决定了其病理上易瘀滞而成病。如《素问·至真要大论篇》云"血脉凝泣，络满色变，或为血泄。"《素问·调经论篇》云"孙络外溢，则经有留血"。现代中医研究认为经脉和络脉构成了封闭式循环，络血双向流动，不参加体液循环，不参加十四经循环，且紫癜性肾炎患儿因虚或长期应用激素，使卫外不固，易感外邪，舍于经络，脉络不和，血涩不通，以上种种原因，使络脉之病易瘀滞。瘀血形成之后，阻滞于脉络，则使血运不畅，新血不生，从而加重血瘀证，脏腑经络失于荣养，导致各脏器功能衰退。正如《读医随笔》所言"脉络之中，必有推荡不尽之瘀血，若不驱除，新生之血不能流通，元气终不能复，甚有传为劳损者"。

络脉亏虚，则气机不流贯，不能御邪，邪毒必乘虚内侵。紫癜性肾炎患者先天禀赋不足，后天失养，脉络亏虚，致六淫毒热、食毒、药毒等外感之毒乘虚而入，邪毒郁而化热，毒热迫血行，损伤肌肤、胃肠、肾、膀胱之络，血溢脉外，血循经则见各种血证，正所谓"无邪不有毒，热从毒化变从毒起，瘀从毒结"。因而瘀毒伤络，脉络阻滞是过敏性紫癜性肾炎的主要病变机理。

第三章　临床表现

一、临床表现

紫癜性肾炎多为急性起病，各种症状可以不同组合。首发症状以皮肤紫癜为主，少数病例以腹痛、关节炎或肾脏症状首先出现。起病前 1～3 周常有上呼吸道感染史。可伴有低热、纳差、乏力等全身症状。

（一）**皮疹**　皮疹是一种皮肤病变。反复出现皮肤紫癜为本病特征，多见于四肢及臀部，对称分布，伸侧较多，分批出现，面部及躯干较少。初起呈紫红色斑丘疹，高出皮面，压之不褪色，数日后转为暗紫色，最终呈棕褐色而消退。少数重症患儿紫癜可融合成大疱伴出血性坏死。部分病例可伴有荨麻疹和血管神经性水肿。皮肤紫癜一般在 4～6 周后消退，部分患儿间隔数周、数月后又复发。

（二）**关节症状表现**　紫癜性肾炎患者的关节症状多数以游走性多发性关节痛为特征。约 1/3 病例可出现膝、踝、肘、腕等大关节肿痛，活动受限。关节腔有浆液性积液，但一般无出血，可在数日内消失，不留后遗症。常见受累关节是膝、踝和手。症状多于数日内消退，不遗留关节变形。部分患儿可累及大关节，如膝、踝、腕、肘等，小关节不受累，可单发、多发或呈游走性。关节肿胀、疼痛，活动时疼痛加重，局部常伴微热，重者有灼热感。

（三）**胃肠道症状表现**　紫癜性肾炎患者的胃肠道表现最常见为腹痛，约见于 2/3 病例。由血管炎引起的肠壁水肿、出血、坏死或穿孔是产生肠道症状及严重并发症的主要原因。一般以阵发性剧烈腹痛为主，常位于脐周或下腹部，疼痛，可伴呕吐，但呕血少见。部分患儿可有黑便或血便，偶见并发肠套叠、肠梗阻或肠穿孔者。儿童紫癜性肾炎有时可并发肠套叠、肠梗阻和肠穿孔。

（四）**高血压**　紫癜性肾炎引发的高血压约占高血压患者的 20%～40%，血压一般为轻度至中度增高，个别紫癜性肾炎患者的病例可出现高血压脑病。高血压常与尿异常同时发现，不过多数紫癜性肾炎患者恢复较快。

（五）**泌尿系统症状**　30%～60% 病例有肾脏受损的临床表现。多发生于起病一月内，亦可在病程更晚期，于其他症状消失后发生，少数则以肾炎作为首发症状。症状轻重不一，与肾外症状的严重度无一致性关系。多数患儿出现血尿，蛋白尿和管型，伴血压增高及浮肿，称为紫癜性肾炎；少数呈肾病综合征表现。肾脏症状绝大多数在起病一个月内出现，亦可在病程更晚期发生，少数以肾炎为首发症状。虽然有些患儿的血尿，蛋血尿持续数月甚至数年，但大多数都能完全恢复，少数发展为慢性肾炎，死于慢性肾功能衰竭。

（六）**其他表现**　偶可发生颅内出血，导致惊厥、瘫痪、昏迷、失语。出血倾向包括鼻出血、牙龈出血、咯血、睾丸出血等。偶可累及循环系统发生心肌炎和心包炎，累及呼吸系统发生喉头水肿，哮喘、肺出血等。

二、病理分类

紫癜性肾炎肾脏病理类型与临床关系密切，对指导治疗、判断预后皆有重要意义。大多数医疗工作者都遵循 1975 年国际儿童肾脏病研究中心（ISKDC）和 WHO 的分类方法。

（一）国际儿童肾脏病研究会（KDC）病理分类法

Ⅰ 度：为微小病变。

Ⅱ 度：为系膜增生。

Ⅲ 度：（a）局灶性和（b）弥漫性增生或硬化，新月体形成 <50%。

Ⅳ 度：（a）局灶性和（b）弥漫性系膜增生或硬化，新月体形成 50%～75%。

Ⅴ 度：（a）局灶性和（b）弥漫性系膜增生或硬化，新月体形

成 >75% 。

VI 度：膜性增生性病变。

（二）世界卫生组织（WHO）病理分级

Ⅰ：包括微小病变，微小病变伴局灶节段性显著，局灶性增生性肾小球肾炎轻度。

Ⅱ：包括弥漫性增生性肾小球肾炎轻度，弥漫性增生性肾小球肾炎轻度伴局灶节段性显著。

Ⅲ：包括局灶性增生性肾小球肾炎中等度，弥漫性增生性肾小球肾炎中等度。

Ⅳ：包括弥漫性增生性肾小球肾炎重度，终末期肾。

（三）2000 年 11 月珠海会议上提出其病理分级草案

1 级：肾小球轻微异常；

2 级：单纯系膜增生，a. 局灶/节段，b. 弥漫性；

3 级：系膜增生，a. 局灶/节段，b. 弥漫性，伴 <50% 肾小球新月体形成/节段性病变（硬化、粘连、血栓、坏死）；

4 级：病变同 3 级，亦可分为 a 和 b，伴 50% ~75% 的肾小球上述病变；

5 级：病变同 3 级，分为 a 和 b，伴 >75% 的肾小球上述病变；

6 级：膜增生性肾小球肾炎。

评分标准，将肾小球肾小管病理分别按总体评为 0 级 0 分；1 级 1~4 分；2 级 5~8 分；3 级 9~12 分。

第四章　西医诊断与中医辨证

第一节　西医诊断

一、根据陈吉庆主编《实用儿科诊疗规范》诊断依据

（一）**病史**　直接致敏原尚不明确，可能有上呼吸道感染如：麻疹，流行性腮腺炎等，寄生虫如蛔虫，钩虫等；或应用药物、接触异种蛋白等病史：食物如鸡蛋、鱼、虾等，药物如氯霉素、水杨酸盐等，其他如虫咬、花粉等均可能成为致敏原。

（二）**症状**

1. 皮肤紫癜多见于下肢及臀部，对称分布，分批出现，较重者累及上肢及躯干。紫癜大小不等，呈紫红色，高出皮面，可伴有荨麻疹、血管神经性水肿，严重者紫癜融合成大疱伴出血性坏死。

2. 反复阵发性腹痛，位于脐周或下腹部，可伴呕吐、便血，偶见肠套叠、肠梗阻或肠穿孔。

3. 膝、踝、肘、腕等大关节肿痛，活动受限，可单发或多发，可有关节腔积液。关节病变可呈游走性，可在数日内消失，不遗留关节畸形。

4. 病程中（多数在 6 个月内）出现血尿和（或）蛋白尿，可伴高血压及水肿。

（三）**体检发现**　多有过敏性紫癜的特征性皮疹或痕迹；可有高血压、浮肿（紧张性或凹陷性）；少数病例可有关节肿胀、腹部压痛、淋巴结肿大和肝脾肿大等。

（四）**辅助检查**

1. 尿常规：尿检查必有程度不一的血尿、蛋白尿和管型，蛋

白尿多为低选择性。

2. 血常规：血小板计数、出凝血时间、凝血酶原时间均在正常范围；早期嗜酸细胞增加。

3. 免疫学检查：血清 IgA、IgE 可增高但无特异性；血清 C_3、C_4 和 CH_{50} 多数正常；活动期血循环免疫复合物多增高。

4. 严重病例可有 Ccr 下降和血尿素氮、肌酐升高；表现为肾病综合征者可有血清白蛋白降低和胆固醇增高。

5. 肾穿刺：可确定本病的病理类型诊断。

二、临床分型

（1）单纯性血尿或单纯性蛋白尿型：有程度不等的血尿，可伴有一过性蛋白尿或不伴蛋白尿，一般无水肿及高血压，肾功能正常，预后较好。

（2）血尿、蛋白尿型：以血尿、蛋白尿为主，一般无水肿及高血压，肾功能正常，预后较好。

（3）急性肾炎型：表现为水肿、高血压及尿异常，程度较轻，少尿不明显。血补体不降低，血尿迁延较一般急性肾炎久。

（4）肾病综合征型：具有肾病综合征的四大特点，伴不同程度的血尿。

（5）慢性肾炎型：多系病程迁延所致，为紫癜肾炎中预后最差的类型，终发展慢性肾功能不全。

（6）急进性肾小球肾炎型：起病急，早期即有少尿或无尿，氮质血症明显。病理改变多呈新月体肾炎，预后差，多死于肾功能不全。此型较少见。

第二节 中医辨证

关于本病的辨证分型，目前尚无公认的方案。由于病人的病情常处于动态变化之中，证候表现较为复杂，故多以正虚为本，以邪实为表设立辨证原则。病程早期主要为感受"热、毒"，热毒伤血络而致瘀，故多为实证、热证。若热邪炽盛，可迅速伤及气阴，或疾病迁延日久，耗气伤阴，致气虚阴伤，病情由实转虚，或虚实夹杂。若热盛伤阴明显，可见肝肾阴虚，阴虚火旺。气虚阴伤日久，阴损及阳，可导致脾肾阳虚。

一、本证

热伤血络：起病较急，病程较短，双下肢及臀部皮肤出现瘀点、瘀斑，大小不等，色鲜红，可伴鼻衄、齿衄、便血、腹痛、关节痛，可有尿血，或尿色深黄、尿少，舌质红，苔黄，脉数有力。

气阴两虚：病程较久，或素体虚弱，或病初热邪炽盛，迅速伤及气阴。多数已无皮肤紫癜，可有不同程度的浮肿，面色少华，时有乏力，或易感冒、纳差，或有手足心热，口干咽燥或长期咽痛、咽部暗红，舌质偏红，少苔，脉细或弱。

肝肾阴虚：病程较久，或反复发作，皮肤可有瘀点、瘀斑，色淡红，也可无紫癜，尿色红或正常，目睛干涩或视物模糊，头晕耳鸣，五心烦热，口干咽燥，舌红，少苔，脉弦细或细数。

脾肾阳虚：全身浮肿明显，面白晦暗，神疲体倦，四肢欠温，多数已无皮肤紫癜，或见陈旧性暗红色紫癜，夜尿增多，纳呆便溏，舌淡胖，苔白滑，脉沉迟无力。

二、标证

风热：皮肤可见鲜红色紫癜，或伴痒感，或胸腹部出现淡红色痒疹或风团，可有发热、咽红、咽痛、咽痒、流涕，舌质红，苔薄黄，脉浮数。

热毒：皮肤紫癜鲜红或深红或中央紫红，分布较密集，或有尿血，可伴鼻衄、便血、口干喜冷饮、大便干或便秘，舌红苔少或黄，少津，脉洪数。

湿热：皮肤紫癜可反复发作，腹胀、腹痛，或关节肿痛、屈伸不利，或尿频、尿急、尿痛、尿少，舌质红，苔黄厚腻，脉滑数。

水湿：见不同程度的浮肿，肢体困重，可有尿少，严重者可有胸水、腹水，舌质淡红，苔白或厚，脉沉细。

血瘀：皮肤多留有色素沉着，甚则肌肤甲错、面色不泽或稍晦暗，舌质暗红，可有瘀斑、瘀点，苔少，脉弦涩。

湿浊：纳呆，时有恶心、呕吐，甚则口中有异味，身重困倦，水肿加重，可有尿少，伴夜尿增多，舌质淡红，舌苔厚腻，脉沉无力。

临床发现，本证中热伤血络和肝肾阴虚多兼夹风热、湿热标证；气阴两虚和脾肾阳虚多兼夹湿热、水湿标证。血瘀这一标证贯穿病变始终，伴随各主证存在。

第五章　鉴别诊断与类证鉴别

一、急性肾小球肾炎

简称急性肾炎。广义上指一组病因及发病机理不一，但临床上表现为急性起病，以血尿、蛋白尿、水肿、高血压和肾小球滤过率下降为特点的肾小球疾病，故也常称为急性肾炎综合征。本症在临床上表现轻重悬殊，轻者可为"亚临床型"即除实验室检查异常外，并无具体临床表现；重者并发高血压脑病、严重循环充血和急性肾功能衰竭。前驱病常为链球菌所致的上呼吸道感染，如急性化脓性扁桃体炎、咽炎、淋巴结炎、猩红热等，或是皮肤感染，包括脓疱病、疖肿等。由前驱感染至发病有一无症状间歇期，呼吸道感染引起者约 10 天（6～14 天），皮肤感染引起者为 20 天（14～28 天）。典型病例的临床表现：水肿是最常见的症状，系因肾小球滤过率减低水钠潴留引起。初仅累及眼睑及颜面，晨起重；重者波及全身，少数可伴胸、腹腔积液；半数病儿有肉眼血尿；镜下血尿几乎见于所有病例。尿量减少并不少见，但真正发展至少尿或无尿者为少数。高血压见于 30%～80% 的病例，系因水钠潴留血容量扩大所致，一般为轻或中度增高。大多于 1 周～2 周后随利尿消肿而血压降至正常。实验室检查：尿常规以红细胞为主，可有轻或中度的蛋白或颗粒管型。血尿素氮在少尿期可暂时升高。血沉在急性期增快。抗"O"效价增高，多数在 1：400 以上。血清补体 C_3 测定在发病 >2 周明显下降，1 月～2 月恢复正常。

二、IgA 肾病

IgA 肾病是一组多病因引起的具有相同免疫病理学特征的慢性肾小球疾病。临床上约 40%～45% 的患者表现为肉眼或显微镜下血尿，35%~40%的患者表现为显微镜下血尿伴蛋白尿，其余表现为肾病综合征和肾功能衰竭。IgA 肾病是世界范围内一种常见的肾小球疾病，在不同洲、不同国家或在一个国家不同地区的流行差异很大，我国 IgA 肾病的发病率占原发性肾小球疾病的 26%~34%。男女之比大约是 2∶1。临床表现为反复发作性肉眼血尿或持续性镜下血尿；不伴水肿、高血压或其他肾功能异常。实验室检查可见血中 IgA 水平升高；肾组织免疫荧光检测有显著 IgA 沉着于系膜区。少数紫癜性肾炎患者因早期仅有肾脏损害而无皮疹及肾外器官受累，类似原发性 IgA 肾病，但紫癜性肾炎肾小球毛细血管节段袢坏死、新月体形成等血管炎表现更为突出。

三、狼疮性肾炎

多见于中、青年女性。早期可表现为血小板减少性紫癜，多数病例可有蛋白尿、红白细胞尿、管型尿或呈肾病综合征表现，伴有浮肿、高血压或肾功能减退、夜尿增多；少数病例起病急剧，肾功能迅速恶化。临床轻者为无症状蛋白尿（<2.5g/d）或血尿，无水肿、高血压；重型病例病变常迅速累及浆膜、心、肺、肝、造血器官和其他脏器组织，并伴相应的临床表现。体检可见：贫血貌，面部蝶形红斑，可伴有关节红肿、脱发、皮疹、心脏杂音或心包积液、肝脾肿大、淋巴结肿大及不同程度浮肿或胸腹水等。实验室检查：尿常规检查可有不同程度的尿蛋白、镜下血尿、白细胞、红细胞及管型尿。血常规检查多有中度贫血，白细胞下降，血小板多数少于 $100 \times 10^9/L$。血沉较快。疫学检查可见 γ-球蛋白增高，血循环免疫复合物阳性，低补体血症。血红斑狼疮细胞阳性，皮肤狼疮带试验阳性。重证可见 Ccr 下降、血尿素氮和肌酐升高、血白蛋白降低或肝功转氨酶增高。B 超可见双肾增大。肾活检可确定病理类型。

四、系统性血管炎

分为原发血管炎和继发血管炎，是一组以血管的炎症与坏死为主要病理改变的炎性疾病。临床表现因受累血管的类型、大小、部位及病理特点不同而表现各异，其常累及全身多个系统，引起多系统多脏器功能障碍，但也可局限于某一脏器，如皮肤、肾脏、肺、神经系统等。临床常多表现为急进性肾炎，病理表现以Ⅲ型（寡免疫复合物性）新月体肾炎、紫癜性皮疹或网状青斑等为主。其血清抗中性粒细胞胞浆抗体（ANCA）常为阳性。

五、特发性血小板减少性紫癜（ITP）

为小儿最常见的出血性疾病。临床表现特点是皮肤、黏膜广泛出血，多为散在性针头大小的皮内或皮下出血点，形成瘀点或瘀斑；四肢较多，但也可为全身性出血斑或血肿，多无肾脏损害；约1% 患者发生颅内出血，成为 ITP 致死的主要原因。实验室检查：血小板减少可依照病情分为四度：1 轻度：血小板 $< 100 \times 10^9/L$ 而 $> 50 \times 10^9/L$，只在外伤后出血；2 中度：血小板 $\leq 50 \times 10^9/L$ 而 $> 25 \times 10^9/L$，尚无广泛出血；3 重度：血小板 $< 25 \times 10^9/L$ 而 $> 10 \times 10^9/L$；4 极重度：血小板 $< 10 \times 10^9/L$，自发性出血不止，危及生命。凝血功能检查可见出血时间延长，凝血时间正常。血块收缩不良或不收缩。出血严重者骨髓检测可见反应性造血功能旺盛，急性病例巨核细胞总数正常或稍高，慢性病人巨核细胞多增高，多在 $0.2 \times 10^9/L$ 以上，甚至高达 $0.9 \times 10^9/L$。原巨核细胞和幼稚巨核细胞百分比正常或稍高；成熟未释放血小板的巨核细胞显著增加，而成熟释放血小板的巨核细胞极少见。血清中血小板抗体阳性，血小板寿命缩短。

六、继发性血小板减少性紫癜

临床表现类似于特发性血小板减少性紫癜，多见于严重细菌感染和病毒血症之后，或各种脾肿大疾病以及骨髓受侵犯疾病。原发病因可直接破坏血小板或抑制其功能，或与血浆成分合并，形成抗原复合物，继而产生抗体，再由抗原抗体发生过敏反应，破坏血小板。实验室检查亦可见血小板减少及凝血功能等异常。

七、血栓性血小板减少性紫癜

见于任何年龄，基本病理改变为嗜酸性物栓塞小动脉，以前认为是血小板栓塞，后经荧光抗体检查证实为纤维蛋白栓塞。这种血管损害可发生在各个器官。临床上表现为血小板减少性出血和溶血性贫血，肝脾肿大，可出现肾功能不良，如血尿、蛋白尿、氮质血症、酸中毒。溶血较急者可发热，并有腹痛、恶心、腹泻甚至出现昏迷、惊厥及其他神经系症状。实验室检查：网织红细胞增加，周围血象中出现有核红细胞。血清抗人球蛋白试验一般阴性。

八、其他病原体感染后的肾小球肾炎

已知多种病原体感染也可引起肾炎，并表现为急性肾炎综合征。可引起增殖性肾炎的病原体有细菌（葡萄球菌、肺炎球菌等）、病毒（流感病毒、EB 病毒、水痘病毒、柯萨基病毒、ECHO病毒、巨细胞包涵体病毒及乙型肝炎病毒等）肺炎支原体及原虫等。参考病史、原发感染灶及其各种特点一般均可区别。

第六章　治　疗

第一节　中医经典治疗经验

结合各家论述,本病的治疗可从急性期和恢复期入手,急性期多以邪实为主,治疗上选用"澄源"的方法,即选择消除病因的治疗措施,以疏风清热、解毒、清营凉血、清利湿热为主要治疗方法,恢复期以虚为主,常虚实互见,错综复杂,治疗上选用"塞流"的方法以减少精、血自尿液中流失。临证常分以下 7 型论治。

1. 风热搏结

证候:初起可有发热、微恶风寒、咽痛口渴、心烦等症,继则风热伤络而有下肢紫癜,甚则尿血。多突然起病,两上下肢甚则少腹、臀部出现红色斑点,自觉经常瘙痒,继之斑点转为紫色,兼有腹痛或关节疼痛,尿赤,舌质淡红或略红,苔白或薄黄,脉浮滑有力。

证候分析:由于感受外邪,侵袭肌表,阻遏卫气,故见发热、微恶风寒;风热之邪上冲咽喉,故咽干而痛;热伤津液,故口渴、舌红、苔薄黄。热伤脉络,血溢脉外,故出现皮下紫癜,热邪下注,扰伤肾络则见尿血。

治法:祛风清热,凉血散瘀。

方药:银翘散加味。银翘散出自《温病条辨》,是吴塘论治温病所创第一方。组成:连翘、银花、苦桔梗、薄荷、竹叶、生甘草、芥穗、淡豆豉、牛蒡子等。如见腹痛便血者,加白芍、生地榆;如见尿血者,加大小蓟、马鞭草、生侧柏、茜草等;如瘙痒重,加防风、黄芩,腹痛重,加白芍、甘草。

方解:古云"温邪上受,首先犯肺。"肺与皮毛相合,所以温病初起，多见发热头痛，微恶风寒，汗出不畅或无汗。肺受温热之邪，上熏口咽，故口渴，咽痛；治当辛凉解表，透邪泄肺，使热清毒解。吴氏宗《素问·至真要大论》："风淫于内，治以辛凉，佐以苦甘"之训，综合前人治温之意，用银花、连翘为君药，既有辛凉透邪清热之效，又具芳香辟秽解毒之功；臣药有二，即是辛温的荆芥穗、豆豉，助君药开皮毛而逐邪；桔梗宣肺利咽，甘草清热解毒，竹叶清上焦热，芦根清热生津，皆是佐、使药。《成方便读》："银翘散，治风温温热，一切四时温邪。病从外来，初起身热而渴，不恶寒，邪全在表者。故以辛凉之剂，轻解上焦。银花、连翘、薄荷、荆芥，皆辛凉之品，轻扬解散，清利上焦者也。豆豉宣胸化腐，牛蒡利膈清咽，竹叶、芦根清肺胃之热而下达，桔梗、甘草解胸膈之结而上行，此淮阴吴氏特开客气温邪之一端，实前人所未发耳。"

实验研究：①解热作用：对2，4-二硝基酚所致的大鼠发热，本方有强而迅速的解热作用。②对免疫功能的影响：小鼠实验表明，本方不能增强网状内皮系统对血流中惰性炭粒的吞噬廓清，对肝、脾、胸腺重量也无明显影响，但对腹腔巨噬细胞对鸡红血球的吞噬能力及细胞内消化能力则有显著的促进作用，表明本方能增强非特异性吞噬功能。③对以2，4-二硝基氟苯所致小鼠皮肤迟发型超敏反应，本方无论是煎剂、片剂及袋泡剂均有显著的抑制作用。此外，对于天花粉所致小鼠及大鼠之皮肤被动过敏反应，以及天花粉所致小鼠速发型超敏反应，均有不同程度的抑制作用，表明本方仅具有显著的抗过敏作用。

2. 热盛迫血

证候： 热毒炽盛，出血倾向亦重，下肢可见大片紫癜，肉眼血尿明显，烦躁不安，口干喜凉饮，紫癜反复不愈，以上下肢远端、少腹部及臀部为著，分布较密，此起彼伏，退后骤起，尿涩赤或暗红，舌红或略暗，脉滑数，舌质红绛。

证候分析： 由于热毒炽盛，迫血妄行，故出血倾向严重，可见大片紫癜，甚者伴有肉眼血尿；热毒内蕴，灼伤津液，故见烦躁不安、口干喜饮、舌质红绛等。

　　治法：清热解毒，凉血散瘀。

　　方药：犀角地黄汤加味。犀角地黄汤出自《小品方》录自《外台秘要》，药用犀角（或水牛角）、生地、丹皮、赤芍、银花、连翘、玄参、茜草、白茅根等。若尿血甚者，可合用小蓟饮子加减；血压偏高者，可加菊花、石决明、夏枯草等。如皮肤瘙痒者，可加地肤子、白鲜皮、蝉蜕等；便血者，加生地榆、槐花等。

　　方解：本方治证由热毒炽盛于血分所致。心主血，又主神明，热入血分，一则热扰心神，致躁扰昏狂；二则热邪迫血妄行，致使血不循经，溢出脉外而发生吐血、衄血、便血、尿血等各部位之出血，离经之血留阻体内又可出现发斑、蓄血；三则血分热毒耗伤血中津液，血因津少而浓稠，运行涩滞，渐聚成瘀，故舌紫绛而干。此际不清其热则血不宁，不散其血则瘀不去，不滋其阴则火不熄，正如叶天士所谓"入血就恐耗血动血，直须凉血散血。"治当以清热解毒，凉血散瘀为法。方用苦咸寒之犀角为君，凉血清心而解热毒，使火平热降，毒解血宁。臣以甘苦寒之生地，凉血滋阴生津，一以助犀角清热凉血，又能止血；一以复已失之阴血。用苦微寒之赤芍与辛苦微寒之丹皮共为佐药，清热凉血，活血散瘀，可收化斑之功。四药相配，共成清热解毒，凉血散瘀之剂。本方配伍特点是凉血与活血散瘀并用，使热清血宁而无耗血动血之虑，凉血止血又无冰伏留瘀之弊。如吴谦《医宗金鉴·删补名医方论》云："吐血之因有三：曰劳伤，曰努伤，曰热伤。劳伤以理损为主；努损以去瘀为主；热伤以清热为主。热伤阳络则吐衄；热伤阴络则下血，是汤治热伤也。故用犀角清心去火之本，生地凉血以生新血，白芍敛血止血妄行，丹皮破血以逐其瘀。此方虽曰清火，而实滋阴；虽曰止血，而实去瘀。瘀去新生，阴滋火熄，可为探本穷源之法也。"目前临床上采用水牛角（即水牛的双角）作为犀角的代用品。按《别录》记载，水牛角能"治时气寒热头痛"，又《大明本草》说："煎汁，治热毒风及壮热"。据上所述，则水牛角的功效与犀牛角相似。水牛角的一般用量为三钱至五钱，大剂量可用一两至二两，煎服。如研粉吞服，每次五分至一钱。

实验研究：对实验发热动物（家兔）按成人剂量 15 倍（等效量）灌胃给药（每次 3.8ml/kg），观察黄连解毒汤、犀角地黄汤给药后 2、4、6 小时内体温变化，并与对照组（复方阿司匹林组、复方氨基比林组）解热效果进行比较，结果均有显著的解热效果，但复方阿司匹林给药后 4 小时降温幅度不及黄连解毒汤和犀角地黄汤。而中药起效时间缓慢，犀角地黄汤 4 小时方呈现显著效果。

3. 湿热内阻

证候： 皮肤紫癜可反复发作，腹胀、腹痛，或关节肿痛、屈伸不利，身重疼痛，面色淡黄，胸闷不饥，午后身热，或尿频、尿急、尿痛、尿少，舌质红，苔白厚腻，脉弦细或濡数。

证候分析： 由于虫咬，虫毒浸淫，湿毒化热，湿温初起，邪气留恋气分，未曾化燥，形成湿遏热伏之象，气血循行不畅，迫血妄行，故见紫癜或尿血；湿热内蕴，则口苦口黏；湿热中阻，则口干不欲水，胸闷痞满，舌苔白腻。

治法： 清热利湿，活血化瘀。

方药： 三仁汤合二妙散加减。药用苡仁、苍术、黄柏、黄连、白蔻仁、川朴、法夏、滑石、牛膝、丹参、泽兰、赤芍等。若尿血甚者，可合用小蓟饮子加减；血压偏高者，可加菊花、石决明、夏枯草等；血热妄行型加石膏、大蓟、小蓟、白茅根等；阴虚火旺者加女贞子、旱莲草、玄参、青蒿；气虚失摄加黄芪、西洋参、菟丝子；皮肤瘙痒者，可加地肤子、白鲜皮、蝉蜕等。

方解： 三仁汤出自《温病条辨》上焦篇第 43 条："头痛恶寒，身重疼痛，舌白不渴，脉弦细而濡，面色淡黄，胸闷不饥，……，三仁汤主之。"二妙散出自《丹溪心法》，为治疗湿热下注之基础方。湿热下注，流于下肢，使筋脉弛缓，则两足痿软无力，而成痿证。湿热痹阻筋脉，以致筋骨疼痛、足膝红肿，或为脚气；二方相伍，清热燥湿，标本兼顾。方中杏仁苦辛，宣利上焦肺气，气化则湿化，白蔻仁芳香化湿，行气，调中，生苡仁甘淡，渗利下焦湿热，健脾，三仁合用，能宣上、畅中、渗下而具清利湿热，宣畅三焦气机之功。臣以半夏、厚朴，辛开苦降，化湿行气，散满消痞。佐滑石、竹叶、通草甘寒淡渗，利湿清热。配伍要点：辛开苦降淡渗以宣上、畅中、渗下，使湿热之邪从三焦分消，调畅三焦气机。

实验研究：本方主要有抗菌，解热及利尿等作用。（1）对葡萄球菌、溶血性链球菌、肺炎球菌、伤寒杆菌、痢疾杆菌、百日咳杆菌、枯草杆菌均有抗菌作用。（2）可使酵母混悬液引起致热的大鼠体温降低。"三仁"能显著升高 ANP、$Na^+ - K^+ - ATPase$ 及尿中 Na^+ 浓度，而对 K^+ 无影响。通过提高 ANP 从而利 Na^+ 利尿，以及促进 $Na^+ - K^+ - ATPase$ 功能，起到利尿的作用。

4. 瘀血阻络

证候：因热扰血络，外溢内渗发为紫癜、血尿，皮肤多留有色素沉着，甚则肌肤甲错、面色不泽或稍晦暗，舌质暗红，可有瘀斑、瘀点，苔少，脉弦涩。

证候分析：病程迁延，脾、肺、肾三脏功能失调，则肾络瘀滞，形成瘀血，或久病入络，血脉瘀阻，血不循经而溢于脉外，均可见紫癜、尿血等症。瘀血内阻，肌肤失养，则见肌肤甲错、面色不泽或稍晦暗，舌质暗红，苔少，脉弦涩。

治法：温经散寒，活血化瘀。

方药：血府逐瘀汤加减。药用桃仁、红花、当归、生地、川芎、赤芍、牛膝、桔梗、柴胡、枳壳、甘草等。如见腹痛便血者，加白芍、生地榆；如见尿血者，加大小蓟、马鞭草、生侧柏、茜草等；如瘙痒重，加防风、白鲜皮等。

方解：血府逐瘀汤出自《医林改错》，从桃红四物汤化裁而来，不仅可行血分之瘀滞，又可解气分之郁结，活血而不耗血，祛瘀又能生新，使"血府"之瘀逐去而气机畅通，从而诸证悉除，故名"血府逐瘀汤"。方中当归、川芎、赤芍、桃仁、红花、生地（桃红四物汤）活血化瘀；生地凉血清热，合当归又能养阴润燥，使祛瘀而不伤阴血；四逆散行气和血而舒肝。有气行则血行之意。柴胡疏肝解郁，升达清阳；桔梗开宣肺气，载药上行，又可合枳壳一升一降，开胸行气，使气行则血行；妙在牛膝祛瘀血，通血脉，引瘀血下行。甘草调和诸药。诸药相伍，既行血分瘀滞，又解气分郁结，活血而不耗血，祛瘀又能生新。合而用之，使瘀去气行，则诸证可愈。

实验研究：本方具有改善微循环、抗凝血作用。（1）改善微循环，抗休克，对微循环作用的观察表明，消化道给药后，能明显改善由高分子右旋糖酐造成的大鼠急性微循环障碍，并可防止由于微循环紊乱而致的血压急剧下降。证明有活血化瘀，改善微循环，增加组织器官血流灌注量的效应。（2）凝血作用和抗凝作用，本方静脉制剂在试管内有缩短复钙时间、凝血酶原和凝血酶凝固时间，对血小板有解聚作用，并能复活肝脏清除能力。

5. 肝肾阴虚

证候：下肢紫癜及尿血，兼见手足心热，口干喜饮，皮肤紫斑，色红或紫红，以下肢、少腹为主，伴头昏，腰膝酸软，或潮热，盗汗，舌红少苔，脉细数，大便干结。

证候分析：由于肝肾阴虚，虚火内生，灼伤血络，血随火动则发为紫癜，尿血；阴虚内热，故见手足心热；虚火上炎，则口干喜饮，舌红少津。

治法：滋养肝肾，凉血散瘀。

方药：知柏地黄汤合小蓟饮子加减。药用生地、丹皮、山药、山萸肉、当归、赤芍、大小蓟、滑石、藕节、蒲黄、白茅根等。阴虚甚者，加龟板、鳖甲、旱莲草、女贞子；血热甚者，加紫草、赤芍，尿血重者，加地榆、茅根、仙鹤草。

方解：知柏地黄汤源于明·张景岳《景岳全书》，原名为滋味八味丸，是由六味地黄丸加知母、黄柏而成。方中知母清热泻火，生津润燥。黄柏清热燥湿，泻火除蒸，解毒疗疮。配合三补三泻之六味地黄丸，重用熟地滋阴补肾，填精益髓，山茱萸补养肝肾，并涩精，山药补益脾阴，亦能固肾。三药配合，肾肝脾三阴并补，是为三补。泽泻利湿而泄肾浊，并能减熟地黄之滋腻，茯苓淡渗脾湿，并助山药之健运，与泽泻共泻肾浊，助真阴得复其位，丹皮清泄虚热，并制山茱萸之温涩。三药称为三泻，均为佐药。诸药相合，其中补药用量重于泻药，是以补为主，肝脾肾三阴并补，以补肾阴为主。主要用于肾阴虚引起的腰膝酸软、头晕耳鸣、手脚心发热、遗精盗汗等症状。小蓟饮子源自《重订严氏济生方》，《医方考》谓之："下焦热结血淋者，此方主之。下焦之病责于湿热，法曰：病在下者引而竭之。故用生地、栀子凉而导之，以竭其热；用滑石、通草、竹叶淡而渗之，以竭其湿；用小蓟、藕节、蒲黄消而逐之，以去其瘀血；当归养血于阴；甘草调气于阳。古人治下焦瘀热之病，必用渗药开其溺窍者，围师必缺之义也。"

实验研究：知柏地黄丸具有显著的增强免疫、降血脂、降血压、改善肾功能、促进新陈代谢及较强的强壮作用。（1）对免疫功能的影响：能激活细胞免疫及抗体生成反应，提高细胞免疫功能，促进扁桃体细胞诱生干扰素，提高血清干扰素水平。（2）扩张血管，对动脉狭窄性高血压有明显的降压和改善肾功能作用。（3）减少心肌胶原的沉着，防治高血压心血管损害。（4）改善血液流变性，降低全血黏度、血浆黏度、纤维蛋白原，抑制梗死心脏中氧自由基的生成，缩小梗死面积，防治冠心病、心肌梗塞。（5）对血脂的影响，可明显降低胆固醇、甘油三酯和磷脂，增加高密度脂蛋白，提高 HDL – C/TC 的比值，促进脂质代谢，长期服用有防止动脉粥样硬化的作用。（6）促进肾脏对体内代谢产物尿素的排泄，保护肾排泄功能。（7）对肝损伤有保护作用：对正常的 ALT 活性无明显影响，但对四氯化碳、硫代乙酰胺及强的松龙所致的 ALT 活性升高有显著的降低作用。（8）抗化疗药物毒副作用，延长生存率，保护红细胞、白细胞、血小板功能，防止心、肝、肾功能的损害，保护 NK 细胞活性，增强 T、B 淋巴细胞转化功能。

6. 脾气虚损

证候：脾虚失统，气不摄血亦能血溢成斑，或有尿血。上下肢皮肤散在紫斑，斑色暗淡，时起时消，劳则加重，心悸气短，头昏、倦怠乏力，纳呆，同时可见气短乏力、食少懒言、心悸头晕、面色萎黄、舌淡齿痕等。

证候分析：久病不愈，脾气不足，或素体脾虚，气不摄血，故见紫癜、尿血；脾虚气血生化无源，故面色萎黄，气短乏力，食少懒言；血不养心，则心悸，头晕；舌淡齿痕，均系脾气虚损的表现。

治法：益气健脾，活血摄血。

方药：归脾汤加减。药用黄芪、党参、白术、当归、远志、茯苓、龙眼肉、桂枝、赤芍、木香、丹参等。如呕逆，可加半夏、厚朴；便溏者，可加苍术、炮姜；血热甚者，加紫草、生地、水牛角；尿血重者，加地榆、大小蓟、茅根等。

方解：归脾汤出自《正体类要》，中医认为，脾为营卫气血生化之源，《灵枢·决气》曰："中焦受气取汁，变化而赤是为血"，故方中以参、芪、术、草甘温之品补脾益气以生血，使气旺而血生；当归、龙眼肉甘温补血养心；茯苓（多用茯神）、酸枣仁、远志宁心安神；木香辛香而散，理气醒脾，与大量益气健脾药配伍，复中焦运化之功，又能防大量益气补血药滋腻碍胃，使补而不滞，滋而不腻；用法中姜、枣调和脾胃，以资化源。全方共奏益气补血，健脾养心之功，为治疗心脾，气血两虚之良方。如汪昂《医方集解·补养之剂》曰："此手少阴、足太阴药也。血不归脾则妄行，参、术、黄芪、甘草之甘温，所以补脾；茯神、远志、枣仁、龙眼之甘温酸苦，所以补心，心者，脾之母也。当归滋阴而养血，木香行气而舒脾，既以行血中之滞，又以助参、芪而补气。气壮则能摄血，血自归经，而诸症悉除矣。"

实验研究：本方具有激活动物脑内功能低下的胆碱能神经作用，能增强免疫，调节中枢神经功能，增进造血功能，有强壮作用。此外，还有抗休克、镇静、降血压、改善脂质代谢等作用。（1）现代药理研究证实黄芪、白芍、白术、党参、当归、甘草等药能显著提高人体的免疫机能。（2）调节中枢神经系统，使胃肠的分泌、运动功能恢复正常，抑制溃疡形成。

7. 脾肾阳虚

证候：紫癜已退，但面色晦滞，精神萎靡，嗜睡，气短懒言，脘腹胀闷，纳呆食少，畏寒肢冷，腰膝酸痛，恶心呕吐，泄泻或大便不爽，尿少或尿闭，舌质淡胖，苔白，脉沉细弱。

证候分析：脾肾两脏阳气虚衰，温煦、运化、固摄作用减弱则下利清谷，泄泻滑脱或五更泄泻；阳气虚，阴寒内盛，则畏寒肢冷，小腹冷痛，面色㿠白；肾阳虚，膀胱气化失司，则腰膝酸软，小便不利；阳气虚，水气泛滥，则面目肢体浮肿；舌淡胖，苔白滑，脉沉细，为阳虚阴盛之象。

治法：温阳散寒，益气摄血。

方药：真武汤合补中益气汤加减，药用制附子、生姜、白芍、白术、黄芪、茯苓、当归、陈皮、升麻、柴胡、牛膝等。若大便次数多，大黄应改制用；浮肿甚，加桂枝、猪苓；纳呆，加鸡内金、砂仁；如见尿血者，加大小蓟、马鞭草、生侧柏、茜草等；如瘙痒重，加防风、白鲜皮，腹痛重，加白芍、甘草等。

方解：真武汤出自《伤寒论》，方中附子温肾阳，宜用制附片，且应久煎；苓、术温脾阳；白芍阴柔以制术、附之燥，且合生姜和营卫，其中生姜务必是新鲜的，取其宣发之性，而不能用干姜代之。姜术苓三药培土制水，附子温壮肾阳，"釜底加薪"使散者散，利者利，健者健，已停湿邪得以排出。诸药配伍，温脾肾，利水湿，共奏温阳利水之效。《古今名医方论》曰："真武一方，为北方行水而设。用三白者，以其燥能制水，淡能伐肾邪而利水，酸能泄肝木以疏水故也。附子辛温大热，必用为佐者何居？盖水之所制者脾，水之所行者肾也，肾为胃关，聚水而从其类。倘肾中无阳，则脾之枢机虽运，而肾之关门不开，水虽欲行，孰为之主？故脾家得附子，则火能生土，而水有所归矣；肾中得附子，则坎阳鼓动，而水有所摄矣。更得芍药之酸，以收肝而敛阴气，阴平阳秘矣。若生姜者，并用以散四肢之水气而和胃也。"补中益气汤出自金代名医李东垣《脾胃论》卷中，方中黄芪补中益气、升阳固表为君；人参、白术、甘草甘温益气，补益脾胃为臣；陈皮调理气机，当归补血和营为佐；升麻、柴胡协同参、芪升举清阳为使。综合全方，一则补气健脾，使后天生化有源，脾胃气虚诸证自可痊愈；一则升提中气，恢复中焦升降之功能，使下脱、下垂之证自复其位。如《古今名医方论》云："凡脾胃一虚，肺气先绝，故用黄芪护皮毛而闭腠理，不令自汗；元气不足，懒言气喘，人参以补之；炙甘草之甘以泻心火而除烦，补脾胃而生气。此三味，除烦热之圣药也。佐白术以健脾；当归以和血；气乱于胸，清浊相干，用陈皮以理之，且以散诸甘药之滞；胃中清气下沉，用升麻、柴胡气之轻而味之薄者，引胃气以上腾，复其本位，便能升浮以行生长之令矣。补中之剂，得发表之品而中自安；益气之剂，赖清气之品而气益倍，此用药有相须之妙也。是方也，用以补脾，使地道卑而上行；亦可以补心肺，损其肺者益其气，损其心者调其营卫也。"

实验研究：（1）真武汤对心肾功能有显著改善，对机体内环境如血钠、钾、氯、血浆渗透压、血糖、尿素氮、血液 pH 值等干扰甚小。故不易发生水、电解质紊乱，酸碱代谢失衡，血浆渗透压改变等；（2）补中益气汤可以兴奋心肌，过量则呈抑制作用。对小肠的作用较复杂，当蠕动亢进时呈现抑制作用，使之蠕动减慢，张力降低；肠管处于抑制状态时，则使之蠕动增强。从而证实了本方具有双向调节作用。（3）抗基因突变及抗肿瘤作用，补中益气汤具有抗基因突变和抗肿瘤作用，同时还能调节机体免疫功能。提示在临床上使用激素类药物时，配合应用本方，可提高疗效，降低药物毒副反应。

第二节　名老中医治疗经验

对于本病的治疗，目前当代临床医家也进行了大量的临床研究，并取得了丰硕的成果：

一、丁樱教授

丁樱十分重视发病诱因对紫癜性肾炎发生与发展的影响，认为澄源疏浚、防患于未然对改善紫癜性肾炎的预后及减少复发，具有十分重要的意义。首先澄源：寻找可能的过敏原，尽可能避免接触；其次在治疗上强调疏浚，反对截流，避免中药过早使用金樱子、覆盆子、芡实等大剂量补肾固涩药，以免闭门留寇。根据紫癜性肾炎血尿的临床特点及"热、瘀、虚"的基本病机，主张清热、滋阴、益气各有偏重。认为邪热内扰，肾阴亏损，瘀血内阻是血尿的主要内在病因，故立"清热养阴，化瘀止血"之治法。临床以生地黄、水牛角粉、知母、当归、墨旱莲、生蒲黄、虎杖、三七、甘草等组成基本方剂，并在此基础上加减。血热妄行型多重用水牛角粉，并加山栀、黄芩、白茅根等，直折亢盛之焰，使火灭血安，尿血乃止，标本兼顾。阴虚内热型可去水牛角粉，加山茱萸、枸杞子、黄柏、五味子等以养阴清热，即所谓"壮水之主，以制阳光"，使阴复阳平虚热去而血自宁，若心烦失眠者，加夜交藤、酸枣仁。气阴两虚加黄芪、党参、泽泻、山茱萸等气阴双补，扶助正气，以抗病邪。脾不统血去滋阴清热之品加党参、白术、茯苓、菟丝子等健脾补肾之品使气充血统，摄纳有权，尿血乃止。同时丁教授强调分阶段论治、中西并用：

（一）**单纯血尿型** 早期加用雷公藤多甙减轻肾损的发生，促进临床早期治愈。

（二）**血尿和蛋白尿型** 采用雷公藤多甙＋血管紧张素转换酶抑制剂（ACEI）＋中药治疗。

（三）**肾病综合征型** 主张采用皮质激素、免疫抑制剂、抗血小板聚集、抗凝及中医药联合治疗。认为使用激素可缓解重症发展，抗凝疗法对有些病例有明显疗效，应尽早应用。可选用强的松中、长程疗法，如疗效不佳或反复者，可加用甲基泼尼松龙冲击治疗或免疫抑制剂，如环磷酰胺（CTX）、霉酚酸酯等。后期维持治疗可用雷公藤。丁教授认为本型中医辨证多属脾肾阳虚或气阴两虚型。由于激素的应用（激素为阳刚之品），患者在激素大剂量阶段，除有脾肾气虚本症外，常有易激动、兴奋、多汗、失眠、两颧潮红、手足心热、脉细数等阴虚火旺现象，此时宜在补益脾肾的基础上，重用滋阴降火之品，基本药物：黄芪、太子参、生地、枸杞子、知母、黄柏、玄参、女贞子、墨旱莲、甘草等。同时注意加用活血化瘀及清热解毒的中药。在用环磷酰胺期间，适当加用补气血中药，如当归、鸡血藤、黄精、阿胶、党参等。在雷公藤使用期间可以加用黄精、菟丝子等健脾补肾，以减轻对性腺损伤。

（四）急进性肾炎型　采用甲基泼尼松龙冲击＋CTX冲击＋肝素＋潘生丁＋中药，强调治疗成功的关键在于及早使用甲基泼尼松龙及环磷酰胺冲击疗法；病情危重、进展迅速时应予透析或血浆置换。此型中医治疗的关键，是在辨证的基础上重用活血化瘀药物及大黄制剂。通过对大黄的有效成分大黄素的研究，揭示大黄素能够抑制系膜细胞的增殖细胞核抗原的基因表达，从而抑制系膜细胞的增生。

二、郑建民教授

根据小儿紫癜性肾炎的特点和临床表现，将紫癜性肾炎分为初、中、后三期。认为发病之初以毒热蕴结、迫血妄行为关键，即热毒内伏，化火动血，络伤血溢，瘀阻脉道，水液内停而发为本病；中期以血热内瘀为主要病变机制，此期患者经治疗，往往毒邪渐去而血热搏结，或用药不当，致血热内瘀，舍于肾与膀胱，迫血妄行，损伤脉络而尿血；后期因小儿阳常有余而阴不足，或病情迁延日久，阴津耗损，致病情由实转虚，肾阴虚损而出现阴虚火旺之证。在治疗上主张结合肾脏病理改变的情况不同，有针对性地采用辨病与辨证相结合、中医与西医相结合的治疗方案，充分发挥中西医各自优势，取长补短。郑建民教授认为本病患者免疫复合物形成后，在循环和沉积于血管壁的过程中，引起凝血机制异常，进而导致细胞增生、肾小球纤维化、硬化等病理特征均符合中医"内结为血瘀"的内涵，故认为治疗本病活血化瘀疗法十分重要。

（一）血热妄行　证见发病急骤，双下肢鲜红或紫红色瘀斑、瘀点，咽干，口渴，面赤，便秘，常伴有衄血、尿血、便血，舌质红，苔黄，脉数。以清热凉血、活血化瘀为法进行治疗，采用犀角地黄汤加味，加金银花、连翘、玄参清热解毒；丹参活瘀通络；乌梅、甘草酸甘化阴以防出血伤阴；徐长卿祛风通络。血尿较重者酌加白茅根、大蓟、小蓟；腹痛加白芍。

（二）**阴虚火旺**　证见紫癜时发时止，口干咽燥，五心烦热，大便干燥，小便黄赤，舌红少苔，脉细数。中药治以滋阴降火、凉血止血、活血化瘀为则，方用六味地黄汤合小蓟饮子加减。药用生地黄、牡丹皮、山药、茯苓、大蓟、小蓟、白茅根、紫草、茜草、当归、竹叶、栀子、地锦草等。此型以虚为主，易出现瘀血之症，配伍三七粉化瘀可使离经之血循经而行，出血可止，疗效显著。盗汗者加煅龙骨、煅牡蛎、知母、黄柏等；心烦失眠者，加夜交藤、酸枣仁等。临床反复发作，迁延不愈者，予雷公藤多甙片 $1mg/kg \cdot d$，分 3 次口服，每日最大量不超过 60mg，总疗程不少于 1 年。

（三）**气阴两虚**　证见少气乏力，面色无华，口干咽燥，或长期咽痛，咽部暗红，手足心热，舌质淡红，苔少，脉细或弱等。在治疗上根据肾脏病理，予糖皮质激素、免疫抑制剂、抗血小板聚集、抗凝及中药联合治疗。选用强的松中、长程疗法，如肾脏病理有新月体形成、疗效不佳或反复者，可加用甲基泼尼松龙冲击治疗，或用免疫抑制剂如雷公藤、环磷酰胺等。中药以益气养阴、活血化瘀为则，方用玉屏风散、六味地黄丸合桃红四物汤加减。

（四）**激素大剂量应用阶段**　证见易激动、兴奋、多汗、失眠、两颧潮红、手足心热、脉细数等阴虚火旺现象，此时宜重用滋阴降火之品。本证常用药物：黄芪、白术、防风、生地黄、当归、红花、丹参、知母、牡丹皮、山药、怀牛膝、泽泻、茯苓、陈皮等。

三、戴恩来教授

根据小儿的生理特点及本病的发病特点和临床表现，认为本病的病因为感受风热湿毒之邪，或进食鱼、虾等发物动风之品，以致风热湿毒入营动血，脉络损伤，血不循经，溢出脉络，渗于皮肤，内迫胃肠，甚至于肾络。病变位于肺、脾、肝、肾等脏腑。热、虚、瘀为本病的主要病机及特点，在整个病情发展过程中，热、虚、瘀三者既可单独存在，又可兼夹为病。故在治疗中主张分期论治，根据紫癜性肾炎的临床表现和病程特点，将其分为急性发作期与慢性迁延期进行辨证治疗。急性发作期以实为主，慢性迁延期以虚为主，但往往虚实并见。因此，临证十分重视扶正与祛邪的关系，做到扶正不助邪，祛邪不伤正，标本同治，虚实兼顾。急性期多为实热证，病位主要在肺卫。因小儿本为稚阴稚阳之体，加之外感风热毒邪等，以致热迫血妄行，故治以清热解毒为主，佐用凉血活血止血之品。常用药：金银花、连翘、桔梗、生地黄、牡丹皮、紫草、白茅根、茜草、赤芍、僵蚕、蝉蜕、防风、薄荷、小蓟等。病程日久，则进入迁延期。此期病位主要在脾肾。热盛伤阴，阴伤及气，故患者以气阴两虚的虚损症状为主要表现。治疗以扶正为主，兼顾祛邪。临床常用方为参芪地黄汤加减。药物组成：太子参、生黄芪、生地黄、山药、山茱萸、茯苓、泽兰、当归、丹参、小蓟、三七粉等。屡发咽喉肿痛者加野菊花、连翘、蝉蜕、防风；水肿者加车前子、冬瓜皮；腰痛者加杜仲、怀牛膝、菟丝子、补骨脂、续断等；纳差者加鸡内金、生熟山楂、炒麦芽；若大便干结者加制大黄。如患儿同时伴有感染，可配合西药抗感染治疗。对于临床蛋白尿较重或血尿反复不消失者，则配合雷公藤多甙治疗，效果不明显者可使用免疫抑制剂冲击治疗。如常用环磷酰胺 0.2g 溶入 0.9％的生理盐水 100ml 中缓慢静脉滴注，隔周 1 次，总量达到 150mg/kg，可明显改善病情，促进血尿、蛋白尿早日消失。对于过敏性紫癜反复发作者，早期使用雷公藤多甙可减少肾脏损害的发生。戴教授还认为瘀血既是本病发病的关键因素，又是重要的病理产物，瘀血贯穿本病的全过程，强调活血化瘀法应作为本病最基本的治法。临证时常喜用紫草、茜草、紫珠草、牡丹皮、赤芍、红花、三七、莪术、益母草、丹参、当归、藕节、小蓟、白茅根等活血化瘀药，也可用西药抗凝剂，如双嘧达莫等。根据多年临床经验，戴老观察到对于紫癜肾血尿单用止血药效果不佳，治疗时应寓止血于活血中，切忌止血留瘀。临床验证任何证型的紫癜性肾炎，在辨证论治的同时，配合活血化瘀之品，能达到止血而不留瘀、祛瘀而不伤正的目的。

四、其他临床治疗经验

（一）紫癜肾炎辨证分型治疗研究

1. 李彤等把该病分为 3 型　（1）血热兼血瘀型，治以清热凉血，活血化瘀。药用：小蓟、仙鹤草、白茅根、茜草、桃仁、三七粉、丹参、牡丹皮。（2）湿热兼血瘀型，治以清热利湿，活血化瘀。药用：益母草、丹参、桃仁、赤小豆、白茅根、大黄、芡实、泽泻。（3）脾肾阳虚，气血失调型，治以健脾益肾，调气活血。药用：桃仁、红花、当归、黄芪、何首乌、川芎、丹参、黄精、大腹皮。

2. 陈军川等按临床症状将本病分为 3 型　（1）血热妄行型，治以清热凉血，祛瘀止血。方用犀角地黄汤加减。药用水牛角、生地黄、蝉蜕、赤芍、牡丹皮、紫草、白茅根、防风、银柴胡、乌梅、五味子。（2）阴虚火旺型，治以滋阴清热，凉血止血。方用二至丸合小蓟饮子加减。药用墨莲草、女贞子、生地黄、淡竹叶、山栀子、藕节、小蓟、白茅根、蒲黄炭。（3）脾肾气虚型，治宜补脾益气，利水化湿。方用参苓白术散合右归丸加减。药用党参、黄芪、茯苓、白扁豆、山药、熟地黄、山萸肉、枸杞子、菟丝子、益母草、车前子。

3. 时振声把该病分为 6 型　（1）风热搏结型，治以疏风清热、凉血散瘀之法，方用银翘汤加味；（2）热盛迫血型，治以清热解毒、凉血散瘀之法，方选犀角地黄汤加银花、连翘、玄参、茜草、白茅根；（3）肝肾阴虚型，治以滋养肝肾，方用小蓟饮子去木通或知柏地黄汤或血府逐瘀汤加马鞭草、生侧柏、益母草、白茅根；（4）湿热内蕴型，治以清热利湿、活血化瘀，方用三仁汤或四妙散加丹参、泽兰、马鞭草、生侧柏、赤芍、三七；（5）寒凝血滞型，治以温经散寒、活血化瘀，方用当归四逆汤合桂枝茯苓丸；（6）脾气虚损型，治以益气健脾、活血摄血，方用归脾汤加桂枝茯苓丸。

4. 李宜放等将本病分为 5 型　（1）风热毒夹瘀型，治以祛风清热、解毒活血，药用益肾汤加减：荆芥、防风、蝉衣、威灵仙、秦艽、小蓟、白茅根等；（2）阴虚血热夹瘀型，治以清热散瘀、凉血止血，药用血尿停加减：生地、丹皮、赤芍、茜草、旱莲草、小蓟等；（3）湿热内阻夹瘀型，治以清利湿热、化瘀止血，药用三仁汤或四妙散加减：杏仁、生苍术、黄柏、白茅根、赤芍、大小蓟等；（4）气阴两虚夹瘀型，治以益气养阴、活血化瘀，药用参芪地黄汤加味：太子参、黄芪、生地、丹皮、茜草、旱莲草等；（5）脾肾两虚夹瘀型，治以健脾补肾、活血软坚、清热解毒，药用莲慈汤加减：黄芪、生地、桑寄生、当归、半边莲、山慈姑、败酱草等。

5. 蔡希玲把本病分为 3 型　（1）湿热瘀阻型，治以清热利湿、化瘀消斑，以基本方（益母草、丹参、三七粉、半枝莲、白茅根）合三妙散加减；（2）湿热伤阴型，治以清热利湿、滋阴活血，以基本方合二至丸加减；（3）脾肾两虚型，治以补肾健脾、祛湿降浊、活血化瘀，药用黄芪、党参、半夏、茯苓、泽泻、川断、杜仲、丹参、益母草、附子。

6. 于家菊将本病分为 5 型辨治　（1）风热毒夹瘀型：症见发热咽痛，皮肤紫癜，尿检异常，肾功正常，治以益肾汤加减；（2）阴虚血热夹瘀型：症见热退后皮肤紫斑，便血、尿血等，治以自拟血尿停加减；（3）湿热内阻夹瘀型：症见皮肤紫癜，小便黄赤或尿血，兼浮肿，大便不爽，口苦口黏等，治以三仁汤或四妙散加减；（4）气阴两虚夹瘀型：症见乏力身软，易感冒，口干咽干，手足心热，紫癜消退或反复发作，治以参芪地黄汤加味；（5）脾肾两虚夹瘀型：症见神倦乏力，腰膝酸软，紫癜消退，治以莲慈汤加减。

7. 胡成群教授将本病分为 5 型　（1）血热迫血妄行：症见肉眼血尿，或可伴有口干，烦躁易怒，夜寐不安，口干喜冷饮，甚则皮肤紫癜，舌质红绛，苔黄，脉数。治拟清热凉血，解毒散瘀为法。方选犀角地黄汤加减。药用水牛角（代犀角）、生地炭、银花炭、连翘、地骨皮、丹皮、茜草、白茅根等。胃热明显加知母；肝火旺加青皮、龙胆草；心火旺者加灯心、竹叶；兼有咽痛加桔梗、山豆根。（2）阴虚火旺血溢：症见尿血，浮肿，或兼五心烦热，口干喜饮，心烦少寐，潮热盗汗，头晕目眩，肢软乏力，舌红少津，苔薄黄，脉细数。治拟滋阴降火，凉血散瘀为法。方用知柏地黄汤加减。药宜知母、黄柏、防风、生地、白茅根、丹皮、侧柏炭。血尿明显者加女贞子、旱莲草；五心烦热者可加地骨皮、龟甲板。（3）气虚血不循经：症见尿血，浮肿，腰酸腿软，气短乏力，遇劳加重，食少懒言，心悸头晕，面色萎黄，大便稀溏，舌质淡胖，苔白，脉虚细。治宜益气健脾，活血摄血为法。方用参芪地黄汤加减：药宜太子参、黄芪、生地炭、防风、白术、当归、茯神、甘草等。纳少便溏加白术、茯苓汗出过多者加糯稻根、麻黄根、浮小麦等。（4）脾肾阳虚血瘀：症见面浮肢肿，少尿，或血尿，面色白，神疲乏力，腰酸腿软形寒肢冷，纳少，便溏，舌淡胖，有齿痕，苔白腻，脉沉细。治拟温阳利水，活血化瘀。方选真武汤加减，药宜附子、茯苓、乌梅、白术、丹参、姜皮、蝉衣、白芍。便溏加苍术、炒扁豆；腰酸明显者，加熟地黄、杜仲、菟丝子。（5）痰瘀互结血溢：症见血尿，头晕目眩，伴见口黏口干，不欲饮水，痰黏不易咯出，或口角流涎，形体肥胖，舌质暗红，体胖有齿印，苔白腻，脉弦滑。治拟化痰活血，止血。方选二陈汤加减。药用云茯苓、姜半夏、广陈皮、石菖蒲、广郁金、鸡血藤、白僵蚕、桑白皮、地骨皮。尿血者，加小蓟、蒲黄炭；大便秘结者，加生大黄、芒硝。

（二）紫癜肾炎辨证专方治疗研究

1. **聂莉芳教授**　根据过敏性紫癜肾炎临床表现的特点，把其分为初发期和迁延期。初发期多为实热证，迁延期为本虚标实证。在治疗中宗中医学"急则治标，缓则治本"的治疗原则，对紫癜性肾炎初发期的患者，治以清热解毒、凉血止血，常用方剂为银翘散、五味消毒饮、银菊玄麦海桔汤、小蓟饮子等。对迁延期的患者，认为单用清热解毒止血药是不够的，"见血休止血"应立足于治本即扶助正气，以脾肾气阴双补为主，常选自拟的紫癜肾Ⅰ号方或参芪地黄汤加减治疗。无论在紫癜肾炎的初发期还是迁延期，在治疗中都注意改变患者的过敏体质，加入银柴胡、乌梅、地龙、五味子等意在抗过敏。

2. **孙轶秋教授**　治疗紫癜性肾炎，是在整体观念的思想指导下，根据不同病机、疾病所处不同阶段，选择恰当的治法。以犀角地黄汤为基础方，随症化裁，灵活加减。特别强调"瘀热阻络"为本病基本病机，提出早期清热解毒、凉血祛风；中期解毒化瘀、凉血止血；后期养阴活血、滋肾清利三步治法，并倡导活血化痰、脱敏调节免疫机能的治疗原则应贯穿始终。

3. **王同梅**　用紫肾煎（生地、牡丹皮、赤芍、紫草、益母草、茜草、蝉蜕等）加减治疗紫癜性肾炎22例，有效率32.5%。血热妄行型加石膏、大蓟、小蓟、白茅根等；阴虚火旺者加女贞子、旱莲草、玄参、青蒿；气虚失摄加黄芪、西洋参、菟丝子等。

4. **邓元龙**　运用当归饮子（方药为赤芍、白芍、黄芪、旱莲草、荆芥炭等）加减治疗过敏性紫癜肾炎，28例共治愈12例，总有效率89.3%。

5. **宣云岗**　以调肾汤为主治疗过敏性紫癜肾炎，具体方药为黄芪、白茅根、柴胡、黄芩、苏子、川椒、白花蛇舌草等。48例患者治愈44例，占91.7%，总有效率97.9%。

6. **张金明等**　运用化瘀止血汤治疗过敏性紫癜肾炎，方药以桃仁、红花、生地、川芎、益母草、茜草炭为主，结果总有效率为97%。

7. **吴江等**　运用抗敏止血汤治疗儿童过敏性紫癜肾炎，方药组成：黄芪、蝉蜕、防风、紫草、墨旱莲、甘草等，每天1剂，1个月为1疗程，连治2个疗程。结果总有效率达91.4%。

8. **宋跃飞**　运用升降散治疗过敏性紫癜肾炎，升降散主方为炒僵蚕、蝉蜕、片姜黄、大黄、生地、紫草、大小蓟。腹痛加白芍、延胡索；关节痛加木瓜、牛膝；便血加槐花、地榆。每日1

剂，显效率为90%；

9. **常冬梅等** 采用清热解毒、滋阴益肾、活血化瘀治疗过敏性紫癜肾炎（生地、黄柏、墨旱莲、丹参、连翘、仙鹤等），并与激素、免疫抑制剂、雷公比较，取得很好疗效，且具不易复发的优点。

10. **甄小芳等** 用清热利湿法治疗本病70例，随机分为2组。治组采用中药治疗，主要药物：苦参、凤尾草、地龙、丹参等，对照组：予口服青紫合剂（青黛、紫草、丹参、白芷等），同时2组均与对症处理。结果治疗组有效率明显高于对照组。

11. **汪受传** 予用清热凉血化瘀方加减（水牛角粉20g，生地10g，赤芍10g，丹皮10g，大小蓟各10g，鸡血藤10g，紫草10g，玄参10g，雷公藤10g，生甘草4g）。风热伤络证加用大青叶、银花、连翘、蝉衣、牛蒡子等；血热妄行证加用板兰根、黄芩、山栀、白茅根等；肝肾阴虚证加用女贞子、旱莲草、阿胶等。治疗紫癜性肾炎，有效率为90%。

12. **时毓民** 以基本方（金银花、连翘各9g，益母草30g，大蓟、小蓟、赤芍、丹皮各9g，葛根30g，三七粉2g。气虚甚加黄芪15g，党参10g；阴虚甚加生地12g，麦冬9g；血尿明显加琥珀粉3g），有效率98.25%。

13. **叶传蕙** 以自拟凉血消斑汤（地骨皮25g、徐长卿25g、紫草25g、丹皮15g）治疗早、中期紫癜性肾炎，疗效显著。

14. **盖国忠** 重视清热解毒利湿法，以自拟消斑复肾汤（土茯苓30g、苍术20g、怀牛膝15g、黄柏10g、商陆15g、防己10g、牛蒡子20g、穿山龙10g、炙甘草10g）加减治疗本症，疗效显著。

（三）紫癜肾炎辨证中西医结合治疗研究

1. **孙虎生** 用消斑化瘀汤（蝉蜕、黄芪、紫草、丹参、川芎、仙鹤草、小蓟、芦根、大黄）治疗45例过敏性紫癜肾炎，血尿甚者加白茅根、琥珀，蛋白尿甚加金樱子、芡实，水肿加车前子、泽泻，关节痛加羌活、忍冬藤，并配合雷公藤多贰片、潘生丁口服结果与单独运用上述西药治疗 30 例的对照组比较，分别临床治愈 37 例、16 例，有效 9 例，无效 1 例，总有效率分别为 97.8%、83.3%。

2. **郑凤青** 用清热凉血、活血通络中药（金银花、连翘、淡竹叶、薄荷、生甘草、桔梗、芦根、三七粉、牛角粉、白茅根、生地、赤芍、路路通、丝瓜络、王不留行、穿山甲）治疗 30 例过敏性紫癜肾炎，热毒炽盛者加生石膏、白花蛇舌草，水肿者加茯苓、猪苓，并配合抗过敏物、维生素 C、强的松，结果与单独运用上述西药治疗 30 例的对照组比较完全缓解 21 例，显著缓解 5 例，好转 3 例，无效 1 例，总有效率 96.7%。

3. **启铭** 用紫草化斑汤（丹皮、赤芍、生地、金银花、败酱草、紫花地丁、白茅根、旱莲草、山药、芡实）治疗 50 例过敏性紫癜肾炎，热毒明显者加水牛角、黄连，腹痛者加白芍、甘草，水肿者加猪苓、泽泻，关节肿痛明显者加秦艽、威灵仙，肉眼血尿者加大蓟、小蓟，并配合强的松，本组 50 例中 35 例治愈，好转 13 例，无效 2 例，总有效 96%。

4. **郭雨田** 用中西医结合治疗 42 例紫癜性肾炎，热盛血溢用清营汤加减（银花、连翘、丹参、生地、益母草、水牛角、白茅根、小蓟、生石膏、麦冬、浮萍），阳虚水泛用真武汤加减（附子、枳壳、白术、茯苓、甘草、党参、桂枝、陈皮、黄芪、车前子、补骨脂，用氟美松、强的松、环磷酰胺治疗 22 例对照，结果 2 组分别治愈 36 例、13 例（$P < 0.05$），显效 2 例、5 例，有效 3 例、2 例，无效 1 例、2 例。

第三节　民间单方验方

1. **紫癜肾合剂** 当归 10g，白芍 10g，生地 15g，黄芪 15g，党参 10g，丹皮 10g，炙龟板 15g，犀角 6g，白茅根 10g，炒栀子 10g，木通 6g，车前草 10g，阿胶 10g（烊化），甘草 6g。水煎空腹服，日 1 剂，分 2 次服。治疗本病属湿热下注者。

2. **消斑汤**　生地 10g，丹皮 9g，当归 10g，白芍 12g，紫草 10g，蝉衣 9g，防风 10g，白茅根 30g，炒蒲黄 3g，金银花 10g。水煎服，日 1 剂，分 2 次服。治疗本病血尿明显者。

3. **五草消毒饮**　白花蛇舌草 15g，益母草 15g，紫草 30g，旱莲叶 15g，仙鹤草 15g，野菊花 30g，地肤子 30g，白茅根 15g。水煎服，日 1 剂，分 2 次服。治疗本病见血尿浮肿者。

4. **清热活血方**　益母草 30g，白茅根 30g，荠菜花 15g，金银花 9g，连翘 9g，大小蓟 9g，王不留行籽 12g，三七粉（吞服）2g。水煎服，日 1 剂，分 2 次服。治疗本病属血热挟瘀者。

5. **过敏煎**　防风、银柴胡、五味子、乌梅各 10g。水煎服，每日 1 剂，分 2 次服。用于治疗本病属风热外感者。

6. **凉血五根汤加减**　白茅根 50g，瓜蒌根 25g，干生地 25g，石斛 15g，生槐花 25g，板蓝根 10g，茜草根 15g，玄参 15g，丹皮 15g，紫草 10g，地榆 10g。水煎服，每日 1 剂。用于治疗本病属血热妄行者。

7. **解毒活血汤**　青黛 3g，紫草 9g，白芷 6g，乳香 6g，茴香 6g。水煎服，每日 1 剂，分 2 次服，每次冲服沉香面 0.6～1.2g。用于治疗本病反复发作者。

8. **四草化斑汤**　紫草 12g，茜草 10g，益母草 15g，白花蛇舌草 30g，生地 15g，炒芥穗 10g，连翘 12g，赤芍 9g，生蒲黄 5g，大枣 10 枚。水煎服，每日 1 剂。

9. **鲜地龙汤**　生地龙 50 条、阿胶 15g、乌贼骨 10g、白糖 100g。将活蚯蚓 50 条洗去泥土，置清水内，加入 3～5 滴食用油，以蚯蚓吐出腹中泥土至透明状为止，然后将其置干净钵内，撒上白糖，不久化为糖浆，另取阿胶 15g，烊化后与地龙糖浆混合，冲服乌贼骨粉，以上为成人一日量，小儿酌减，分三次温服。

10. 大枣 4 份、藕节 1 份，将藕节水煮至黏胶状，再加入大枣同煮，每天吃适量大枣。

11. 赤豆、苡仁、牡蛎各 30g、甘草 9g、玄参 12g、大枣 1 枚，治疗各种原因尿血，亦治衄血及紫癜。

12. 地骨皮50g、徐长卿25g，水煎服，一日二次，适用于过敏性紫癜肾病早中期，以抗过敏。

13. 鲜车前草、鲜藕、鲜大蓟草各60g，共捣汁空服，治各种尿血。

第四节　中成药治疗

一、火把花根片

火把花根片是采用卫矛科雷公藤属植物昆明山海棠之根加工而成，其有效成分为生物碱、萜类、内酯、酚酸类等，有祛风除湿、舒筋活络、清热解毒等功效，主要用于治疗类风湿性关节炎、红斑狼疮。现代药理研究认为其具有抗炎、抗免疫抑制肿瘤作用和生育毒性，具有明显抑制病理性免疫反应、抗炎、镇痛作用，且承受剂量加大，作用增强。

（一）用法：口服3片~5片/次，3次/日，饭后服用。1月~2月为一疗程，可连服2~3疗程。

（二）不良反应：1. 对性腺明显的抑制作用，对女性月经减少或闭经，男子精子减少或消失。服药时间越久，对性腺的抑制越明显。停药后多数患者可恢复。2. 对骨髓有抑制作用，少数患者服药一月以上，可引起白细胞和血小板下降减少或色素沉着。3. 使用本品后，部分患者出现恶心、胃部不适、纳差、腹胀、胃痛、腹泻、便秘、口腔溃疡、皮疹、心慌，应中止治疗，给予相应处理措施或遵医嘱处理。

（三）禁忌：

1. 孕妇、哺乳期妇女或患有肝脏疾病等严重全身病症者禁用。

2. 处于生长发育期的婴幼儿、青少年全面权衡利弊后遵医嘱使用。

3. 患有骨髓造血障碍的患者禁用。

4. 胃、十二指肠溃疡活动期禁用。

5. 严重心律紊乱者禁用。

二、犀角地黄丸

（一）组成：生地、白芍、丹皮、侧柏炭、荷叶炭、白茅根、栀子炭、大黄炭。功效：清热凉血。

（二）主治：肺胃积热，肝经火旺，咳嗽吐血，鼻孔衄血，烦躁心跳。用于本病早期属热盛迫血者。

（三）用法：3 岁~6 岁每服 1/2 丸，6 岁~9 岁每服 1 丸，9 岁~12 岁每服 1 丸~2 丸，日服 2 次。

（四）药理研究：犀角、牡丹皮、白芍有解热作用，犀角对流感病毒，丹皮对甲、乙型链球菌、痢疾杆菌、金黄色葡萄球菌、大肠杆菌、白芍对葡萄球菌、肺炎双球菌等均有抑制作用，合用则抗菌作用增强。地黄、犀角缩短血液凝固时间，丹皮可降低毛细血管通透性，三药合用止血疗效增强，犀角、白芍、丹皮三药合用有加强宁心安神的作用。另外，犀角可改善体液免疫低下，并有扩张冠状动脉，强心，增加心肌收缩作用，对内分泌腺也有调节作用。

三、荷叶丸

（一）组成：荷叶、藕节、大蓟（炭）、小蓟（炭）、知母等。

（二）主治：具有清热凉血，散瘀止血的功效。用于本病早期血尿明显者。

（三）用法：3 岁~6 岁每服 1/3 丸，6 岁~9 岁每服 1/2 丸，9 岁~12 岁每服 2/3 丸，日服 2 次~3 次。

四、百宝丹

（一）组成：三七、滇草乌（制）、金铁锁、重楼。

（二）主治：具有活血化瘀，通络止血的功效。用于本病血尿明显属瘀血阻络，经脉塞涩者。

（三）用法：3 岁~6 岁每服 0.1g，6 岁~9 岁每服 0.2g，9 岁~12 岁每服 0.3g，4 小时服 1 次。服药后 1 日内忌食蚕豆、鱼类及酸、冷等物。

五、大补阴丸

（一）组成：熟地黄、知母、黄柏（盐炒）、龟甲（制）、猪脊髓等。

（二）主治：具有培本清源，滋阴降火的功效。用于本病属阴虚火旺者。

（三）用法：3 岁 ~6 岁每服 1/3 丸，6 岁 ~9 岁每服 1/2 丸，9岁 ~12 岁每服 1 丸日服 3 次。

六、济生肾气丸

（一）组成：熟地黄、山茱萸（制）、牡丹皮、山药、茯苓、泽泻、肉桂、附子（制）、牛膝等。

（二）主治：具有温补肾阳，化气行水的功效。用于本病属肾气衰败，浊阴内盛者。

（三）用法：3 岁 ~6 岁每服 2g，6 岁 ~9 岁每服 4g，9 岁 ~12岁每服 6g，日服 2 次 ~3 次。

第五节　外治法

1. **药浴发汗法**：发汗法有"开鬼门"，利水道的作用。

（1）取麻黄 10 克、生苍术 10 克、豆豉 15 克、生甘草 6 克、生姜 30 克，共煎水洗浴，至汗出。每天 1 ~2 次，连续使用至水肿消退。

（2）取木通、车前子各 10 ~30 克，椒目 15 克，黑丑 10 克，葱白 30 克，煎水沐浴，并频频用毛巾蘸药液擦拭胸腹，至汗出为度。每天 3 次，连续使用至水肿消退。

（3）取蝉蜕 30 ~50 克，亦可加鲜紫苏叶 30 ~50 克，煎水熏洗周身。

（4）取麻黄、羌活、苍术、柴胡、紫苏梗、荆芥、防风、牛蒡子、忍冬藤、柳枝、葱白各 10 ~ 15 克，加水煎取药汁，倒入浴缸中，待水温降至 40℃ 左右时入浴，汗出即可。每日 1 次，用于肾炎水肿属风水泛滥型者。

　　2. 中药敷脐法

　　（1）鲜麦冬根 1 把，或鲜蓓草茎叶 1 把，或鲜马蹄草 1 把，捣烂，加浓盐水或盐卤，调敷于脐中，干燥则换。此法有较好的利尿作用。

　　（2）萱草根、马鞭草、乌桕叶各 60 克，葱白 7 根，连皮生姜 6 克。上药分别捣成绒混匀，做成 2 个药饼，每次取 1 个药饼敷脐部，包扎固定，1 日更换药饼 2 次。并可每日用热水袋在覆盖敷料的药饼上热熨 2 ~ 3 次，每次 30 分钟。用于水肿，一般当日即见尿量增多，水肿减轻，如复发时再用亦有效。

　　（3）取甘草、甘遂各等分，研为细末，以凡士林调匀后敷脐中。此法用于慢性紫癜性肾炎，有较强的利水消肿作用。

　　3. 穴位敷药法

　　（1）取鲜蓓草茎叶 300 克，精盐 30 克，大曲酒 15 毫升。先将鲜蓓草洗净晾干、捣如糊状，再加入食盐同捣如膏，放在瓷罐中倒入大曲酒搅匀，贮存备用。每次取上述药膏 30 克做成小饼，分别敷于头部囟会穴（即囟门）、脐上水分穴（脐上 1 寸处）和脐下中极穴（脐下 4 寸处），外以纱布覆盖，胶布固定。如敷后 24 小时水肿未消，可隔日再敷，通常连用 3 ~ 7 次即可显效。

　　（2）取大田螺 4 个、大蒜 5 瓣、车前子末 10 克，共捣烂，做饼交替敷于神阙、关元、气海等穴。皮肤有灼热感时取下，次日再敷贴。

　　（3）取地龙、甘遂、猪苓、针砂各 10 ~ 15 克，研成细末，加葱汁、醋，调敷于神阙、气海、关元穴，干燥则换。或单用甘遂末涂满脐中，并用甘草适量煎水内服。

　　4. 敷涌泉穴法

　　（1）取紫皮独头大蒜 1 枚，蓖麻子仁 60 ~ 70 粒。去掉蒜皮后，一起捣成糊状，分成 2 份。分别涂于双足涌泉穴，用纱布包扎固定。涂敷 1 周后，如未效，可再敷 7 天。此方可用于紫癜性肾炎，一般用药后 12 小时左右尿量开始明显增多，2~3 天后达到高峰；1 周后水肿基本消退，血压也可随之缓缓下降。

（2）蓖麻子 10 粒，石蒜 1 个，共捣烂，分贴于双足涌泉，每天 1 次，每次敷药 8 小时，7 次为 1 疗程。

5. 针灸治疗

主穴：曲池、足三里；备穴：合谷、血海。先用主穴，效果不理想时加备穴。有腹痛者加刺三阴交、太冲、内关。

第六节　现代医学和前沿治疗

一、治疗原则

目前多采用 2000 年 11 月中华医学会儿科学分会肾脏病学组在珠海订制的治疗草案：紫癜性肾炎的一般治疗同过敏性紫癜，临床应尽量结合病理分级和临床分型予以治疗。注意个体化处理，应进行长期随访。（1）孤立性血尿或病理Ⅰ级：给予双嘧达莫和（或）清热活血中药。（2）血尿和蛋白尿或病理Ⅱa级：雷公藤多甙片 $1mg/（kg \cdot d）$（每日最大量 $<45mg$），疗程 3 个月，必要时可稍延长。（3）急性肾炎型（尿蛋白 $>1.0g/d$）或病理Ⅱb、Ⅲa级：雷公藤多甙片，疗程 3 月~6 月。（4）肾病综合征型或病理Ⅲb、Ⅳ级：泼尼松＋雷公藤多甙片，或泼尼松＋环磷酰胺冲击治疗。泼尼松不宜大量、长期应用，一般于 4 周后改为隔日顿服。（5）急进性肾炎型或病理Ⅳ、Ⅴ级：甲基强的松龙冲击＋环磷酰胺＋肝素＋双嘧达莫四联疗法（方法同原发性肾小球疾病），必要时透析或血浆置换。

二、糖皮质激素

由于对紫癜性肾炎的肾损害评价不一，存在很大争议，故使用激素应注意适应证。对于尿蛋白轻度改变（镜下血尿、轻微尿蛋白），肾功能正常，肾活检呈轻微改变或局灶性增生改变者，应用激素不能改变其预后和病程，不主张应用皮质激素，可予对症治疗加强随访观察。临床表现为急性肾炎综合征、肾病综合征、急进性肾炎，病理改变为系膜增生性肾炎伴局灶或弥漫性大细胞新月体或呈膜增生性肾炎，主张皮质激素治疗。同时，当出现关节痛、腹痛十分严重时应使用激素予以治疗。

　　糖皮质激素的应用强调个体化治疗：轻度紫癜性肾炎表现为镜下血尿和少量蛋白尿，无高血压和肾功能损害者，口服泼尼松1.0mg/（kg·d），服用4周后逐渐减量至隔日顿服，然后渐减。同时服用雷公藤多甙1.0mg/（kg·d）。经上述治疗尿蛋白持续转阴者，可停用激素，用雷公藤多甙片继续维持，总疗程6个月~9个月。中度紫癜性肾炎表现为肉眼血尿或大量镜下血尿、蛋白尿，给予甲基泼尼松龙冲击治疗。甲基泼尼松龙冲击治疗可以明显减轻蛋白尿和镜下血尿，建议早期使用。剂量15mg~30mg/kg，最大剂量0.5g/d，静脉滴注，1次/d，连用3d（1疗程）。间隔1周再冲击治疗1疗程。随后口服泼尼松1.0mg/（kg·d），服用4周后逐渐减量至隔日顿服，维持量为隔日10mg。同时服用雷公藤多甙片1.0mg/（kg·d）。经治疗尿蛋白持续转阴者，可停用激素，用雷公藤多甙片继续维持，总疗程不短于9个月~12个月。重度紫癜性肾炎表现为肉眼血尿，大量蛋白尿，高血压和肾功能损害，给予甲基泼尼松龙冲击治疗，15mg~30mg/kg，静脉滴注，1次/d，连用3d（1疗程）。间隔1周再冲击治疗1个~2个疗程。随后口服泼尼松1.5mg~2.0mg/（kg·d），服用4周后逐渐减量至隔日顿服，维持量为隔日顿服。同时服用雷公藤多甙片1.0mg/（kg·d）。经上述治疗尿蛋白不能转阴者，加环磷酰胺治疗。同时给予抗凝（常用肝素）4周，双嘧达莫口服8周的四联疗法。总疗程不短于12个月~24个月。

三、免疫抑制剂

　　一般常与皮质激素联合使用，单独应用效果不佳。新型免疫抑制剂先后有环孢素 A、霉酚酸酯、他克莫司、咪唑立宾和来氟米特等问世，它们与细胞毒性免疫抑制剂的作用机制不同，不是通过杀死细胞而是通过抑制免疫反应中的信号转导通路来发挥免疫抑制效应，选择性地抑制辅助性 T 细胞活化和增生，而不抑制其他细胞的生成或吞噬功能，与其他免疫抑制剂相比较少诱发或加重感染。与糖皮质激素联用疗效较好。适用一般治疗无效的肾炎综合征、肾病综合征和急进性肾炎病例，特别是对有明显新月体形成合并肾功能不全、高血压、少尿者。常用制剂如下：

（一）**霉酚酸酯** 是霉酚酸（mycophenolic acid，MPA）的酯类衍生物，现通称吗替麦考酚酯（商品名：骁悉 CellCept），具有独特的免疫抑制作用和较高的安全性。口服吸收迅速，吸收率平均为 94.1%。单剂口服后约 40min ~ 1h 血浆药物浓度达高峰，血浆蛋白结合率高达 98%，只有少量游离的 MPA 发挥生物学活性。MPA 经肝代谢，绝大部分代谢产物随胆汁排入小肠，在肠道细菌作用下重新转化为 MPA，经门脉入血形成肝肠循环，约 10 ~ 12h 出现第二次血药浓度高峰，$t_{1/2}$ 为 16 ~ 17h。代谢产物主要经肾排出，严重肾功能不全者应减少 MMF 用量。霉酚酸酯是治疗重症紫癜性肾炎的基本药物，当肾小球出现大量新月体形成、毛细血管襻坏死时，激素治疗效果不佳，在综合治疗基础上加用霉酚酸酯能及时有效地控制急性血管炎性病变，缩短病程，改善预后。国内多采用口服霉酚酸酯 20mg ~ 30mg/（kg·d），至少 6 个月。最大剂量 1.0g/d，分 2 次空腹口服，同时泼尼松 0.5mg ~ 0.75mg/kg 隔日口服并逐渐减量。定期复查肝功能、肾功能、心肌酶谱和血常规。个别服药者有轻微胃肠道反应。服药疗程最短 3 个月，最长 18 个月。

（二）**环孢素 A** （cyclosprine，CyA）又称环孢霉素或环孢菌素，是由 11 个氨基酸组成的环状多肽，是土壤中一种真菌的活性代谢物。CyA 作为一种强效免疫抑制剂，自 1985 年开始治疗肾病综合征，对于复发性微小病变型肾病综合征、膜性肾病以及局灶节段性肾小球硬化具有一定疗效，可诱导缓解并控制复发，有利于激素撤出。临床上与激素联合应用。剂量为 5mg ~ 8mg/（kg·d），3

个月~6个月为1个疗程，常以每月减量25%，至最小剂量2mg/（kg·d）维持治疗，可长期服用。治疗期间需监控血药浓度维持在100μg~200μg/L。不良反应包括肝、肾毒性反应，高血压，多毛，牙龈肿胀、中枢神经系统与胃肠道反应等。静脉给药偶可见胸、脸部发红、呼吸困难、喘息及心悸等过敏反应。1岁以下儿童不宜用。

（三）**他克莫司**（FK506）　　FK506是一种高效免疫抑制剂，1990年开始用于系膜增生性肾炎、抗基底膜性肾炎及肾小球硬化模型有较好的治疗作用，可减少蛋白尿、降低血肌酐并逆转新月体形成。国内报道对紫癜性肾炎患儿的疗效显著，治疗作用与环孢素A相似，有望逐步取代环孢素A。剂量，口服0.15mg~0.3mg/（kg·d），尿蛋白转阴后可逐渐减量，维持3个月，直至减量至0.05mg/（kg·d）维持6个月。不良反应有肾毒性、胃肠道反应、感染、淋巴增生性疾病和肿瘤等。使用时应监测血药浓度使其维持在6μg~10μg/L。

（四）**咪唑立宾**　　一种从霉菌的培养液中提取的免疫抑制剂，对体液免疫和细胞免疫均有抑制作用，其免疫抑制作用优于硫唑嘌呤，不损害正常细胞和正常核酸，使用更为安全有效。国外报道，大剂量咪唑立宾冲击治疗10mg/（kg·d），最大剂量500mg/d，可减少激素和环孢素的用量，对使用环孢素引起肾毒性的患儿再使用咪唑立宾未发现有任何不良反应，大剂量咪唑立宾对环孢素依赖的激素耐药型和频繁复发的肾病综合征型患儿是安全有效的。

（五）**来氟米特**（爱若华）　　是一个具有抗增生的异噁唑类免疫抑制剂，其作用机理主要是抑制二氢乳酸脱氢酶的活性，从而影响活化淋巴细胞的嘧啶合成，是一种特异性强、疗效好、安全和不良反应少的免疫抑制剂，用于治疗成人和儿童紫癜性肾炎取得可喜疗效。治疗方案：来氟米特儿童30mg/d，用3d；之后20mg/d，用7d；10mg/d维持3个月~6个月，必要时口服12个月。有学者应用来氟米特治疗紫癜性肾炎患儿，尚未发现骨骼发育异常或性腺抑制现象，用药疗程尚待观察。

　　由于紫癜性肾炎存在着免疫功能紊乱，因此寻求免疫调节功能的药物是今后努力的方向。

三、雷公藤多甙

　　雷公藤多甙有较强的抗炎和免疫抑制作用，改善肾小球毛细血管壁的通透性，有较强的消除尿中蛋白和红细胞的作用，减轻肾组织损伤，有类似激素的作用而无激素的不良反应。对于继发性肾小球疾病，雷公藤对紫癜性肾炎的效果明显。与激素相比较，虽然不如后者效果迅速，但减少血尿的作用更为明显；不少病例在应用激素后蛋白尿消失迅速，但镜下血尿长期不减，应用雷公藤后可促进其消失。剂量多用 1.5mg/（kg·d），4 周～6 周，改为 1mg/（kg·d），6 周～8 周，或停药或减至 0.6mg～0.8mg/（kg·d）维持 2 月～3 月后渐停药。对轻度蛋白尿或兼血尿则以常规剂量 1mg/（kg·d）×3 个月进行治疗。总疗程因病情轻重不同、病理改变各异而有较大差别，一般而言，病情轻、对雷公藤多甙敏感、病情无反复的病例，其疗程在 3 个月左右。副作用偶有胃肠道反应，可耐受；罕有血小板减少，且程度较轻，一般无需停药；可致月经紊乱及精子活力降低，数量减少，上述不良反应停药可恢复正常。

四、细胞毒类药物

　　（一）环磷酰胺　为烷基化抗细胞代谢药物，对严重紫癜性肾炎病例给予环磷酰胺治疗，有助于延长缓解期及减少复发，改善激素耐药者对激素的效应。目前主张采用静脉冲击治疗，环磷酰胺 8mg～12mg/（kg·d），加入 0.9% 氯化钠液 100ml～200ml 内静脉滴注 1h～2h，连用 2d 为 1 疗程；每 2 周 1 疗程，连续用 6 个疗程，总累积量 <200mg/kg。注意水化。本药有胃肠道反应、白细胞减少、肝功能损害、出血性膀胱炎、脱发和性腺损害等毒副作用。由于可能引起远期性腺损害，要避免在青春期前和青春期用药，而使临床应用受到一定限制。国外至今仍较广泛应用，认为利大于弊。

可用于下列情况：①对肾上腺皮质激素类药耐药或伴有明显副作用的病例；②用于一般治疗无效的病例；③表现为急进性肾炎、肾病综合征的病例。

（二）硫唑嘌呤　　是 6 - 硫基嘌呤的咪唑衍生物，为具有免疫抑制作用的抗代谢剂。可产生烷基化作用阻断 SH 组群，抑制核酸的生物合成，防止细胞的增生，并可引起 DNA 的损害。动物实验证实，本药可使胸腺、脾内 DNA、RNA 减少，影响 DNA、RNA 以及蛋白质的合成，主要抑制 T - 淋巴细胞而影响免疫，所以可抑制迟发过敏反应，器官移植的排斥反应。紫癜性肾炎口服激素疗效不佳时可选用，硫唑嘌呤 2mg ~ 3mg/（kg·d）口服，6 月 ~ 12 个月为 1 疗程。副作用为可逆性骨髓抑制，常见白细胞减少症，偶见贫血及血小板减少性紫癜；使用本药和肾上腺皮质激素的器官移植受者对病毒、真菌和细菌感染的易感性增加；偶有恶心，餐后服药可缓解。

五、抗凝剂

紫癜性肾炎的抗凝治疗日益受到重视。对高凝状态目前尚无统一标准。有作者认为：血浆蛋白 <20g/L，血浆纤维蛋白浓度 >6g/L，抗凝血酶原浓度 <70% 或（和）D - 二聚体浓度 >1g/L，可作为高凝状态的诊断标准，应考虑抗凝治疗。常用的有肝素、蝮蛇抗栓酶、尿激酶、潘生丁、复方丹参等。

（一）肝素　　是一种由葡萄糖胺、L - 艾杜糖醛苷、N - 乙酰葡萄糖胺和 D - 葡萄糖醛酸交替组成的黏多糖硫酸脂。其药理作用为抗凝血，抑制血小板，增加血管壁的通透性，调血脂的作用。可作用于补体系统的多个环节，以抑制系统过度激活。与此相关，肝素还具有抗炎、抗过敏的作用。肝素可通过以下机制预防肾损害：（1）纠正血液高凝状态，降低血液黏滞度，改善肾动脉的供血；（2）带阴离子的肝素能促进毛细血管基底膜阴离子的重建，减少蛋白尿，遏止补体的激活以及补体介导的中性粒细胞的黏附及介质释放，维持内皮细胞的完整性，促进内皮细胞的修复生长；（3）

肝素具有明显的免疫活性，可对抗由 T 细胞介导的迟发性变态反应，调控补体，避免由免疫复合物激活补体引起肾损害；（4）肝素能有效抑制肾小球系膜细胞和基质增生，阻碍紫癜性肾炎的慢性进展。使用方法有以下两种：（1）在未出现肾损害前，给予超小剂量，5IU/kg 皮下注射，每天 2 次，连续 10 天，能够有效降低紫癜性肾炎发生率，且安全、经济。（2）大剂量治疗紫癜性肾炎，大多采用 100IU/kg 皮下注射，1 次/d，连用 7 天～10 天，肌酐清除率 <20ml/min 时，剂量减为一半。肝素的主要不良反应是易引起自发性出血，表现为各种黏膜出血、关节腔积血和伤口出血等。

（二）**尿激酶** 是肾小管上皮细胞所产生的一种特殊蛋白分解酶，为高效的血栓溶解剂，作用机制与链激酶不同，本品可直接促使无活性的纤溶酶原变为有活性的纤溶酶，使组成血栓的纤维蛋白水解。一般剂量为 1000U～1500U/（kg·d）静脉滴注，14 天为 1 疗程，重症紫癜性肾炎可应用尿激酶静脉冲击疗法，剂量为每次 2500U～5000U/kg。对反复型紫癜性肾炎，在常规治疗基础上加用肝素 1mg/（kg·d），连用 7 天～14 天并用蝮蛇抗栓酶 0.01U～0.02U/（kg·d），连用 7 天，用药期内监测出凝血时间，可降低复发比例。副作用主要为出血，在使用过程中需测定凝血情况，如发现有出血倾向，应立即停药，并给以抗纤维蛋白溶酶药。还可有头痛、恶心、呕吐、食欲不振等。

（三）**潘生丁** HSP 虽无明显的血小板数量变化，但其功能有所改变，呈现血小板活化亢进，故治疗需要加用血小板抑制剂。常用双嘧达莫 3mg～5mg/（kg·d），分次口服；持续用药 >4 周才起作用，用药时间至少半年。副作用可有乏力、头痛、眩晕、昏厥、胃肠道不适等，减量或停药后缓解。低血压患者慎用。

（四）**那屈肝素钙**（nadroparin calcium） 皮下注射 0.3ml～0.4ml，每天 1～2 次，持续 7～10 天。当肌酐清除率 <20mg/min 时，剂量减半，有利于肾病早期缓解，而且出血倾向小。

（五）**阿司匹林** 3mg～5mg/（kg·d），或 50mg～150mg/d，1 次/d。小剂量抑制血栓素而使血小板解聚，大剂量使用时前列腺素也被抑制导致此作用消失，建议小剂量使用。

（六）**丹参注射液**　0.4ml/kg 静脉滴注，1 次/d，连用 10d。

六、血管扩张剂

目前临床通常使用的钙通道阻滞剂，能减轻血管炎本身及激素引起的血管痉挛，并有抑制血小板聚集作用。常用药物有心痛定 0.25mg/（kg·d），最大量为 1mg/（kg·d），但其疗效尚无确切结论。

七、抗氧化剂

近年来有研究表明自由基反应致过氧化损伤，参与了紫癜性肾炎的病理过程。抗氧化剂治疗对紫癜性肾炎治疗有一定的疗效，它能清除超氧化自由基，阻止肾小球的氧化病理过程，减轻对肾小球的损伤。常用制剂为维生素 C、维生素 E、辅酶 Q10 等，6 周为 1 疗程。

八、血管紧张素 I 转换酶抑制剂（ACEI）和 A II 受体拮抗剂

紫癜性肾炎急性期后，部分患儿呈慢性进展过程，临床上表现为持续蛋白尿，高血压和肾功能减退，病理变化呈肾小球硬化改变。近年认识到肾素 - 血管紧张素 - 醛固酮系统（RAAS）参与此过程，ACE 是 RAAS 关键酶，ACEI 和 ACE II 受体拮抗剂已广泛应用于临床，主要作用为扩张肾小球动脉，降低球内压。控制体循环的高血压，改善肾小球内的高压、高渗透和高滤过，抑制系膜基质的增殖，减少肾脏细胞外基质的蓄积。通过多种机制改善肾功能，降低高血脂，减轻蛋白尿，对延缓肾小球硬化有良好的作用。常用制剂：福辛普利（蒙诺）5mg（＜30kg）或 10mg（＞30kg），1 次/d，口服，不良反应少，作用强，起效迅速。但要注意血清肌酐超过 265μmol～364μmol/L 时要停药。亦可选用卡托普利、贝那普利、依那普利等，或氯沙坦、厄贝沙坦等。血管紧张素转换酶抑制剂联用血管紧张素受体拮抗剂降低蛋白尿的作用较单独使用血管

紧张素转换酶抑制剂效果更好。

九、免疫球蛋白

免疫球蛋白治疗是近 10 年来人们尝试的一种治疗方法，大剂量丙种球蛋白有抑制炎性反应，中和体内抗原等作用。已有紫癜性肾炎应用大剂量丙种球蛋白的报道，发现可以降低紫癜性肾炎患者蛋白尿、血尿及改善肾功能。国内报道，小剂量丙种球蛋白可以通过降低紫癜性肾炎患者血清促炎细胞因子及其可溶性受体而改善病情，认为丙种球蛋白可以预防 HSP 肾损害，因价格昂贵，使用受到一定限制。

十、血浆置换法

紫癜性肾炎多属免疫性疾患，对迅速进展的紫癜性肾炎，采用血浆置换可清除体内免疫介质及产物，阻止病变进一步发展。有学者报道，对于重度紫癜性肾炎早期在药物治疗基础上给予血浆置换或免疫吸附有明显的疗效，并减少复发，提示血浆置换或免疫吸附疗法对重症紫癜性肾炎是有益的治疗手段。

十一、光量子血疗法

试用难治性紫癜性肾炎，有一定疗效，其机理可能为血液经紫外线照射并充氧输入人体能迅速改变人体缺氧状态，对肾功能修复有好作用，同时能调节血中过氧化水平，调节体内自由基平衡，使肾脏滤过功能恢复。方法：将采集自体或异体血在光量子机中充氧，然后于 30min 内输给患儿，5 岁以下 50ml/次，5 岁以上为 100ml/次，4 次~6 次为 1 疗程。其机理可能为血液经紫外线照射并充氧后输入人体，能迅速改善组织缺氧状态，改善循环，降低血液黏稠度，对肾功能修复有良好作用；同时能调节血中过氧化水平，调节体内自由基平衡，使肾脏滤过功能恢复。

第七章　预防与康复

第一节　预　防

过敏性紫癜一般都是由过敏引起，所以，日常生活中的好习惯对预防过敏性紫癜的发生是非常行之有效的办法。

1. **注意避免与致病原接触**　如花粉、化学物品、油漆、汽油、尘螨等。过敏体质的儿童不要养宠物，尽量减少与动物皮毛的接触，特别是已经明确致敏原的患儿更应当注意。注意饮食卫生，勤洗手，不吃不洁瓜果及水生植物，以杜绝肠道寄生虫感染的机会。

2. **加强锻炼，增强体质**　细菌和病毒感染是引起过敏性紫癜最常见原因，以 β 溶血性链球菌所致的上呼吸道感染最多见。在病程中或痊愈后，再次患上呼吸道感染常使病情加重或导致复发。此外，结核杆菌、金黄色葡萄球菌、肺炎球菌及伤寒杆菌亦可导致本病发生。病毒感染常见为流感、麻疹、风疹、水痘、流行性腮腺炎和肝炎病毒等。提高机体对各种感染的免疫力，避免过敏性紫癜的发生诱因。应注意气候变化，及时增减衣服，预防感冒，房间内定时通风换气以保持居室内空气清新。在病情未痊愈之前，不要接种各种预防疫苗，必须是痊愈 3～6 月后，才能进行预防接种，否则可能导致此病的复发。

3. **生活护理，促进身心休息**　如肾性高血压者应定时测血压，根据血压变化情况增加卧床休息时间。饮食方面应根据每种疾病的情况对患者进行具体的饮食指导，如肾功能不全时，应摄高热量（以糖为主），优质低蛋白饮食，限进液量，保持水平衡。经常做肾功能检查每半年就必须做一次尿液筛检、血压的检测。几乎一半的肾脏病人肾脏损坏过程是在不知不觉中进行的，所以等到身体感到不适时很可能已经已到了肾脏病的末期。

4. **饮食调理** 本病以血热为主，饮食要清淡，主食以大米、面食、玉米面为主，多吃瓜果疏菜忌食肥甘厚味，辛辣之品，以防胃肠积热，对曾产生过敏而发病的食物，如鱼、虾海味等绝对禁忌。此外，巧克力及蚕豆也可引起本病。

第二节 康 复

一、影响康复主要因素

影响紫癜性肾炎预后的原因很多，首先与紫癜性肾炎本身的病理类型有关，如某些病理类型本身是不可逆的，例如局灶节段性肾小球硬化症等。其次，与用药合理与否有关，尤其合理应用激素和细胞毒性药物、降压药至为重要。住院病人在这方面往往能够较好地处理，但门诊病人比较容易忽略，尤其病情表现较轻者，紫癜性肾炎病人往往不遵循医嘱，自行增减甚至停用药物，导致反跳现象的出现。第三，某些药物的疗效本身就不肯定，如潘生丁等降低尿蛋白的作用，往往停药之后又反复如初。第四，紫癜性肾炎的免疫功能较低，尤其伴有贫血及低蛋白血症者，本身体质与抵抗力均低，不耐疲劳，易受感染，一旦生活与工作无规律，即因感染尤其是上呼吸道感染、劳累等因素而诱发加重，甚至表现为紫癜性肾炎急性发作，或导致肾功能恶化。第五，误用肾毒性药物，最多误用的是氨基糖甙类抗生素如庆大霉素等，如果导致肾功能的恶化，引起尿毒症。当病情不稳定时，因长途旅游、体育运动也常导致紫癜性肾炎病情反复或加重。肾功能受损者，也可因不适当的饮食而加重肾功能不全。第六，年龄、起病表现以及肾脏病理改变，如：儿童患者预后较好，成年起病的患者预后较差；表现为大量蛋白尿及伴有高血压者预后较差；Ⅳ型以上的患者有40%可进展至慢性肾功能不全，而Ⅲ型以下的患者仅有3%可进展至慢性肾功能不全；具有上皮下及内皮下免疫复合物沉积的患者，较免疫复合物仅局限于肾小球系膜区者的预后为差等等。

二、饮食因素

紫癜性肾炎患儿应合理科学地安排饮食：

首先，应禁食各种致敏食物。许多食物中的异体蛋白质可引起过敏性紫癜，这些食物主要有鱼，虾，蟹，蛋，牛奶，蚕豆，菠萝等。病人一旦发现某种食物有致敏作用，应忌食这种食物，同时也不可使用与这种食物接触过的炊具和餐具。另外，过敏性紫癜患者最好不要食用自己从未吃过的新鲜花蕾之类的蔬菜。

其次，紫癜性肾炎患者常因出血过多而致贫血，因此要适当多吃富含蛋白质及补血食物，以补充机体的需要。这些食物主要有瘦肉，禽蛋，动物肝，肾，菠菜，西红柿，海带，紫菜，木耳，大枣和豆类及其制品。

另外，应多吃高维生素C食物，维生素C有减低毛细血管通透性和脆性作用，患者多吃这些食物有助于康复。富含维生素C的食物有柚子，橙子，柑橘，苹果，柠檬，草莓，猕猴桃，西红柿以及各种绿叶蔬菜等。

值得注意的是，紫癜性肾炎患者在水、盐、蛋白质等量的摄入方面也要有所注意，都是有所限制的。

水的摄入量：紫癜性肾炎患者如果没有尿少水肿的情况是不需控制水的摄入量的，水肿的患者主要应根据尿量及水肿的程度来掌握水的摄入量，一般而言，若水肿明显时，初进食以外，水的摄入量最好限制在500~800ml/日较为适宜。尿路感染之后，为避免和减少细菌在尿路停留与繁殖，患者应多饮水，勤排尿，以达到经常冲洗膀胱和尿道的目的。

盐的摄入量：如果紫癜性肾炎患者没有水肿或高血压的情况不

必限盐，可与正常人一样每日进盐 10 克，限制盐的摄入量主要针对水肿和高血压的患者，因为不限制盐可加重水钠潴留，使水肿难以消退，引起血压升高。一般每天，控制盐在 2～3 克，水肿严重者应每日限制到 0.5 克。尿少，血钾升高者应限制钾盐摄入量。

蛋白质摄入量：对于紫癜性肾炎患者的蛋白质摄入量也有一定的要求，既不可严格控制蛋白质摄入量，又不可过分强调高蛋白饮食，因为血浆蛋白持续低下可使抵抗力下降，易发感染，水肿反复，加重病情，而高蛋白饮食可引起肾小球的高滤过，久之则促进肾小球硬化。每日蛋白质的摄入量以 1g/公斤体重为宜，而且要以优质蛋白为主。蛋白质可适当多用，成年人每天的摄入量约为 60克，而且以高生物蛋白质为主，如鸡蛋、瘦肉、鲜牛奶。推荐蛋白质：（1）早上牛奶半斤，中午瘦肉 1 两，晚上蛋清 2 个。（2）早上蛋清两个，中午瘦肉 2 两，晚上蛋清 1 个。紫癜性肾炎患者炒菜不用动物油，以减轻高脂血症。

三、食疗因素

本病除药物治疗外，适当配合食疗，往往能收到理想的效果。食疗亦应随病之轻重虚实而施，运用过敏性紫癜肾炎的食疗方时要侧重于：食物应易于消化，多食新鲜蔬菜、水果，忌食虾、蟹、海鱼等可能诱发病情加重的食物，尿血患者还要特别忌食辛辣、燥热之品，以免助热生火，加重病情。

1. **花生皮炖红枣**　具体做法为：花生米皮 20 克，红枣 50 克，白糖适量。将上 2 味加水适量，煮至枣肉烂即可，加白糖适量调味。吃枣喝汤。

2. **红枣炖兔肉**　具体做法为：兔肉 150 克，红枣 15 枚，盐、味精适量。将兔肉洗净，切块，与红枣同放瓦锅内，隔水炖熟，加入盐、味精调味。吃肉喝汤，每天 1 次。

3. **藕枣**　具体做法为：藕节 250 克，大枣 500 克。将藕节洗净，切碎；大枣洗净与藕节同放锅内加水烧开，改用文火煮至汁水将尽时去藕节。

4. 绿豆红枣汤　具体做法为：绿豆、红枣各 50 克，红糖适量。将绿豆、红枣洗干净后加水适量，煮至绿豆开花、红枣涨圆时，加红糖适量即成。

5. 蕹菜鸡蛋汤　具体做法为：鸡蛋 2 个，连根蕹菜 250 克，盐适量。将鸡蛋用油煎熟；取蕹菜用水煮熟后捞起，再换水和煎蛋一同煮沸即成，酌加盐调味食用。

6. 荞麦叶藕节汤　具体做法为：荞麦叶 100 克，藕节 4 个，冰糖适量，水煎服。每日服 2 次。

7. 白茅根水　白茅根 30g，竹笋 500g，红萝卜 50g 加水煎煮饮用，能清热解毒，佐以凉血止血。

8. 白茅根冰糖水　白茅根 30g，冰糖少许共煮食之。清热利水解毒，适用于热毒伤里，瘀血阻络之证。

9. 田七煲乌鸡　田七 6g，乌鸡半只煲汤，能活血健脾养血，适用于邪郁下焦，湿热夹瘀型的患儿。

10. 茅根水炖猪皮　猪皮 250g，茅根 35g，冰糖适量。将猪皮去毛洗净，加入煎好的白茅根水炖至稠黏，再入冰糖拌匀，分 2 次服，每日 1 次。适用于过敏性紫癜肾炎属血热妄行者。症见下肢皮肤起紫斑，尿血，或有关节肿痛，兼有浮肿，小便短赤，蛋白尿，口渴心烦，舌红绛，苔黄，脉数有力。

11. 藕节红枣煎　鲜藕节 500g，红枣 60g。将藕节洗净，加水适量煎至稠黏，再放入红枣，煎至熟。拣去藕节，吃红枣，可分次服用。适用于过敏性紫癜肾炎属血热妄行者。

12. 紫草红枣汤　紫草 50g，红枣 30g，加水适量煎服，吃枣喝汤。适用于过敏性紫癜肾炎属血热妄行者。

13. 羊胫骨红枣汤　羊胫骨 500g，红枣 60g。将羊胫骨砸碎，洗净，加水煮约 1h，然后放入红枣再煮 20min 即成。分 3 次服用。适用于紫癜性肾炎属气不摄血者，症见下肢紫癜及血尿，伴神疲食少，腰酸乏力，面色萎黄，头晕，舌淡胖有齿痕，脉细。

14. **鸡蛋栀子汤** 鸡蛋 2 个，栀子 15g，先煮熟鸡蛋，除去蛋白后，将蛋黄与栀子共用水煎服，每日 1 次。适用于紫癜性肾炎属阴虚火旺者。

提醒：以上几种食疗方治疗紫癜性肾炎患者的确有其重要的功效，但是紫癜性肾炎无论是临床类型还是病理类型均及其复杂，不是所有的过敏性紫癜肾炎患者都可以按照以上食疗方进行调养，如您有意采用本食疗最好向专业的肾科医生咨询，向医生说明您的病情，在医生的指导下采用适合自身病情的食疗方。

乙型肝炎病毒相关性肾炎

第一章　概　　述

一、概念

乙型肝炎病毒相关性肾炎（hepatitis B virus associated glomeru-lonephritis，HBV－GN），是指乙肝病毒（HBV）直接或间接诱发的肾小球肾炎，并经血清免疫学及肾活检免疫荧光所证实，已除外肝、肾两种疾病无关及系统性红斑狼疮等其他病因引起肝肾病变的一种疾病。

二、发病情况

1971 年 Combers 等首次报道了 1 例感染乙型肝炎病毒（HBV）后发生肾病的成年患者，小儿首例乙型肝炎病毒相关性肾炎，是由 Brzosko 报告的。乙型肝炎病毒相关性肾炎（HBV 相关性肾炎），是与乙型肝炎病毒感染有关的肾小球肾炎，也是乙肝病毒感染后的一种主要的肝外脏器病变，其发病率占肾小球肾炎的 8.9% ~ 20%，随着肾穿刺活检的普遍开展及分子生物学技术的开展，诊断率不断提高。乙型肝炎病毒抗原血症的阳性率在肾炎及健康人群中有显著差异。此后国内外大量研究认为 HBV 感染与多种病理类型的肾小球肾炎相关。1990 年中华内科杂志召开座谈会，建议采用乙型肝炎病毒相关肾炎名称，简称 HBV 相关肾炎。

近年来，乙型肝炎渐呈全球流行之势，不同地区 HBV 感染流行的强度差异很大。据世界卫生组织报告，全球累积 HBV 感染病例累积超过 20 亿，其中 3.5 亿为慢性 HBV 感染。我国是乙型肝炎高发区，因此乙肝相关性肾炎在国内日益受到重视。HBV 相关肾炎可发生于任何年龄，儿童患病率高于成人，儿童起病多在 2～14 岁，平均为 6 岁，男性高于女性，男女性别比为 3～4：1。本病病程多较长，多数病例经数年常可自行缓解，特别起病 3 年内，提示小儿时期 HBV 相关肾炎预后多良好，年龄小，病程短，肾小球内仅有少量沉积，且不伴肾小球硬化或肾功能损害者，预后多良好。但如果蛋白尿长期持续，肾小球已发生硬化或肾功能损害者，预后不良。血清抗 HBe 抗体出现多伴有病情缓解，特别抗 HBs 抗体出现，几乎全部病人缓解。

三、中医认识

由于该病临床表现的多样性，并不能局限于单一中医病证，故古代中医文献对本病没有独立病证对照论述，但根据其主要临床表现可参照"水肿"、"虚劳"、"血尿"、"胁痛"、"黄疸"等病证进行辨证论治。

关于肝脏病证能够影响到肾脏病证的理论基础，中医学中的"肝肾同源"理论可阐释其机理，该理论的哲学思想渊源于《易经》，医学基础根源于《内经》，临床实践丰富于汉唐金元，理论体系形成于明代，实验研究发展于现代。《素问·阴阳应象大论》中提到："北方生寒，寒生水，水生咸，咸生肾，肾生骨髓，髓生肝。"揭示了肝肾两脏之间相互联系、相互影响的密切关系，体现了祖国医学的整体观念，也为我们辨证论治乙型肝炎病毒相关性肾炎奠定了理论基础。

肝肾同源又称乙癸同源，是以天干配五行，肝属乙木，肾属癸水的说法，其含义有三：

（1）肝藏血，肾藏精，精血同生，故肝阴和肾阴相互滋养，同源互化，肝肾相生。

（2）肝和肾均内藏相火，相火源于命门。

（3）肝和肾虚实密切相关，肝主疏泄而肾主封藏，藏泄互用，肝主疏泄，肾主封藏，二者之间存在着相互为用、相互制约，治疗上多兼顾二脏。《医宗必读》："东方之木，无虚不可补，补肾即所以补肝；北方之水，无实不可泻，泻肝即所以泻肾。"张介宾《类经·藏象类》曰："肝肾为母子，其气相通也"。

所以中医古籍对肝肾患病可以相互影响早已奠定了其理论基础，并为临床辨证论治 HBV 相关肾炎提供了辨证思路和大量的论治方药，为中医临床诊治 HBV 相关肾炎积累了经验，并非无章可循，无典可宗。

第二章　病因及发病机制

第一节　现代医学的认识

一、病因

现已知乙型肝炎病毒具有多种抗原性，包括 HBsAg、HBeAg、HBcAg 等，最初认为 HBV 相关性肾炎是由 HBs 抗原所致，但有的作者在膜性肾病活组织检查中，并未找到 HBs 抗原，而是发现了 e 抗原在肾小球沉积。研究还发现，在 e 抗原向 e 抗体转换过程中肾病好转，组织学上 e 抗原也消失，因而认为 HBV 相关性肾炎的原因，不是 HBs 抗原，而是 HBe 抗原。事实上，近年的研究发现，HBsAg、HBeAg、HBcAg 复合物均可参与膜性肾病的形成，但以 HBeAg 更受重视。

二、发病机制

乙型肝炎病毒的多种抗原的致病作用和机体免疫状态有关。乙肝病毒感染人体后 40 天，血中开始出现 HBsAg，再经过 1 ~ 3 个月就可出现抗 HBc 抗体。当 HBsAg 消失后，即出现抗 HBs 抗体。但当机体免疫功能不正常，HBsAg 可持续阳性，而无抗 HBs 抗体者（约占乙型肝炎的 5% ~ 30%），可发展为慢性 HBsAg 血症及慢性活动性肝炎或虽有抗 HBc 抗体出现，但 HBsAg 并未消失，形成免疫复合物沉积在肾小球而致病，但并非所有免疫复合物均可致病。首先免疫复合物的分子大小必须适中，分子量过大多为不溶性，易为巨噬细胞吞噬；分子量过小，虽然可溶，但多从肾小球滤出，不能在肾小球沉积，因此无致病作用。只有中分子可溶性免疫复合物, 才能循环于血流中并沉积在肾小球而致病。复合物大小还取决于抗原与抗体的比例, 只有当抗原稍多于抗体时, 才能形成可溶性复合物, 并具有致病作用。

故乙型肝炎病毒相关性肾炎的发病机制目前尚不十分明确, 可能的机制包括免疫复合物引起的损伤, 细胞免疫、病毒对肾脏的直接作用, 自身免疫及遗传因素等单独或协同参与 HBV 相关肾炎的发病。

(一) HBV 抗原抗体免疫复合物沉积于肾小球引起免疫损伤

这是最可能的致病机制, 目前证实有两种形式致病。

1. **循环免疫复合物** 人体受 HBV 感染后, 依次在血中产生抗HBc、抗 HBe 及抗 HBs, 这些抗体在血循环中与相应的抗原结合形成免疫复合物, 沉积于肾小球毛细血管袢, 并激活补体造成免疫损伤。动物试验表明, 将人血液的 HBsAg 注入狒狒体内不久, 在狒狒血中即可检测到含 HBsAg 的免疫复合物, 诱发免疫复合物肾炎, 肾组织发现 HBsAg 及免疫复合物的沉积。临床研究发现 HBV 相关肾炎患者肾脏组织中 HBsAg 沉积与 HBV 抗原血症呈正相关, 大部分患者血清中存在免疫复合物, 且 HBsAg 复合物含量与病程迁延有密切关系。大多数患者血清 C_3、C_4 降低, 通过免疫荧光方法证实肾小球上皮下、内皮下及系膜区有免疫复合物存在, 还发现 C_3、C_4 沿毛细血管袢沉积, 从而证实 HBV 相关肾炎是免疫复合物性肾炎。另外, 免疫荧光双重染色已证实, HBV 抗原与免疫球蛋白在肾小球内同一位点沉积; 患者肾组织洗脱试验, 可从洗脱液中找到HBeAg 及抗 HBs 抗体; 用豚鼠血清与患者肾切片中孵育, 已发现豚鼠补体能结合到 HBV 抗原与 IgG 组织部位上, 这些实验均提示: HBV 相关性肾炎患者的肾小球中, 确有能与补体相结合的 HBV 抗原抗体复合物, 从而为该免疫复合物致病提供了依据。但是能够穿过肾小球基底膜定位于上皮下的物质应该分子质量较小, 并且携带阳性电荷, HBsAg、HBcAg 分子量大, 带负电荷, 其完整免疫复合物在循环中很快被清除, 只有经过代谢的片段形成的免疫复合物才可能沉积在上皮下、内皮下及系膜区。HBeAg 的分子质量相对较小，并且与 HBeAb 结合后分子质量仍仅为 $2.5 \times 10^5 \sim 3.2 \times 10^5$，等电位点变为 $6.4 \sim 8.4$，从而有可能沉积在上皮下，导致肾脏免疫性损害。

2. **原位免疫复合物** 目前多认为以 HBeAg 为主的原位免疫复合物在肾小球内沉积是 HBV 相关性肾炎的主要发病机制。在 HBV 抗原中，以 HBeAg 分子量最小，低于 3.0×10^5 Daltons，且带负电荷，等电点低，不容易克服肾小球滤过膜阳电荷屏障到达上皮下，但抗 HBe - IgG 尽管分子量低（1.6×10^5 Daltons），却带有强大的正电荷，等电点为 $5.8 \sim 10.2$，可靠其阳电荷先定位于上皮下，再吸引 HBeAg 穿过基底膜与其结合。免疫组化方法证实，HBV 相关性肾炎肾小球内有 HBV 抗原与其相应抗体的原位沉积，从 HBV 相关性肾炎病人肾组织中洗涤出抗 HBV 抗原高活性抗体。慢性 HBV 感染持续不断地提供了抗原与相应抗体，为原位免疫复合物形成提供了基础。

（二）HBV 直接感染肾脏细胞

HBV 不仅能感染肝脏细胞，而且在肾、胰、皮肤甚至胎盘中亦发现 HBV - DNA 存在。近年来，通过原位杂交、聚合酶链反应等先进分子生物学检测技术，在肾组织细胞内发现了游离型和整合型 HBV - DNA 及 HBV - RNA，小儿肾炎以游离型多见，成人则以整合型多见。判断组织 HBV - DNA 存在状态时，若仅有游离型，则必须排除血清中 HBV - DNA 污染组织的可能。若为整合型，则可完全排除任何来源 HBV - DNA 污染组织的可能。另外，由于存在很高的基因突变率，是否存在有蛋白的基因区发生变异，使得嗜亲性发生改变，由嗜肝病毒变成嗜肾病毒，尚需进一步研究。应用免疫组化方法发现肾脏系膜细胞内存在 HBcAg，提示肾脏内有病毒复制。有证据表明，HBV 相关肾炎肾小球内存在病毒样颗粒，并有 HBV - DNA 复制。另外，报道显示，肾脏损害加重的患者，其肾小管上皮细胞 HBV - DNA 阳性检出率明显高于病情稳定者，在蛋白尿弱阳性或阴性患者肾组织中却未检获 HBV－DNA；同时在肾单位和肾间质中 HBV－DNA 存在时间越长，HBV 相关性肾炎患者临床表现越严重，这些均支持 HBV 可以直接感染肾组织并表达 HBV 抗原。而在临床治疗中也观察到，随着肾脏中 HBV－DNA、HBeAg 的消失，其临床症状亦随之消失，抑制 HBV 复制的抗病毒药物产生较好的治疗效果。上述结果均说明 HBV 直接感染肾脏，可能导致 HBV 相关肾炎发病。

（三）HBV 感染诱发自身免疫损伤

HBV 感染人体后，HBV 感染者体内可出现多种自身抗体：抗 DNA 抗体、抗细胞骨架成分抗体、抗平滑肌抗体、抗肝细胞膜蛋白抗体、抗核糖核蛋白抗体等的表达，其水平明显高于正常人群，提示器官特异性自身免疫机制可能在 HBV 相关肾炎发病中起一定作用。研究发现，HBV 相关性肾炎与人白细胞抗原（HLA）基因系统存在相关性，HLA－A3 及 A10 可能是 HBV 相关性肾炎的易感基因，HLA－B3 抗原强烈表达的 HBV 感染者不易发生肾组织损害，而肾组织 HLA－II 类抗原强烈表达者易发生 HBV 相关性肾炎。HBV 侵入人体后在肝细胞内繁殖可改变自身抗原成分，然后随肝细胞破坏释放入血，与肾细胞膜蛋白起交叉反应；HBV 感染靶细胞后引起细胞毒性 T 细胞对靶细胞免疫杀伤，改变靶细胞的抗原决定簇，引起自身免疫反应。有学者推测 HBV 感染可能通过病毒的某种成分和自身抗体交叉反应，或自身抗原的暴露释放等途径引起免疫反应。综上表明，自身免疫异常在 HBV 相关性肾炎发病中的地位不容忽视。

（四）机体免疫功能异常

部分病人感染 HBV 后易发生 HBV 相关肾炎，可能与个体免疫功能异常有关。实验研究表明，HBV 相关肾炎病人多存在免疫功能缺陷，不能产生高亲和力抗体以中和抗原，网状内皮系统功能障碍，使其对循环中免疫复合物清除能力下降，免疫复合物沉积于肾小球内，产生 HBV 相关肾炎；HBV 直接侵犯 T、B 淋巴细胞而致敏，致敏的淋巴细胞和结合在肾小球上的抗原相作用，引起局部的特异性细胞免疫反应致组织损伤。而 CD8 + 细胞毒 - T 淋巴细胞（CTL）特异的细胞毒效应由穿孔素介导，可以引起感染细胞损伤和死亡。研究发现 perforin 主要在 HBV 相关肾炎的肾间质表达，在肾小球及肾小管的表达较弱，肾间质穿孔素的表达较肾小球强，提示在 HBV 相关肾炎的肾小球、肾小管和间质中存在 CTL 炎性细胞浸润，在 HBV 相关肾炎的发病过程中 CD8 + CTL 介导 perforin 途径可能起一定作用。临床资料提示 HBV 相关肾炎病人既存在体液免疫缺陷，又存在细胞免疫缺陷。体液免疫的异常改变在 HBV 相关肾炎的发病中起重要作用，但细胞免疫功能下降或缺陷更易使 HBV 感染者成为慢性携带者。有证据表明，HBV 侵犯单核细胞后，可影响单核吞噬细胞系统的功能。HBV - DNA 阳性患者外周血单个核细胞（PBMC）功能缺陷，可能是 HBV 相关肾炎的发病机制之一。小儿因免疫功能不完善易受 HBV 感染而成为慢性携带者，故小儿 HBV 相关肾炎较成人多见。

（五）遗传因素

近年有人发现 HBV 相关肾炎的发生与某些遗传因素有关。有研究表明 HBV pre - S1（27 bp）和 pre - S2（60 bp）区域的缺失与点突变，HBV - S 区域的点突变、特别是抗原决定簇变异在 HBV 膜性肾病的患儿中多见，HBV pre - S 及 S 区域突变可能与儿童 HBV 膜性肾病的发病机制有关。另有学者发现，HLA - DR 及其相关遗传因素与 HBV 相关肾炎的易感性有关，与不同的病理类型表现也有关，不同 HLA - DR2 等位基因表现为不同的病理类型，DRB1 * 1502 与 MPGN 相关，DRB1 * 1501 与 MN 相关，HLA - DQB1 * 0601 与 DRB1 * 1502 紧密连锁与 MPGN 有关，HLA - DRB1 * 1302、DeB1 * 0402 和 DOB1 * 060 对 HBV 相关性肾炎有保护效应，而 HLA - DRB1 * 1101 与 HBV 相关肾炎无明显相关。有学者研究发现膜性肾小球肾炎的 MHC 有 HLA DR2、DR7 或 BW73 高水平表达，同时存在细胞免疫紊乱，推测在慢性 HBV 感染和膜性肾小球肾炎之间可能存在共同的遗传易感基因。

三、病理类型

由 HBV 引起的免疫复合物肾炎，其病理类型较多，主要为膜性肾病（MN）、膜增殖性肾炎（MPGN）、系膜增殖性肾炎（MsPGN）、局灶节段硬化性肾炎（FSCS），毛细血管内增生性肾炎（EnPGN）偶见。其中以膜性肾病最常见。ASRDS（亚洲小儿肾脏病研究）报告小儿 HBV 相关肾炎的 66.1% 为膜性肾病，其次为轻微病变 16.1%，膜增殖性肾炎 8.1%。

HBV 相关膜性肾病是 HBV 相关性肾炎的主要病理表现，与特发性膜性肾炎有所不同，HBV 相关膜性肾病光镜下：大多数肾小球毛细血管壁呈弥漫性一致的增厚，银染色基膜见多数"钉突"，有时见系膜区轻度扩大，系膜细胞轻度增生，电镜下见增生的系膜细胞有插入，上皮下及膜内见大量团块状电子致密物沉积，基膜增厚。免疫组织化学法检测可见 HBeAg 和（或）HBsAg 呈颗粒状沿肾小球毛细血管袢沉积，少数有间质及小管沉积，伴 IgG（100%）、C_3（75%）沉积，少数有 IgA、IgM 沉积。

有研究儿童 HBV 感染者肝脏病理变化与 HBV 相关肾炎的关系，结果发现，HBV 相关肾炎与肝脏损害同时出现，肾脏损害严重程度与肝脏损害并不完全平行，肝脏和肾脏出现 HBcAg 意味着两个脏器均严重受损。HBV 相关肾炎患儿肝脏活检时，可检出轻重不等的病变，如轻型肝炎、慢性持续性肝炎、慢性活动性肝炎、肝硬化等。

HBV 相关肾炎临床与病理关系：临床表现为肾病综合征的多数病理为膜性肾病，病理表现为系膜增生性肾小球肾炎的其临床表现多为血尿、蛋白尿。肾组织病理切片中可检出肾小球 HBV 抗原成分或 HBV – DNA。

综上所述，乙型肝炎病毒相关性肾炎的病理主要可以概括为：（1）光镜下：乙型肝炎病毒相关性肾炎最常见的病理类型是膜性肾病，其次为膜增生型。膜性乙型肝炎病毒相关性肾炎除基底膜增厚外，常有系膜细胞及基质增多（非典型膜性肾病）。（2）免疫病理：多种免疫球蛋白和补体（如 IgM、IgG、IgA、C2q 和 C_3）呈多部位的沉积（满堂亮现象）；肾小球内 HBsAg、HBcAg 或 HBeAg沉积。（3）电镜：高密度的电子致密物多部位沉积，易见病毒颗粒。其他病理类型的肾小球病变伴有乙型肝炎病毒抗原沉积者，称某种肾小球肾炎伴乙型肝炎病毒抗原沉积，如肾小球微小病变伴乙型肝炎病毒抗原沉积。

四、实验室检查

（一）尿常规

蛋白尿明显，伴不同程度的镜下血尿和管型尿。血尿伴蛋白尿占 74.2%，单纯血尿占 16.7%，单纯蛋白尿占 9.7%。表现为肾病综合征者，有大量蛋白尿和低蛋白血症，但肾功能多数正常，部分系膜毛细血管性肾炎者可有肾功能不全。

（二）血清 HBV 感染标志物检测

对本病的诊断具有重要意义。特别是几种抗原抗体系统同时检测，动态观察和长期随访更可为诊断提供重要依据。血清 HBsAg和 HBcAb 阳性，HBeAg 可阳性，HBeAb、HBsAb 阳性率不高。一般认为当血清 HBcAb 阳性时，表明仍有病毒复制，而当 HBeAg 阳性时，仍具传染性。对乙肝高发区肾炎或肾病患者，应常规检查血HBV 感染标志物。HBV - DNA 滴度高于 103 拷贝/ml 时，表示病毒复制活跃。

（三）血清补体

约半数病人可有血清 C_3、C_4 降低，随病情缓解多可恢复。因此，观察血清补体的动态变化，对病情监测有意义。

（四）其他检查

血冷球蛋白增多，白蛋白减少，胆固醇轻度增高，肝功能可正常，或丙氨酸氨基转移酶（ALT）、门冬氨酸氨基转移酶（AST）、谷氨酰转移酶（GGT）轻至中度升高。有学者认为，球蛋白增多是乙型肝炎病毒相关性肾炎的主要特征，血 IgG、IgA 增高，提示病变处于活动期。

（五）肾活检

肾脏病理切片中发现乙肝病毒表面抗原（HBsAg）和（或）乙肝病毒表面抗体（HBsAb）沉积可确诊。

第二节　中医病因病机

一、病因

（一）外感湿热疫毒之邪为主要病因

HBV 病毒性质属湿热。从乙型肝炎病毒相关性肾炎的发病来看，湿为弥漫之水，肾为主水之脏而位居下焦，湿性重浊黏滞，且与水同气相求，"伤于湿者，下先受之"，故湿邪致病具有趋下走里、易犯肾脏之特点；从临床表现来看，热伏湿中，湿遏热外，湿热相搏，易滞留于肾脏，阻遏气机，障碍气化，熏灼肾络，扰动肾关，故临床上常见水肿、血尿和蛋白尿等。从本病的预后来看，湿性黏滞，其体胶着，不易化解，且与热相合，湿遏热蒸，故湿热氤氲之邪为病，其病程较长，或反复发作，缠绵难愈与乙型肝炎病毒相关性肾炎的预后应属一致。

（二）肝肾阴虚，脾胃虚弱

湿热疫毒之邪内侵，蕴于肝经，致肝失疏泄而出现木郁土壅，脾失健运，运化失司，水湿内停，泛溢肌肤而发为水肿；病久累及于肾，湿热疫毒伤肾，肾络受损，血溢络外而见血尿；邪扰肾关，肾失封藏，精微下泄而见蛋白尿；肾为邪困，气化失司，可致湿聚水潴，溢于肌肤而见水肿；邪毒内盛，留恋不化，日久耗气伤阴，导致肝肾阴亏，脾肾气虚或气阴两虚，则可出现虚实兼夹之候。病程中还常因反复感受湿热疫毒的侵袭，引致血尿、蛋白尿时轻时重；甚则湿浊与瘀血互结，阻滞肾关，而出现癃闭之变。

（三）饮食不洁，湿热邪毒内伤

乙肝相关性肾炎的致病内因是先天禀赋不足或素体虚弱，劳累过度，情志内伤，以及其他疾病损伤元气，湿热毒邪乘虚而入，其中湿热毒邪是本病主要病因。湿热毒邪累及于肝，肝失疏泄，气机不利，一方面不能助脾胃运化水谷，则出现纳呆、腹胀、乏力等症；另一方面水道失于通调，出现水肿。素体肝肾不足或湿热伤及肾阴。肾阴不足，不能气化水津、亦成水肿。阴虚生内热或湿热伤及肾络则尿血。若素体脾胃虚弱，饮食更伤，脾阳虚损伤及肾阳，以致脾肾阳虚，脾为制水之脏，肾主水，脾肾阳虚，水湿泛滥则水肿。阴阳互根，肝肾阴虚伤及阳气，脾肾阳虚损及于阴，则可形成气阴两虚、阴阳两虚之证。情志不调，肝气郁结，脾失健运，表现为纳呆、腹胀、胁胀等，肝郁气滞，水道失调，发为水肿。若水湿停聚，水病及血，血行不畅，则常伴有瘀血表现。

"邪之所凑，其气必虚"，人体正气不足是导致该病发生的根本原因，故本病多呈正虚邪实，气虚为本，湿热郁阻为标。

二、病机

中医认为肝肾同源，生理上肝肾精血互化，相互滋生，病理情况下，肝脏病与肾脏病之间亦必然有密切的相互关系，可出现肝肾同病。导致乙型肝炎病毒相关性肾炎的病因是乙肝病毒，目前研究认为属湿热毒邪。湿热毒邪寄居于肝，由于子病及母，传及于肾，湿热伤肾，肾络受损，血溢脉外，则见尿血；湿热内扰，肾失封藏，精微下泄，则见尿中蛋白，湿热伤肾，肾不主水，水湿泛滥于四肢，则见水肿；湿热邪毒蕴久，耗气伤阴，正气受损，脾肾亏损而使病久不愈；久病入络，久病多瘀，瘀阻肾络亦是本病情迁延难愈的原因之一。

故现对于本病的病机，多认为基本病机不外本虚标实，虚实夹杂。本虚为肝肾阴虚或脾肾气（阳）虚以及气阴两虚，以脾肾为重，脾虚则运化失司，清浊不分；肾虚则气化无权，封藏失职，以致精微下泄。标实以湿热邪毒壅滞三焦气机为著，在病程发展过程中，湿热疫毒氤氲不化，阻滞气机，阻碍血行，故气滞血瘀为必然结果。湿热疫毒深伏于肝，入于血分，形成瘀毒，湿热瘀毒互结，上犯伤肺，中侵伤脾，下注伤肾，损伤肾络，肾失封藏，精血下注而致血尿、蛋白尿，故认为湿热瘀毒蕴结肝肾是本病的基本病机。邪毒日久不去，耗气伤阴，则终致肝脾肾虚损。故本病病机特点可概括为正虚、湿毒、气滞、血瘀。正虚方面，先天禀赋不足，或劳欲过度，情志内伤，终致脾肾气虚，卫外不固。邪实方面，外感湿热邪毒，内蕴于肝，壅滞于肾；水湿日久化热，或湿与热合而形成湿热。水停气滞，血脉不畅；或湿热久稽，血脉凝滞；或气虚无力帅血，血虚脉细行涩，阴虚血涩黏滞，阳虚血寒等导致瘀血内生，瘀血作为新的致病因素进一步导致正虚、气滞、水停及脏腑功能失调等病变，形成恶性循环。总之，本病是由实致虚，邪实与正虚并存。日久邪实与正虚互为因果，形成恶性循环，并贯穿疾病的始终，影响疾病的发生、发展、变化与转归。故本病初期多为湿热毒邪蕴结于肝，下及于肾，中期湿热瘀毒互结，后期湿热伤阴，加之精血亏损，遂见肾阴虚或阴虚挟湿证；湿胜则阳微，或阴损及阳则最终出现肾阳虚或阴阳两虚的病机转归。

三、病位

乙型肝炎病毒相关性肾炎的病位在肝、肾，与脾胃密切相关。早期多为实热证，晚期则虚实错杂，病程迁延难愈。

第三章　临床表现

　　儿童乙型肝炎病毒相关性肾炎临床表现具有多样性，可隐匿起病，常在偶然检查尿常规时发现异常，也可以以急性肾炎、肾病综合征、单纯性血尿或蛋白尿方式起病，部分以大量蛋白尿、低蛋白血症为主，与肾病综合征类似，但水肿与高脂血症不明显；部分以血尿、水肿为主，类似于急性肾炎，但血压不高，血沉不快。

　　病情进展特征具有多变性，部分以急性肾炎起病，经过一段时间，转变为肾病综合征，也可表现为相反的转变；尿常规变化大，尿蛋白与红细胞可在数日内波动于±、+~+++、++++，部分则先有血尿与蛋白尿同时出现，之后为交替出现，或短暂消失后又出现。

　　病程具有迁延性，血尿可迁延至数月或数年，蛋白尿可迁延至1~2年，但膜性肾病患者有自然缓解趋势，发展为慢性肾功能衰竭者少见。

　　具体临床特点如下：

一、年龄与性别

　　本病可见于任何年龄，但以学龄儿童多见，最小者15个月。男性患者明显高于女性。

二、发现尿异常方式

　　本病起病隐匿，约半数病人可无自觉症状，多在普查或因其他疾病做尿常规检查时，发现有血尿或蛋白尿。部分病人以肾炎或肾病综合征起病，少数病人在肝炎过程中发现尿异常。

三、肾脏症状

多数病人可有血尿，其程度可由轻微显微镜下血尿至肉眼血尿，程度不等。蛋白尿多为轻至中度，有时可见大量蛋白尿，甚至达肾病水平。ASRDC 报告 61.3% 病人在病程中可表现为肾病综合征，水肿多不重，部分病人可有高血压，肾功能一般多正常，但通过临床实践总结出本病有以下特点：即非典型性、多变性及迁延性。因此，在临床表现不典型及多变时应想到本病，应及时做血 HBV 标志物检测，以期早期明确诊断。

四、肝脏症状

肝病隐匿，患者多数属于乙肝病毒携带状态，部分病人可有肝脏增大、黄疸、肝酶的升高等异常，亦可出现慢性肝炎、肝炎后肝硬化，甚至暴发性肝炎。

五、肝外表现

可见消化道症状：纳差、腹胀、恶心呕吐。

也可见皮疹、关节炎、结节性多动脉炎、丘疹型肢皮炎等肝外表现。

儿童与成人 HBV 相关性肾炎都具备免疫复合物性肾炎的共性，但也存在很多不同之处。①免疫复合物沉积方式及肾脏病理表现不同：成人 HBV 相关性循环免疫复合物沉积于肾小球内皮下、系膜区，部分还可沉积于上皮下，易形成膜增殖性肾小球肾炎；儿童 HBV – GN 最常表现为膜性肾病，其发病机制是分子量较小的 HBeAg 穿越基膜后种植于上皮侧，与相关抗体结合形成免疫复合物，并最终导致肾小球膜性病变。②肝脏受累程度不同：儿童通常只是病毒携带，无器质性肝病表现；成人则往往存在慢性活动性肝炎甚至肝硬化。③对治疗的反应及预后不同，随着儿童免疫系统的不断健全，免疫复合物可以逐渐被清除，因此儿童乙肝相关性肾炎的预后往往比成人好，因为成人已遭损害的网状内皮系统已无法修复，其肾脏病变对治疗的反应较差，亦不会自发减轻。

第四章　西医诊断及中医辨证

一、西医诊断

（一）诊断依据（2001 年中华儿科学会肾脏病学组制订）

1. 血清乙肝病毒（HBV）标志物阳性；

2. 表现为肾小球肾炎或肾病，并可除外狼疮性肾炎、过敏性紫癜性肾炎等继发性肾炎，排除急性链球菌感染后肾小球肾炎；

3. 肾组织病理切片中可检出肾小球 HBV 抗原成分或 HBV - DNA；

4. 肾组织病理为膜性肾病。

（二）说明

1. 凡符合第 1、2、3 条可确诊为乙型肝炎病毒相关性肾炎，不论其肾组织病理为何；

2. 符合 1、2 条，并且肾活检病理类型为膜性肾病，尽管肾组织切片中未查到 HBV 抗原或 HBV - DNA，也可拟诊为乙型肝炎病毒相关性肾炎；

3. 我国为 HBV 感染高发区，如肾小球疾病患儿同时有 HBV 抗原血症，尚不足以作为乙型肝炎病毒相关性肾炎的依据。

　　下列措施可提高 HBV 相关肾炎的诊断率：①重视对肾炎患者的肝炎接触史及肝炎史的询问；②对肾炎患者常规测定血 HBs - Ag 以及进一步测定乙型肝炎病毒其他抗原系统；③肾病综合征或病程迁延者、糖皮质激素不敏感者，要注意除外 HBV 相关性肾炎的可能；对肾活检组织病理标本，常规开展 HBsAg 免疫病理检查。

　　目前临床上以免疫组化或免疫荧光方法检测肾组织中 HBV -

Ag 作为诊断 HBV 相关肾炎最常用的方法。原位杂交技术检测证实 HBV 相关肾炎患者肾组织中存在 HBV – DNA，提示 HBV 可能对肾脏有直接致病作用。原位 PCR 技术也检测到携带 HBV 肾炎患者肾组织确有 HBV – DNA 存在，且灵敏度高。激光微分离技术分离肾小球和肾小管分别用于制备 PCR 模板，避免了来自肾脏血管和间质浸润细胞中的病毒 DNA 的干扰，检测结果在一定程度上能够反映病毒在肾组织的分布状况，与直接提取组织 DNA 的做法相比有了很大的进步。所以激光微分离结合 PCR 检测肾组织乙肝病毒 DNA，取材精准，快捷高效，重复性好，为临床上乙肝相关性肾炎的诊断提供了一个新的有效的途径。乙肝患者尿中可检出 HBV – DNA 和 HBsAg，定期检查尿 HBsAg 和尿常规，对于早期发现隐匿型肾病有好处。

　　研究发现对乙型肝炎患者进行尿液 HBV – DNA 及 HBV 抗原检测有临床意义。由于 HBV 相关肾炎多表现为亚临床症状，临床往往仅见尿常规有所改变，因而对乙型肝炎患者定期进行尿常规及尿 HBV 抗原检查，有助于早期发现隐匿性肾病。由于乙型肝炎患者早期肾脏损伤为隐匿性的肾小球损伤和肾小管重吸收功能障碍，分子量较小的白蛋白早期即可出现在尿液中，故尿液 β_2 微球蛋白（β_2 – MG）、白蛋白及 IgG 检测有助于乙型肝炎患者早期肾脏损伤的诊断。诊断中需注意，若患者血清 HBV 标志物为阳性，肾脏病理表现为 MN，肾组织 HBV 抗原检测却为阴性，依据国内诊断标准只能疑诊 HBV 相关肾炎。儿童患者由于其原发性 MN 极少见，部分学者提出排除 LN 等继发因素和免疫组化染色假阴性后，以临床诊断 HBV 相关肾炎，进一步需行原位杂交以确诊部分患者血清 HBV 标志物为阴性，肾脏组织 HBV 抗原检测为阳性，其原因主要是：①肾脏组织中出现的 HBV 抗原可能是 HBV 直接感染肾脏组织后的表达产物，因而可与血清 HBV 标志物不一致；②血清 HBV 抗原滴度呈波动性，一次检测结果阴性不能完全排除 HBV 感染，此情形在临床诊断中最为复杂。有学者提出，只要肾脏组织检出 HBV 抗原，即可诊断为 HBV 相关肾炎，尤其肾脏病理表现为不典型 MN 或 MPGN 时。诊断 HBV 相关肾炎还要注意除外肾组织 HBV 抗原检测假阳性和假阴性结果，注意 HBV 引起的继发性肾脏损害与原发性肾病伴肾组织 HBV 沉积的鉴别，注意与 LN 的鉴别。及时采用特异性 HBV 单克隆抗体检测肾脏组织 HBV 抗原成分将有助于鉴别。

二、中医辨证

HBV 相关肾炎根据不同临床表现分属于中医"水肿"、"腰痛"、"关格"、"淋证"、"虚劳"、"血尿"、"尿浊"、"胁痛"、"黄疸"范畴。

对乙型肝炎病毒相关性肾炎的病机，目前多数认为本虚标实，虚实夹杂，贯穿于该病的始终，湿为有形之邪，阻碍气机运行，故初期为湿热蕴结于肝，下及于肾；中期湿热瘀毒互结；后期则木乘脾土和肝病及肾，导致肝、脾、肾三脏功能失调，以肝肾阴虚，或脾肾阳虚多见，病位主要在肝、脾、肾。本病病理特点为毒侵、正虚、气郁、血阻。治疗当标本兼顾，调理肝、脾、肾为要点。根据临床体会，分为以下四期。现代医学也认为，乙型肝炎病毒相关性肾炎的表现复杂多样，可有肾小球疾病的各种临床表现，与病理类型存在一定联系，但二者之联系具有相对性。

（一）肝郁脾虚、湿热内蕴　发热、口苦口黏、脘闷纳呆、胸胁胀痛不适、烦渴呕恶、腹胀、乏力、全身沉重或有黄疸、小便黄赤，大便溏泻不爽，舌质偏红，苔黄腻，脉弦数。

多见于 HBV 相关肾炎早期。患者感染湿热疫毒，侵犯人体，湿热蕴结，日久湿热郁久不解，化生热毒，热毒灼伤肾络，导致湿热、热毒、瘀血互相胶结难去。

此期以肝病为主，应偏重治肝、治标，以清热利湿为主。

（二）肝肾阴虚、湿热留恋　头晕耳鸣、两目干涩，厌食油腻、两胁隐痛、烦躁易怒、口燥咽干、肝区胀痛、小便黄赤、气短懒言、腰膝酸软、四肢酸困、纳呆食少、溲黄短赤、大便黏臭不爽、或皮肤巩膜色泽枯黄，或见低热盗汗，舌苔黄厚腻或薄黄、脉滑数或沉细数。

多见于本病中期，疾病缠绵，正虚邪恋，肝病相对稳定或肝病同时，湿热疫毒瘀血侵及肾体肾络，肝病及肾或肝肾同病，此期，有肝病重于肾病；肝肾同病；肾病重肝病轻三种情况，患者病情缠绵，湿热疫毒损伤脾肾，导致脾肾气虚，脾虚则水湿不化；肾虚则精微不固，而出现水肿和蛋白尿、血尿。

本期应脾肾同治，标本兼治，以健脾益肾、清热利湿为主；对于肝病重于肾病者，以疏肝理气，益气健脾为主；对于肾病重于肝病者，以益气健脾，固肾泄浊为主。

（三）**气阴两虚、湿热阻络**　面色晦暗或灰黄、精神萎靡、喜暖怕凉、畏寒肢冷、食纳不香、完谷不化、口干不欲饮水、胸闷痞满、两胸胁胀痛、大便溏、小便清长、全身疲乏无力。

多见于本病的稳定期，患者以本虚为主，病程较久，湿热疫毒已退，脾肾之气未复，或为早、中期经正确治疗，患者湿热疫毒瘀血的标证得解，但脾肾正气亦现匮乏。

本期重在本虚，主要表现为应注重治脾、治肾、治本，以健脾益肾为主。同时乙肝病毒相关性肾炎的治疗中要防止病毒的复制，疫毒入血灼伤肾络，所以在早、中、稳定三期的治疗中解毒活血应贯穿始终。

其中，中期和稳定期二者相当于现代医学乙型肝炎病毒相关性肾炎缓解期。

（四）**脾肾阳虚，水湿泛滥**　恶心呕吐、尿少尿闭、面色㿠白或萎黄、或面色黧黑，身寒肢冷、全身浮肿、乏力、小便混浊、舌淡胖苔白滑、脉沉微。

属于本病晚期。乙型肝炎病毒相关性肾炎的自然史仍未完全阐明。一般认为，小儿 HBV 相关膜性肾小球肾炎多能自发缓解。成人 HBV 相关肾小球肾炎，多临床表现明显而严重，常有进行性肾功能损害，逐渐进展至终末期肾功能衰竭。晚期即肾功能衰竭期（终末期肾病期），该期由以上三期迁延失治或病久发展而来。

此期患者主要表现为脾肾阳虚、肝肾阴虚、气血阴阳俱虚，浊毒内扰，治疗应补益脾肾或滋补肝肾，泻浊解毒。本期应在适合的情况下及时进行肾脏替代治疗。

在本病的治疗过程中，要注意证候的动态变化，如在疾病的活动期（即早期），贵在以祛邪为主，治疗当重用清利湿热解毒之品，辅以活血化瘀之品，消灭体内病毒，改善肝肾微循环，加速组织的修复；缓解期（即中期和稳定期）当以扶正为主，佐以祛邪，扶正以补肾为主，滋肾养肝兼以补益脾气，以调整人体气、血、阴阳的失衡，从而改善机体的免疫功能，促使病情的恢复。

第五章　鉴别诊断及类证鉴别

一、鉴别诊断

乙型肝炎病毒相关性肾炎的临床表现多样，起病多隐匿，常在偶然检查尿常规时发现患病，部分患者可以下几种类型起病：

（1）"肾病综合征"型：此类型病人最为多见。起病缓慢，多表现有疲乏无力、颜面和四肢水肿，严重者甚至可出现腹水。80%以蛋白尿为主，半数以上合并有血尿。病理类型为膜性肾炎者病程中尿蛋白波动较大，为系膜增生性肾炎者，伴高血压的比例较高，大多数病人伴有血尿，临床表现以肾炎性肾病为主。

（2）"肾小球肾炎"型：可表现为肾小球肾炎的临床表现如浮肿、少尿、血尿、高血压等。起病缓慢，反复浮肿可长达数月，尿蛋白持续（＋＋）以上，或伴血胆固醇升高，血清总蛋白下降，白蛋白下降，病初可误诊为原发性肾病综合征，病理类型多属弥漫增生型肾炎，这类病人的病程多属自限性，随访一段时间后尿蛋白、血尿消失，血生化指标恢复正常。个别病人病程迁延，蛋白尿、血尿持续存在，逐渐出现贫血、肾功能不全，这种病人的病理类型都属于膜增生型肾炎，可发展到终末期硬化型肾小球肾炎。

（3）"单纯性血尿"型：主要表现为无症状性血尿，病程长，血生化和肾功能均在正常范围，病理改变以系膜增生型肾炎为主。

（4）"无症状性蛋白尿"型：临床表现为轻度浮肿、蛋白尿为主，无血尿、少尿和高血压，血生化中胆固醇、血清总蛋白、白蛋白、蛋白电泳等均在正常范围，肾功能正常，病理改变可呈轻度系膜增生型肾炎，病程迁延可达 1 年以上，但最终蛋白尿可消失而恢复正常。故临床应根据其临床表现结合实验室检查等加以鉴别。

主要可根据以下几点进行鉴别：①流行病学资料有肝炎史或密

切接触史；②血清学资料有无 HBsAg 和（或）HBcAg 及 HBcAg 阳性和肝功能异常；③病理资料，肾切片是否找到 HBV 抗原或肾组织洗脱液具有抗 HBV 活性，或检出 HBV – DNA。其中③最为重要。

以下对其鉴别诊断进行分述：

（一）急性肾小球肾炎

急性肾小球肾炎多急性起病，有前驱感染史。其典型表现为：急性期常有全身不适，乏力，食欲不振，发热，头痛，头晕，咳嗽，气急，恶心，呕吐，腹痛及鼻出血等。以血尿为主，伴不同程度的蛋白尿，可有水肿、高血压，或肾功能不全等特点的肾小球疾患。病理表现为系膜毛细血管内增生性肾小球肾炎。实验室检查：尿蛋白在 + ~ + + + 之间，与血尿程度相平，尿镜检可见数目不等的红细胞，透明、颗粒或红细胞管型，血沉加快。ASO 滴度增高，血清 C_3 下降。

（二）慢性肾炎急性发作

既往肾炎史不详，无明显前驱感染，除有肾炎症状外，常有贫血、肾功能异常、低比重尿或固定低比重尿，尿改变以蛋白增多为主。

（三）急进性肾小球肾炎

急进性肾小球肾炎，是以急性肾炎综合征、肾功能急剧恶化、多在早期出现少尿性急性肾衰竭为临床特征，病理类型多为新月体性肾小球肾炎。通常分为 3 型：Ⅰ型 IgG 和 C_3 呈光滑线条状沿肾小球毛细血管壁分布；Ⅱ型 IgG 和 C_3 呈颗粒状沉积于系膜区及毛细血管壁；Ⅲ型肾小球内无或仅有微量免疫沉积物。急进性肾小球肾炎的患者，常伴有中度贫血，Ⅱ型患者约半数可伴有肾病综合征，Ⅲ型患者常有不明原因的发热、乏力、关节痛或咯血等系统性血管炎的表现。免疫学检查：抗 GBM 抗体阳性（Ⅰ型）、ANCA 阳性（Ⅲ型）此外，Ⅱ型患者的血循环免疫复合物及冷球蛋白可呈阳性，并可伴血清 C_3 降低。B 型超声等影像学检查常显示双肾增大。

（四）肾病综合征

肾病综合征是一组多种原因引起的肾小球基膜通透性增加，导致血浆内大量蛋白从尿中丢失的临床综合征。临床有四大特点：大量蛋白尿；低白蛋白血症；高脂血症；不同程度的水肿。病理类型以微小病变为主，还有局灶性节段性肾小球硬化，膜性增生性肾小球肾炎，单纯系膜增生，增生性肾小球肾炎，局灶性球性硬化，膜性肾病等。肾炎性肾病综合征是在单纯性肾病的基础上，具有以下四项之一或多项者：（1）2 周内分别 3 次以上离心尿检查红细胞每个高倍镜视野超过 5 个；（2）反复或持续高血压（学龄儿童在 130/90mmHg 以上，学龄儿童在 120/80mmHg）并除外使用糖皮质激素等原因所致；（3）肾功能不全，并排除由于血容量不足所致；（4）持续低补体血症。实验室检查：（1）尿液分析：常规检查：尿蛋白定性多在 + + +，约 15% 有短暂镜下血尿，大多可见透明管型、颗粒管型和卵圆脂肪小体。蛋白定量：24 小时尿蛋白定量检查超过 50mg/（kg·d）为肾病范围的蛋白尿。尿蛋白/尿肌酐（mg/mg），正常儿童上限为 0.2，肾病 >3.5。（2）血清蛋白、胆固醇和肾功能测定：血清白蛋白浓度为 30g/L 或更低，可诊断为肾病综合征的低白蛋白血征，由于肝脏合成增加，α2、β 球蛋白浓度增高，IgG 降低，IgM、IgE 可增加，胆固醇 >5.7μmol/L 和甘油三酯升高，LDL 和 VLDL 增高，HDL 多正常，BUN、Cr 在肾炎性肾病综合征可升高，晚期可有肾小管功能损害。（3）血清补体测定：微小病变型肾病综合征或单纯性肾病综合征患儿血清补体水平正常，肾炎性肾病综合征患儿补体可下降。（4）高凝状态和血栓形成的检查：多数原发性患儿都存在不同程度的高凝状态，血小板增多，血小板聚集率增加，血浆纤维蛋白原增加，尿纤维蛋白裂解产物（FDP）增高。

（五）IgA 肾病

IgA 肾病又称 Berger 病，是指肾小球系膜区有广泛、显著的 IgA 沉着的原发性肾小球病，为一免疫病理诊断，是肾小球源性血尿最常见的病因。病理类型主要是系膜增生性肾小球肾炎。肾活检标本的免疫病理学检查，即肾小球系膜区或伴毛细血管壁 IgA 为主的免疫球蛋白呈颗粒样或团块样沉积。以反复发作的肉眼血尿，不伴水肿、高血压或其他肾功能异常为主要临床特征，多于感染后数小时至 3 天内出现血尿和（或）蛋白尿，无乙型肝炎病毒血症，肾组织中无乙型肝炎肝病毒沉积。

（六）狼疮性肾炎

狼疮肾炎是系统性红斑狼疮最常见和严重的临床表现。多见于 10 ~ 14 岁女性儿童，伴全身多器官损害，狼疮肾炎是在确诊系统性红斑狼疮的基础上，有肾脏损害表现，主要表现为浮肿、蛋白尿、血尿及氮质血症，持续性蛋白尿（> 0.5g/d，或 > + + +）或管型（可为红细胞，血红蛋白，颗粒、管状或混合型），常伴有发热、皮疹、关节痛及贫血等，血清抗核抗体、抗双链 DNA 抗体及抗 SM 抗体阳性，则可诊断为狼疮性肾炎。无乙肝病毒血症，肾组织中无乙型肝炎病毒的沉积。

（七）病毒感染后肾炎

特点为病毒感染的极期或感染后的 3 ~ 5 天以内突然发生肉眼血尿、蛋白尿，1 ~ 2 天内肉眼血尿消失，镜下血尿持续较长，高血压、浮肿及全身症状较轻。肾功能多正常，C_3 不降低、抗"O"滴定度不升高，预后一般良好。

（八）单纯性血尿

凡尿中红细胞数量超过正常而无明确的全身性和泌尿系疾病及其症状（如水肿、高血压、肾功能减退等）者，为单纯性血尿。

单纯性血尿是以症状性诊断，须在除外各种能引起血尿的疾患后，仅有病因尚不能明确的无症状孤立性血尿（不伴蛋白尿）者，为"单纯性血尿"。

血尿来源可分为肾小球和非肾小球血尿（泌尿道出血）。

1. 非肾小球性血尿

（1）泌尿系畸形：常见的有肾盂－输尿管连接部狭窄、肾盂积液和多囊肾等。

（2）泌尿系肿瘤：常见的是肾胚瘤。

（3）特发性高尿钙症：本病是小儿单纯性血尿的重要病因之一。尿中排出的钙量超过正常，尿钙和尿肌酐比值 > 0.2，24 小时尿钙测定 ≥4mg/kg·d。

（4）胡桃夹现象：又称左肾静脉受压综合征。左肾静脉行经腹主动脉与肠系膜上动脉所形成的夹角时，夹角过窄，左肾静脉受压而发生的血尿和蛋白尿。目前的诊断标准为：左肾出血；尿钙正常；尿红细胞为非肾小球性；B 超和 CT 见左肾静脉扩张；左肾静脉与下腔静脉之间压力差在 $5cmH_2O$。

（5）运动性血尿：见于剧烈运动之后，休息之后在 48 小时内消失。

（6）高草酸尿症：无论原发或继发性高草酸尿症，均为少见的除血尿外尚可并肾结石肾钙化和肾功能不全等。

（7）其他：罕见的原因有肾血管瘤破裂，肾盂静脉－肾盂瘘和自发性（或肾穿刺所致）动－静脉瘘出血。血尿来自一侧肾且相当严重。此外，轻微肾挫裂伤和肾动静脉栓塞也可引起血尿。上述血尿诊断颇为困难，有时因血尿严重难以止血而行肾切除才发现。

2. 肾小球性血尿

（1）遗传性肾炎：有家族史，以血尿、神经性高频耳聋、内眼病变、进行性肾功能减退为临床特点。

（2）良性家族性血尿：也叫家族性薄基底膜病。有家族史，以良性过程的单纯性血尿为临床特点。

（3）孤立性血尿：持续镜下间歇肉眼肾小球性血尿在排除遗传性肾炎和家族性复发性血尿后，临床上可诊断为孤立性血尿，临床上可分为复发性肉眼血尿和持续镜下血尿两类。

二、类证鉴别

祖国传统医学对本病尚未有详尽论述，根据其临床表现可从"水肿"、"腰痛"、"关格"、"淋证"、"虚劳"、"血尿"、"尿浊"、"肝郁"、"胁痛"、"黄疸"范畴辨证论治。

以水肿为其主要临床表现者，可将其简单的划分为阳水或阴水，其区别点主要是：阳水发病较急，成于数日之间，肿多由面目开始，自上而下，继及全身，肿处皮肤绷急光亮，按之凹陷难起，兼有寒热等表证，一般病程较短，属表、属实；阴水发病缓慢，肿多由足踝开始，自下而上，继及全身，肿处皮肤松弛，按之凹陷不易恢复，甚则按之如泥，病程较长，属里、属虚或虚实夹杂。

另外，根据《金匮要略》中所言，本病所引起的水肿，当属"五脏水"，是因脏腑尤其是肺脾肾三脏的通调、转输、蒸化功能异常引起津液运行障碍而形成水湿或饮邪而得，以水肿，小便少为主症，当与水在五脏相区别，水在五脏是因饮邪波及脏腑导致的一种饮病，一般无肿，可见小便量少，据饮犯何脏而症也有所区别。

临床尚需与"鼓胀"相鉴别，鼓胀的主症是腹胀大，面色苍黄，腹壁青筋暴露，四肢多不肿，反见瘦削，后期或可伴见轻度肢体浮肿，而水肿则头面或下肢先肿，继及全身，面色㿠白，腹壁亦无青筋暴露，鼓胀是由于肝脾肾功能失调，导致气滞、血瘀、水湿聚于腹中。

第六章　西医治疗

　　HBV 相关肾炎患者常见的临床表现以蛋白尿为主，部分表现为水肿、血尿、高血压，其临床表现多样，尚没有确定的治疗方案，其治疗原则以防止和延缓肾功能进行性恶化，改善和缓解临床症状及防治严重合并症为主要目的，争取解除可逆性损害肾脏的因素。

　　研究发现，在患者的乙型肝炎病毒复制活跃控制后，肾炎都有一定程度的缓解和改善，故对乙型肝炎病毒复制活跃的患者，可进行抗乙型肝炎病毒的治疗。对肾脏损害进行性加重，肾组织活检提示严重的活跃炎性反应或新月体形成，血清中 HBV 复制之指标阴性的患者，可在抗病毒药物使用的前提下，试用激素和（或）免疫抑制药，用药中须密切监测 HBV 的复制指标和肝病的变化。而对于血清中 HBV 复制指标阳性的病人，若确实有治疗肾炎活跃的必要性，可在肾活检结果的指导下，权衡利弊，斟酌考虑使用。

　　目前 HBV 相关肾炎的治疗方案包括抗 HBV 治疗、糖皮质激素联合抗 HBV 治疗、抗 HBV 联合中药治疗、抗 HBV 联合糖皮质激素及中药治疗、乙型肝炎疫苗预防接种，单用糖皮质激素的方案已逐渐被上述方案所取代，而乙型肝炎疫苗预防接种是降低 HBV 相关肾炎发病率的有效方法。常用治疗药物包括糖皮质激素、免疫抑制药物、胸腺刺激素，以及阿糖腺苷、干扰素、拉米夫定及乙型肝炎疫苗等，对一些重症及难治病例要结合肾脏病理改变程度、HBV 标志物、肝功能、尿常规及肾功能等检查结果，灵活选择药物及治疗方案，做到合理治疗，提高疗效。

第一节 一般治疗

1. 注意休息，避免劳累。

2. 饮食宜清淡，在有高血压和水肿时应低盐优质蛋白饮食，多补充维生素。

3. 对于伴有高血压的应严格控制血压，学龄前儿童不超过 120/80mmHg，学龄儿童不超过 130/90mmHg。同时应给予双密达莫抗血小板凝集等对症治疗。

4. 应指导患者定期监测血压、血常规、尿常规和肝肾功能以及乙型肝炎病毒的相关检测指标。

5. 保肝治疗：

（1）减轻肝脏炎症、降低转氨酶药物：如甘草甜素、联苯双酯、甘草酸二胺等。需要注意的是肝功能正常后联苯双酯不宜马上停药，要缓慢减量以尽量避免肝酶的反跳。

（2）改善肝功能药物：如还原型谷胱甘肽、门冬氨酸钾镁、葡醛内酯（肝泰乐）等。

（3）促进肝细胞生长的药物：如促肝细胞生长素。

（4）减轻或阻止肝纤维化药物：如冬虫夏草制剂、苦参碱等。

第二节 抗病毒和免疫调节治疗

就目前而言，对于乙肝肾炎尚无特效的治疗方法。免疫抑制剂虽然对多种类型肾小球肾炎有益，但可能延缓缩主清除乙型肝炎病毒的能力，因此多数人不主张激素治疗。干扰素有抗病毒作用，通过与细胞表面受体特异性结合，激活某些酶以后阻断病毒的繁殖与复制，但不能进入宿主细胞直接杀灭病毒。阿糖腺苷能抑制 DNA 多聚酶和核苷酸还原酶，从而抑制病毒的复制，如果联合应用干扰素治疗，可获得更好的效果。近年许多临床研究表明，抗病毒治疗

如 α‐干扰素、拉米夫定、阿糖腺苷、阿昔洛韦（无环鸟苷）等药物，用药后常可见到 HBV 复制转阴，某些病例肾病也随之好转，因此对于乙型肝炎病毒相关性肾炎行抗病毒治疗有效。

一、抗病毒治疗

对于乙肝病毒感染的患者，若病毒处于活跃状态，需积极进行抗病毒治疗，常见的抗病毒药物如下：

（一）干扰素（IFN）

IFN 临床研究已有近 30 年的历史，目前仍是治疗慢性乙型病毒性肝炎（CHB）的重要药物。IFN 主要分为 α、β、γ3 种，目前只有 IFNα 被 FDA 批准用于治疗 HBV 感染。IFN 抗病毒机制包括免疫调节和直接抗病毒作用。IFN 对免疫系统的调节作用主要是促进肝细胞表达 HLA‐Ⅰ类抗原，从而促进受 HBV 感染的肝细胞被 CD8＋的细胞毒 T 淋巴细胞（CTL）清除。其直接抗病毒作用主要表现在诱导 2，5 寡腺苷酸合成酶的表达，促进寡腺苷酸合成而激活核酸酶，使之降解新合成的 HBV‐DNA，从而阻断 HBV‐DNA 的复制；IFN 还可诱导蛋白激酶表达，通过磷酸化而失活真核细胞起始因子，使蛋白翻译不能进行。最近发现，IFN‐α 能抑制 HBV 基因增强因子‐1 的活性而抑制其复制，通过抑制 TGF‐β 活性抗纤维化。

1. **应用干扰素治疗前应检查**

（1）生化学指标：ALT、AST、胆红素、白蛋白及肾功能；

（2）血常规、甲状腺功能、血糖及尿常规；

（3）病毒学标志：HbsAg、HbeAg、抗‐HBe 和 HBV‐DNA 的基线状态或水平；

（4）排除自身免疫性疾病。

2. **IFN 治疗的适应证**　HBeAg 阳性及 HBV‐DNA 阳性；血清 ALT 异常。但当血清胆红素＞2 倍正常值上限，失代偿期肝硬化，伴自身免疫性疾病，重要器官病变（严重心肾疾病、糖尿病、甲状腺功能亢进或低下者、神经系统异常等）时不适宜应用 IFN 治疗。

3. 干扰素治疗的绝对禁忌证包括 妊娠、精神病史（如严重抑郁症）、未能控制的癫痫、未戒断的酗酒、吸毒者、未控制的自身免疫性疾病、失代偿期肝硬化、有症状的心脏病、治疗前中性粒细胞计数 $<1.0\times10^9/L$ 和治疗前血小板计数 $<50\times10^9/L$。

4. 干扰素治疗的相对禁忌证包括 甲状腺疾病、视网膜病、银屑病、既往抑郁症史、未控制的糖尿病、未控制的高血压、总胆红素 $>51\mu mol/L$ 特别是以间接胆红素为主者。

5. 用法用量 目前多使用重组人类 α 干扰素，其治疗剂量为 $100\sim300$ 万 U/m^2，每周 3 次皮下或肌肉注射，4 个月后，改为每周 2 次，总疗程 6 个月 ~1 年。在治疗最初 $2\sim4$ 周可以采用 1 次/d 的强化方案，然后再改为 3 次/周。

6. 以下为干扰素的不良反应及其处理

（1）治疗初期常见流感样综合征：多在注射后 $2\sim4$ 小时出现。有发热、寒战、乏力、肌痛、背痛、疲倦、失眠等。治疗 $2\sim3$ 次后逐渐减轻，对流感样综合征可于注射后 2 小时给予对乙酰氨基酚等解热镇痛剂对症处理，无需停药，或将注射时间安排在晚上。

（2）消化系统症状：如恶心、食欲不振、腹泻及呕吐。可对症处理，无需停药。

（3）骨髓抑制：出现外周血白细胞（中性粒细胞）及血小板计数减少，一般停药后可自行恢复，治疗过程中白细胞及血小板持续下降，要严密观察血象变化。当白细胞计数 $<3\times10^9/L$ 或中性粒细胞计数 $<1.0\times10^9/L$ 或血小板计数 $<50\times10^9/L$ 时，应降低 IFNα 剂量，$1\sim2$ 周后复查，如果恢复，则逐渐增加至原量，如中性粒细胞绝对计数 $\leq0.75\times10^9/L$，血小板 $<30\times10^9/L$ 时，须停药，并严密观察，对症治疗，注意出血倾向。对中性粒细胞明显降低者，可试用粒细胞集落刺激因子（G – CSF）或粒细胞巨噬细胞集落刺激因子（GM – CSF）治疗。

（4）精神症状：如焦虑、抑郁、兴奋、易怒、精神病等。出现抑郁及精神病症状应停药。

（5）少见的不良反应：包括肾脏损害（间质性肾炎、肾病综合征和急性肾衰竭等）、心血管并发症（心律失常、缺血性心脏病和心肌病等）、视网膜病变、听力下降和间质性肺炎等，应停止干扰素治疗，停药后可减轻。

（6）干扰素可诱导产生自身抗体和自身免疫性疾病：诱导产生的自身抗体包括抗甲状腺抗体、抗核抗体和抗胰岛素抗体。多数情况下无明显临床表现。另干扰素诱发的自身免疫性疾病如甲状腺炎、血小板减少性紫癜、溶血性贫血、风湿性关节炎、红斑狼疮样综合征、血管炎综合征和 1 型糖尿病等，停药后可减轻。

（7）其他：出现失眠、轻度皮疹时可对症治疗，可不停药。有时可出现脱发。

7. 干扰素治疗过程中应注意检查

（1）开始治疗后的第一个月，应每 1～2 周检查一次血常规，以后每月检查一次，直至治疗结束；

（2）生化学指标：包括 ALT、AST 等，治疗开始后每月 1 次，连续 3 次，以后随病情改善可每 3 个月 1 次；

（3）病毒学标志：治疗开始后每 3 个月检测 1 次 HBsAg、HBeAg、抗 - HBe 和 HBV - DNA；

（4）其他：每 3 个月检测 1 次甲状腺功能；

（5）应定期评估精神状态，尤其是对出现明显抑郁症和有自杀倾向的患者，应立即停药并密切监护。

IFN - α 的疗效报道不一。研究表明，HBeAg 阳性患者经普通 IFN 治疗 4～6 个月后，治疗和未治疗组 HBV - DNA 转阴率（杂交法）分别为 37% 和 17%，HBeAg 转阴率分别为 33% 和 12%，HBsAg 转阴率分别为 7.8% 和 1.8%，其疗效与基线血清 ALT 水平呈正相关。对 HBeAg 阴性患者的几次随机对照试验表明，治疗结束时应答率为 38%～90%，但持久应答率仅为 10%～47%（平均 24%）。有人报道至少治疗 1 年才有较好效果。

2006 年 Fabrizi 等对 HBV 相关肾炎抗病毒治疗的疗效及安全性进行了 Meta 分析，其中纳入了 5 项以 IFN－α 治疗 HBV 相关肾炎的临床研究，结果显示 IFN－α 所诱导的蛋白尿持续缓解率（停药6 个月以上病情稳定）为 50%，且 HBeAg 清除率与蛋白尿缓解率之间存在相关性，疗程中患者的耐受性均较好，中途退出治疗者大多是因为费用问题。因此，IFN－α 是目前治疗 HBV 相关肾炎的有效药物之一，尤其是对于儿童和病理类型为 MN 的患者疗效较好，但因费用较高、皮下注射给药、不良反应较多等因素限制了 IFN－α 的广泛运用。

（二）核苷（酸）类似物

1. 拉米夫定（lam ivudine，3TC）　　3TC 是新一代核苷类高效抗 HBV 药物，全称 2′，3′－双脱氧－3′－硫胞嘧啶核苷，主要抑制病毒复制必须的反转录酶活性，是最强的抗 HBV 药物之一。

拉米夫定的用药剂量是：每日 1~3mg/kg，每日一次，疗程6~12 个月。

拉米夫定必须先在细胞内磷酸化，形成 3TC 的 5′－三磷酸盐（3TC－TP），通过 3 种可能的机制抑制病毒复制：（1）3TC－TP与磷酸脱氧胞嘧啶核苷（dCTP）竞争 HBV 多聚酶的 ATP 结合部位；（2）3TC－TP 导致 HBV 反转录酶、多聚酶的不可逆性及剂量依赖性抑制；（3）3TC－TP 掺入病毒 DNA 并导致链终止。3TC 仅抑制病毒 DNA 的复制量及其复制中间体的产量，不杀灭病毒，需长期用药才有较好效果。对病毒 RNA、病毒抗原和已形成的共价闭环、超螺旋结构的病毒 DNA 无作用。HBV 及其抗原自肝细胞内彻底清除，要靠机体自身的特异性免疫清除及病毒抗原的自然半寿期。

与干扰素相比，拉米夫定具有不良反应少、口服给药等优势。常见的不良反应有头痛、头昏、局部肌痛、乏力、疲倦、上腹不适或隐痛、恶心、呕吐和病毒性上呼吸道感染等，偶见有感觉异常和磷酸肌酸激酶 CPK 升高，无血液学及其他生物化学异常改变，也未发生明显骨髓抑制。

国内外随机对照临床试验表明，拉米夫定可明显抑制 HBV - DNA 水平，HbeAg 的血清学转换率随治疗时间的延长而提高，治疗 1、2、3、4 和 5 年 HBeAg 血清转换率分别为 16%、17%、23%、28% 和 35%。治疗前 ALT 水平较高者，一般 HBeAg 血清学转换率亦较高。

该药是当前慢性乙肝病毒治疗的有效药物，长期治疗可以减轻炎症，降低肝纤维化和肝硬化的发生率，治疗儿童 CHB 的疗效与成人相似，安全性良好，但长期用药同样存在酪氨酸 - 蛋氨酸 - 天门冬氨酸 - 天门冬氨酸（YMDD）变异的问题。Connor 等用拉米夫定（50mg/d 分 2 次口服）治疗 1 例临床表现为 NS 的 HBV - MN 患儿，2 个月后尿蛋白消失，血清清蛋白和转氨酶恢复正常，血清 HBeAg 转换成 HbeAb，12 个月后停药。治疗期间 HBV - DNA 滴度降至检测值以下。疗程中未见明显不良反应。停药后随访 11 个月，除 HBV - DNA 滴度升至 10 拷贝/ml（停药后 9 个月）外，尿蛋白、肝功能均持续正常。Filler 等用拉米夫定（50mg/d，1 次/d，口服）治疗 1 例激素抵抗的 HBV - MN 患儿，3 个月后尿蛋白消失、血清 HBV - DNA 转阴，13 个月后停药。停药 6 个月后尿蛋白无反弹，但 HBV - DNA 滴度升至 2000ng/L（1ng/L = 283000 拷贝/ml）。

随用药时间的延长，患者发生病毒耐药变异的比例增高，第 1、2、3、4 年分别为 14%、38%、49% 和 66%。耐药的发生机制是由于 HBV 多聚酶上的 YMDD 主型（motif）发生突变所致。CHB 患者应用拉米夫定长期治疗后，HBV 由于选择作用，出现病毒的变异，称为 YMDD HBV 变异株。对于 HBV 负链核苷酸序列有 4 个开放读码区：C、P、S、X 基因，其中 P 基因分为 A、B、C、D、E 五个活性部位，A、C、D 为三磷酸核苷结合的催化位点，B、E 区可能参与 RNA 模板和启动子定位。C 区包括 YMDD（酪氨酸、蛋氨酸、天门冬氨酸、天门冬氨酸）基因域，为聚合酶中编码逆转录酶的活性部位，是 P 基因最为保守区域，也是拉米夫定抑制 HBV - DNA 复制的作用位点。HBV - P 基因变异主要发生在 C、B

区。大多数的变异系在 HBV 聚合酶基因（POL 基因）第 741 个核苷部位，腺嘌呤（A）被鸟嘌呤（G）所置换，因而第 552 个 YMDD 分子中的蛋氨酸被缬氨酸所取代，称为 I 型 YMDD 变异。另一种较少见，743 个核苷的 G 被胸腺嘧啶 T 所置换，第 522 个 YMDD 的蛋氨酸被异亮氨酸所取代，称为 II 型 YMDD 变异。 I 型 YMDD 常伴有 POL 基因 669 个核苷 C/T→A 的置换，使第 528 个亮氨酸被蛋氨酸取代。

分子生物学研究表明，YMDD 变异株的复制能力低于原来的野生株。所以 YMDD 变异株出现后，患者血清 HBV - DNA 的水平低于治疗前水平。当停止应用 3TC 治疗后，野生株通常会替代变异株。YMDD 变异株在 3TC 治疗 6 个月以上出现，治疗前 HBV - DNA 高水平、肝活检 HAI 积分和体质量较高的患者，易发生 HBV 变异。当 YMDD 变异发生时，可有暂时性 ALT 增高，并有轻度乏力、恶心等肝脏炎性损伤加剧等症状。绝大多数患者即使出现 YMDD 变异，继续用 3TC 治疗过程中仍有临床疗效，所以有学者认为此时仍可继续治疗，注意即可。临床研究表明，在保证疗效的基础上联合用药和缩短用药时间，是减少基因变异的一个方法。

2. **恩替卡韦**（entecavir，ETV）　ETV 是一种 2′-戊环脱氧鸟嘌呤核苷类似物，具有极强的抗肝炎病毒能力，其作用靶点在 HBV - DNA 聚合酶和反转录酶，通过抑制该酶，从而抑制前基因组 RNA 反转录复制 HBV - DNA 负链，进而抑制正链的合成，以阻断 HBV - DNA 的装配和延伸。ETV 经口服吸收进入肝细胞后，通过磷酸化作用成为三磷酸恩替卡韦（ETV - TP），它是 ETV 在肝细胞内抑制 HBV - DNA 聚合酶的活性形式，ETV TP 的半寿期为 14～15 小时，作用较持久。

国内外临床试验，比较口服 0.5mg/d ETV 与 100mg/d 3TC 的疗效，在肝脏组织学改善、HBV - DNA 下降幅度、ALT 恢复正常等方面，ETV 均优于 3TC。目前国家食品药品监督管理局已批准用于成人 CHB 治疗。岳凤娥等用 ETV（0.5 mg/d，1 次/d，口服）治疗 2 例 CHB 并 HBV 相关肾炎（弥散性系膜增生型）。例 1，ALT

62 U/L、HBV－DNA 滴度 2. 8 ×10^{7}拷贝/ml、尿蛋白（＋＋＋）、潜血（＋＋＋），先予 3TC 治疗 4 个月疗效不佳；例 2，ALT 86U/L、HBV－DNA 滴度 6.3×10^{7}拷贝/ml、尿蛋白（＋＋＋）、潜血（＋）。ETV 治疗 1 个月后 2 例患者蛋白尿和血尿消失、HBV－DNA＜10^{3}拷贝/ml。可见，ETV 对于 HBV－GN 可能有一定疗效，但其长期预后仍待大样本的临床对照研究给予阐明。

3. 阿德福韦酯　阿德福韦酯是腺嘌呤磷酸酯化合物阿德福韦的前药。口服后，在体内转化为阿德福韦发挥抗病毒作用。阿德福韦是单磷酸腺苷的核苷酸类似物，通过细胞激酶作用被磷酸化为具有活性作用的二磷酸阿德福韦，竞争脱氧腺苷三磷酸底物，终止 HBV－DNA 链延长。其常见的不良反应为咽炎、头痛、哮喘、腹痛、流感样症状等，大多数耐受。实验室不良反应有低磷酸血症，ALT 和 AST 增高，肾损害。常用剂量为阿德福韦 30mg/d，可因血清肌酐升高和肾毒性需减量为 10mg/d。

资料表明，阿德福韦酯 10mg/d 口服能有效地抑制 HBV－DNA 的复制，迅速降低滴度，而且在出现 3TC 耐药的患者中阿德福韦能继续有效地抑制变异株。应用阿德福韦酯 1、2、3 年时的 HBV DNA 转阴－率分别为 28％、45％、56％，HBeAg 血清转换率分别为 12％、29％、43％，其耐药发生率分别为 0、1.6％、3.1％。治疗 HBeAg 阴性者 1、2、3 a 的耐药发生率分别为 3.0％和 5.9％、11.0％。阿德福韦酯不良反应较少，在较大剂量时有一定肾毒性，主要表现为血清肌酸升高和血磷下降，但 10mg/d 对肾功能影响较小。因此，对应用阿德福韦酯治疗者，应定期监测血清肌酸和血磷。

（三）阿糖腺苷

阿糖腺苷主要抑制 DNA 多聚酶及核苷酸还原酶，从而抑制病毒复制，现已常用于抗 HBV 治疗，可用于治疗 HBV 相关肾炎，与免疫抑制药物联合应用效果更好。临床多用阿糖腺苷－A，其剂量为：每日 5～15mg/kg 静脉滴注，疗程为 2 周。Lin 等报道了 24 例接受糖皮质激素治疗仍持续出现蛋白尿（22例重度蛋白尿，2例轻度蛋白尿），血清HBsAg、HBeAg及T细胞HBV DNA仍阳性的HBV-MN患者，接受阿糖腺苷治疗2周，胸腺刺激素治疗6月后，巨噬细胞、T细胞、B细胞及血清HBV-DNA均转阴，仅有1例出现重度蛋白尿，2例出现轻度蛋白尿，提示阿糖腺苷与免疫调节药物联合应用能有效治疗HBV-MN患者。

在治疗过程中，应注意发生神经肌肉疼痛的不良反应。

（四）胸腺素 α_1（thymosinα_1）

可促进淋巴细胞分泌INF-α、INF-γ，IL-2和IL-3，增加淋巴细胞IL-2受体的表达，以促进免疫缺陷的重建，通过重建宿主免疫反应来达到清除病毒的目的。研究发现治疗期间及停药后外周血中T细胞数增加，单核细胞产生的INF-γ增多。胸腺素能促进免疫抑制小鼠胸腺细胞的不断成熟来恢复T细胞协调抗体产生功能。

（五）药物联合治疗

抑制病毒复制可联合应用多种抗病毒药物治疗来减少病毒对肾脏的损害，以减少尿蛋白，同时可配合ACEI或（和）ARB来联合降尿蛋白，减慢肾间质纤维化的进程，同时联合治疗有相加或协同抗病毒疗效或减少耐药性的作用，是值得进一步研究的。

以干扰素和（或）拉米夫定为核心，联合、序贯其他类型药物的抗HBV治疗方案的制定及其疗效考核，是目前抗HBV临床治疗研究中的热点，但是如何进行联合、序贯治疗尚没有明确的方案和结论，需要进行深入、系统、科学的临床研究。干扰素抗HBV治疗的机制非常复杂，与其他药物联合、序贯治疗可进一步提高其抗病毒的临床疗效。拉米夫定是目前抗HBV治疗中惟一的核苷类似物，并已在国内得到广泛的应用。作为一种抑制HBV的复制的药物，单用时可致患者ALT水平升高，少数患者甚至出现重型肝炎而致死的现象，而不同药物进行合理的联合、序贯治疗，可在一定程度上防止这一现象的发生。因此，联合、序贯治疗不仅可提高目前抗病毒药物的临床疗效，而且也是解决目前临床上抗病毒药物临床应用局限性的有效措施。

常用的组合有干扰素－核苷拟似物以及核苷拟似物－核苷拟似物。①干扰素－核苷拟似物：目前已有研究的主要是干扰素和拉米呋啶。两者有一定协同作用，联合或续贯使用在病毒应答率上略优于单药治疗，但仍有较高的复发率。②核苷拟似物－核苷拟似物：如拉米呋啶和泛昔洛韦、拉米呋啶和喷昔洛韦、拉米呋啶和阿德福韦，相互之间都有一定协同作用，而且能显著减少病毒的复发。

二、免疫抑制治疗

（一）肾上腺皮质激素

肾上腺皮质激素是治疗原发性 NS 的一线药物。表现为 NS 的 HBV 相关肾炎是否需用肾上腺皮质激素治疗存有争议。短程、小剂量应用能在临床上抑制炎症反应，使尿蛋白减少，甚至消失。但中、大剂量应用该类药物可延缓宿主对 HBV 的清除能力，使其复制增强，有可能加重肝细胞损伤，或使肝炎复发。

现多认为在血清 HBV－DNA 等复制指标阴性时，为减少蛋白尿、缓解临床症状可考虑应用激素，但不宜单独使用，疗程不宜超过 8 周，剂量宜偏小，用药时应监测 HBV 复制指标及肝功能变化。而对于乙型肝炎病毒学指标阳性的患者，多先给予抗病毒治疗，使 HBV－DNA 转阴或下降到理想水平后，再联合激素治疗，可取得较为理想效果。

现多采用泼尼松，首治剂量为每日 0.5～1mg/kg，缓解的时间可能在 8～12 周左右，如果起始量小可等到部分缓解时再按正规减量，如果起始量已足，则需按正规 8 周减量无论有无缓解。减量方法：每 1～2 周减原剂量的 10%～20%，剂量越少，速度越慢，激素的维持量依病情而定，一般以低于 15mg/d 为佳。

（二）免疫抑制剂

1. 霉酚酸酯（mycophenolate mofetil，MMF） 剂量为 1.0 ~ 1.5g/d，用药 3 ~ 6 个月，半年后减量维持，用药 1 年左右。

MMF 是一种新型、高效的免疫抑制剂，在体内水解成活性成分麦考酚酸，通过抑制次黄嘌呤单核苷酸脱氢酶，阻断鸟嘌呤核苷酸（GTP）的从头合成途径，抑制 DNA 合成，从而发挥选择性抑制淋巴细胞增殖，减少抗体、细胞因子产生的免疫抑制作用；阻止 T 细胞在炎症部位聚集、抑制内皮细胞和系膜的增生；此外，还可因限制 GTP 合成、阻断反转录酶的作用而具备广泛的抗 DNA、RNA 病毒的效应。

2. 来氟米特（leflunomide） 来氟米特是一种嘧啶合成抑制药，除了具备抑制免疫反应、下调炎性反应因子表达的作用外，还可以影响肾小球足细胞 WT21、nephrin 等分子的表达，维持足细胞功能，减轻蛋白尿，可以抑制肾小管上皮细胞的增殖和 I、IV 型胶原合成，此外，还有抗病毒复制的作用。来氟米特主要不良反应有胃肠道反应、皮疹、脱发、一过性转氨酶升高和白细胞下降。皮疹的出现几率据文献报道最高为 10%。近来有学者运用其联合泼尼松龙治疗 HBV 相关肾炎取得一定疗效，疗程中少数出现可逆性肝功能异常，但治疗前后 HBV DNA 滴度改变不明显。来氟米特对于 HBV 相关肾炎可能具有一定的短期疗效，但仍需对照研究加以证实。

三、免疫调节治疗

HBV 持续感染是 HBV 相关肾炎发生和病程迁延的关键。因此增强宿主的免疫功能，尽快清除病毒，将有助于缓解肾脏病变，这便为使用免疫调节剂治疗 HBV 相关肾炎提供了理论基础。《慢性乙型肝炎防治指南》也推荐有抗病毒指征但不能耐受或不愿接受 IFN - α 或核苷（酸）类似物治疗的 CHB 患者使用胸腺肽进行治疗。

1. **胸腺肽**　胸腺肽将由骨髓产生的干细胞转变成 T 细胞，有增强细胞免疫功能的作用。其作用可能是：①能连续诱导 T 细胞分化发育的各个阶段。②具有调节机体的免疫平衡的作用。③能增强成熟 T 细胞对抗原或其他刺激的反应。胸腺肽无明显的种属特异性。剂量为 5～10mg/kg，其常见不良反应为发热，少数病人有荨麻疹、皮疹，个别患者出现头昏等。

2. **左旋咪唑**　2.5mg/kg.d，隔日口服，疗程 6 个月至一年半。左旋咪唑具有双重作用，一是恢复周围效应细胞的功能，二是诱导 T 细胞和粒细胞的成熟，无论在体内或体外，左旋咪唑的最显著和恒定的作用是使低活性的 TMf 和 PMNL 恢复到正常水平。包括自发的和丝裂原或抗原诱导的 T 细胞增殖、总的和活性的玫瑰花形成；细胞活性、淋巴因子的生成；抑制性 T 细胞、PFC、单核细胞、TMf 和 PMNL 的游走和趋化活性；Ig 和 C_3 受体活性，黏附和吞噬活性；NBT 还原反应了过氧化物酶活性和细胞内杀伤作用等。生理浓度和治疗剂量的左旋咪唑只能使上述各种活性恢复到正常水平，只有远超过生理浓度（如 1mmol/L）时才能使之超过正常水平。左旋咪唑对体液免疫功能的作用受机体免疫状态和剂量等因素的影响。左旋咪唑虽对由于遗传或衰老而有免疫缺陷的小鼠可增加其抗体量，但对免疫反应性正常的人或动物则无作用。左旋咪唑在增加抗体产生的剂量下，能抑制特异性淋巴细胞对肿瘤细胞的细胞毒作用。但在较大剂量时，则增强特异性淋巴细胞对肿瘤细胞的细胞毒作用。其免疫调节活性机理体现在 3 个方面：一是左旋咪唑具有拟胆碱能样活性，与咪唑集团有关；二是左旋咪唑能诱导机体产生各种淋巴因子；三是左旋咪唑的代谢产物具有清除自由基的功能。

四、抗凝治疗

适用于伴有高凝状态的病例，常用：①双嘧达莫（潘生丁），每日 3～5mg/kg，分 3 次口服，2～3 个月为一疗程。②用阿魏酸哌嗪（保肾康），每次 100～150mg，每日 3 次，疗程 2～3 个月。③

低分子肝素（速壁林），每日 100U/kg，皮下注射，每日 1～2 次。④华法令（苄丙酮香豆素），每日 0.1mg/kg，分 2～3 次口服。⑤尿激酶用于血管栓塞的治疗，每日 3 万～6 万 U 静脉滴注，1～2 周为 1 疗程。或用肝素每日 1mg/kg 静脉滴注，2～4 周为 1 疗程，病情好转改为口服抗凝药。⑥可选用藻酸双酯钠、蛇毒抗栓酶等。

五、降蛋白尿治疗

常采用血管紧张素转换酶抑制剂，可降低肾小球内压，抑制系膜增生，可减少尿蛋白，减轻肾损伤，延缓各种肾脏疾病的进展，常用卡托普利，起量每次 0.5～1mg/kg. d，每日 2～3 次，最大量不超过 6mg/kg，或选用依那普利，每次 0.05～0.1mg/kg，每日 1 次。疗程 6 个月以上。

六、其他对症及护肝治疗

保肝治疗：对于出现肝损害的患者可应用保肝降酶的药物。如肝泰乐、甘利欣、联苯双酯、利加隆、氧化苦参碱等。最新研究发现抗 CD20 单克隆抗体（美罗华）联合干扰素治疗对于难治性的 HCV 相关的混合冷球蛋白血管球性肾炎是安全及有效的治疗方法。因 HBV 进入体内，可感染 B 淋巴细胞，引起相应的免疫反应。美罗华为新型 B 淋巴细胞靶向制剂，可应用于自身免疫性疾病的治疗。对于乙型肝炎感染造成的冷球蛋白沉积较少见，所以 HBV 相关的混合冷球蛋白血管球性肾炎发病率较少。氧化苦参碱又名苦参素，是从苦豆草的种子苦豆子或苦参的根中提取的一种生物成分，能有效地降低人体内的 HBV – DNA 的浓度，从而阻止 HBV 对肾脏的直接和间接损害。

无抗病毒治疗指征、尿蛋白定量 <1g/d 的患者，可采用双嘧达莫、血管紧张素转化酶抑制剂（ACEI）/肾上腺素能受体结合剂 ARB 及对症治疗。并水肿、高血压患者予相应对症处理。对肝功能不良的患者要适当进行护肝、降酶、退黄治疗。

七、联合治疗方案

1. 目前认可的联合治疗方案为 LTAA 方案：即拉米夫定100mg/d、雷公藤多甙 0.5mg/（kg·d）、血管紧张素转换酶抑制剂（洛汀新 10mg/d）及抗凝（低分子肝素 5000U/d、尿激酶 3 万U～5 万 U/d、潘生丁 75～150mg/d 和/或活血通脉胶囊 6 粒/d）。

2. 临床有应用的联合治疗方案如下：

（1）吗替麦考酚联合拉米夫定治疗　吗替麦考酚（MMF）是一种新型免疫抑制剂，在体内快速水解为麦考酚酸，通过非竞争性、可逆性强有力地抑制次黄嘌呤单核苷酸脱氢酶，阻断鸟嘌呤核苷酸的从头合成途径，抑制 DNA 的合成，其治疗方案为：MMF1.5g/d，空腹口服，12 小时 1 次，6 个月后减量为 1.0g/d，疗程为 12 个月；为增强其疗效，可同时辅以甲泼尼龙用量为0.4mg/kg 隔日口服，并根据病情缓解情况逐步减低至最小维持剂量，疗程 12 个月。在服用 MMF 同时早晨顿服拉米夫定 0.1g/d，疗程同为 12 个月。同时包括其他对症治疗。

（2）甲基强的松龙（MP）、盐酸氮芥（氮芥）、蝮蛇去纤酶（降纤酶、蝮蛇抗栓酶）三联治疗：临床研究剂量：甲基强的松龙20mg/（kg·d），氮芥 0.08mg/（kg·d），降纤酶 0.1U/（kg·d）（≤5U），疗程结束后予甲基强的松龙片口服维持，剂量为 0.4mg/（kg·d），3 天后及 10 天后复查 HBV－DNA、肝功、乙肝五项，若有 HBV－DNA 升高者，则予干扰素以及拉米夫定治疗，之后再予一个三联疗程，疗程结束后再予甲基强的松龙维持，一个月撤减结束。分别隔 1 个月，3 个月，6 个月，1 年复治一次。治疗机理：①短期给予激素冲击治疗，可快速诱导蛋白尿缓解，与改变免疫复合物在肾小球基底膜的形成有关。快速撤离激素时，机体的免疫力会有反弹，引起血清 HBV－DNA 滴度下降。从而有利于乙肝病毒的清除。另一方面，快速缓解 HBV 相关肾炎引起的肾病综合征，也有利于血 ALT 回升，减少免疫球蛋白从尿中丢失。体质的恢复，免疫力的增强，也有利于 HBV－DNA 滴度持续下降。而甲基强的松龙不经肝脏代谢转换，不直接增加肝脏的毒副作用。②盐酸氮芥，主要作用于 B 淋巴细胞，B 淋巴细胞增生中度受抑制，B 淋巴细胞的分化被明显抑制，抗体水平下降。也可抑制辅助/诱导性 T 细胞及细胞毒/抑制性 T 细胞，干扰细胞释放炎性物质，并抑制纤维形成。盐酸氮芥不需经肝脏代谢转化，直接发挥作用。对肝脏无损害。临床治疗未发现直接肝损害。与甲基强的松龙联合使用可以增加快速缓解率，减少复发率。③由于病毒性肝炎存在严重的微循环障碍以及血液黏滞性增加，红细胞电泳时间延长。微血管中红细胞聚集等改变，加上甲基强的松龙冲击治疗时，高凝状态会暂时性加重，故用抗凝剂非常必要。降纤酶可以从纤维蛋白原分子上裂解纤维蛋白肽 A，从而减少肾组织微血管血栓形成，保护肾功能。减少全身血栓的形成。三种药有协同作用，并可减少副作用，如甲基强的松龙可减少氮芥的胃肠道反应，骨髓抑制作用以及化学性血管炎的发生，降纤酶可改善甲基强的松龙治疗时的高凝状态暂时性加重。

（3）霉酚酸酯（MMF 商品名骁悉）、甲泼尼龙（商品名美卓乐）、拉米夫定（商品名贺普丁）三药联合治疗：霉酚酸酯 1.0 ~ 1.5g/d，空腹口服，12 小时 1 次，甲泼尼龙用量为 0.4mg/（kg·d），早晨顿服拉米夫定 0.1g/d，三药联合治疗至少 6 个月，拉米夫定维持治疗。

总之，乙肝相关性肾炎是一个与病毒感染有关的基于致病因素的协同作用下复杂的的过程，宿主的反应及基因易感性造成多器官损害，尚缺乏特效治疗，故防治、清除体内病毒，防止肾脏继续受损是治疗本病的关键。本病有一定的自然缓解率，尤其对于儿童患者，其自然病程不确定，可暂给予抗病毒、降尿蛋白、保肝保肾等治疗。因宿主感染 HBV 后，人类白细胞抗原Ⅱ类分子的表达水平直接影响宿主对 HBV 的免疫应答，所以可通过调控细胞表达人类白细胞抗原Ⅱ类分子水平决定宿主的免疫功能状态，从而影响感染性疾病的发生、发展及转归。组织相容性复合物Ⅱ类反式激活因子（CⅡTA）是调控人类白细胞抗原Ⅱ类表达的关键因子，在免疫应答中起关键作用，可以认为其为自身免疫性疾病重要的候选基因。研究发现 cⅡTA 基因 SNP 位点的多态性与慢 HBV 感染的疾病进展密切相关，所以根据其位点的不同来早防治，为以后的治疗提供了新的治疗思路，可继续进一步研究。现治疗以抗病毒为主，目前研究旨在如何很好的控制病毒复制，同时减少长期应用抗病毒药物引发的不良反应。对于抗病毒治疗无效、且无病毒复制指征、临床表现为 NS 或大量蛋白尿的患者，可考虑在严密监控病毒学指标的前提下短期使用免疫抑制剂治疗。对于无抗病毒指征或抗病毒治疗无效、临床表现为少量蛋白尿的患者，仅需对症治疗。乙型肝炎疫苗的计划免疫可有效降低 HBV 相关肾炎的发生率。

　　综上所述，HBV 相关肾炎的治疗要个体化，应依据其临床表现类型、肾脏病理类型、血 HBV–DNA 水平、肝功能情况、免疫状态及是否高凝状态等决定合理有效的方案，抗病毒治疗基础上，联合小剂量激素及新型免疫抑制剂（MMF、来米氟特）是临床表现为肾病综合征伴病毒明显复制患者较好的治疗选择。

第七章　中医治疗

第一节　治疗原则

一、肝肾同治，勿忘固护脾土

肝肾同源，HBV 入于血分，深伏肝体，邪毒久蕴，与湿热瘀血互结，下沉于肾，损及肾脏，肾失封藏，出现血尿、蛋白尿。HBV - GN 的病变实质为肝肾同病，子病犯母，治疗应遵循肝肾同治的原则。治肝施以清热利湿、凉血解毒、疏肝解郁、滋阴柔肝之法，治肾则宜清热解毒、利尿通淋、固肾泄浊、温补肾阳。但从疾病的转归来看，不论病程长短，随病情发展均可累及脾土。从生理关系上看，肝的疏泄功能正常，气机通畅，则脾胃的纳运升降有序；而脾土健旺，气血生化有源，才能维持肝的疏泄功能。即所谓"土得木而达"，"土旺则木荣"。脾肾为先天与后天关系，先天可助后天，后天又养先天。《内经》云："中气不足，溲便为之变"，而脾肾在水液代谢中的作用正如《景岳全书》云："其本在肾"、"其制在脾"。故乙肝之病无论是湿热疫毒蕴结，抑或是夹有肝郁不疏、枢机不利，均可使脾胃升降功能因之失调，最终则土为木损，健运失司。肾炎之病，水湿日久不化，久而为浊，上碍脾胃，以致水病侮土。或为水液不行常道，或为精微不摄，或为肾络受损、血溢脉外，均离不开脾土失于健运。而治脾固土，一可使纳增神振，气血运化有源；二可以后天补养先天，脾健肾强；三则脾胃健旺，更好的发挥药效。因此本病的辨证治疗应以肝肾为中心，固护脾土，一者祛邪不可重投、久施苦寒之品，以免损伤脾土，遏其健运；再者可据标本虚实或酌加护中益胃之品，或以健脾益胃为主。

二、祛邪扶正，标本兼顾

本病的病机特征为本虚标实，虚实夹杂。其病程特点为由实至虚；邪实与正虚并存。日久邪实与正虚互为因果，形成恶性循环，并贯穿疾病的始终，故治疗上宜遵循祛邪扶正、标本兼顾的原则，使祛邪不伤正，扶正不助邪，同时根据病情或以治本为主，或以治标为急。祛邪应用清热解毒利湿、疏肝解郁、利水消肿、活血化瘀等法，以消灭体内病毒，改善机体微循环，促使组织恢复，扶正多用益气健脾、滋阴柔肝、滋养肝肾等法，以改善机体的免疫功能，增强机体的抵抗力，促使病情改善。

三、分期论治，贯穿活血化瘀

本病病程较长，不同的病变阶段虚实有异，邪有轻重，故治宜分期施治、攻补相宜，且治肝治肾互相兼顾、交错而行。病变初期以标实为主，多因湿热蕴结于肝，下及于肾，故治宜祛邪安正；肝脏损害为主者，宜清热利湿、凉血解毒；肾脏损害为主者，宜清热解毒、利尿通淋。病变中期及稳定期本虚标实并重，多阴湿热瘀毒互结并渐伤正气，故治宜祛邪兼扶正固本；肝脏损害为主者，扶正宜疏肝理气、益气健脾；肾脏损害为主者，扶正宜益气健脾，固肾泄浊。病变后期以本虚为主，多见肝肾阴虚、脾肾阳虚或气阴两虚，故治宜扶正固本；肝脏损害为主者，宜健脾柔肝、滋养肝肾；肾脏损害为主者，宜益气补肾、调理阴阳。湿热疫毒固然是本病致病的主要病理因素，但湿热久蕴，气机郁滞，血行受阻，加之久病耗气伤阴，血行迟缓无力，必致瘀血形成。故在病程发展变化过程中，气滞血瘀是其必然结果，甚至可以成为贯穿于疾病始终的病机，活血化瘀应贯穿于治疗始终。而现代医学研究表明，肝肾微循环障碍、血黏度高、免疫复合物的沉积是导致 HBV 相关性肾炎的重要机理，采用活血化瘀的药物，可以改善血黏度，改善微循环。以肝脏损害为主者，活血药宜与益气养血之品合用：初期宜选配凉血化瘀之品，如赤芍、郁金、虎杖、牡丹皮等；中后期宜选配化瘀散结之品，如三七、桃仁、红花、丹参、蒲黄、五灵脂等，或选配破结消癥之品，如三棱、莪术、水蛭、穿山甲、乳香、没药、皂角刺等。肾脏损害为主者，活血药宜与益气养阴之品合用：初期宜选配凉血与清利之功相兼之品，如泽兰、益母草、茜草、小蓟等；中后期宜选配化瘀散结之品，但较少用破结消癥之品，以免耗伤正气。

第二节　辨证治疗

由于乙型肝炎病毒相关性肾炎患儿的临床表现多样，且无明显特异性，故在其具体治疗应掌握各个不同阶段，解决主要矛盾，予以辨证施治。

一、对于以蛋白尿为主要表现者的治疗

中医认为蛋白尿形成是由于肾气不固，藏精外泄，脾不统摄和清气下泄所致。

（一）脾虚气陷

证候：小便浑浊，色黄，上层较多泡沫，小腹坠胀，神倦无力，面色无华，舌淡苔白，脉虚弱。

病机概要：脾虚气陷，精微下泄。

治法：健脾益气，升清固摄。

方药：补中益气汤或四君子汤加减。若见肢冷便溏，可加附子、炮姜温补脾阳；伴有血尿，加藕节、旱莲草、阿胶补气摄血。

（二）湿热下注

证候：小便浑浊，色黄，上层有泡沫较多，口苦，口干，舌质红，苔黄腻，脉濡滑。

病机概要：中焦湿热，脾失升降，清浊不分。

治法：清热利湿，分清泄浊。

方药：参苓白术散加减。小腹胀，加台乌药，青皮，郁金疏利肝气；伴有血尿者；加藕节，小蓟，白茅根凉血治血。

（三）脾肾阳虚

证候：小便浑浊，色黄，上层有泡沫，畏寒肢冷，纳少便溏，舌体胖大，边有齿痕，舌质淡，苔薄白。

病机概要：脾虚中气下陷，肾虚固摄无权，封藏失职，精微下泄。

治法：补脾益气，温肾固摄。

方药：偏肾阳虚者，真武汤加减；偏脾阳虚者，实脾饮加减。肾阳虚偏重者加用仙灵脾、仙茅、巴戟天、杜仲等，增温肾阳之力。

（四）肾虚不固

证候：尿浊日久不愈，精神萎靡。偏于阴虚者，烦热，口干，舌质红，脉细数，偏于阳虚者，面色㿠白，形寒肢冷，舌质淡红，脉沉细。

病机概要：肾失固摄，精微下漏。

治法：偏肾阴虚者，宜滋阴益肾；偏肾阳虚者，宜温肾固摄。

方药：偏肾阴虚者，方选金锁固精丸加减；偏肾阳虚者，方选右归丸加减。

临床常用药物：萆薢、石菖蒲、黄柏、茵陈、滑石、车前子清热利湿泄浊；莲子心、连翘心、丹皮、灯心健脾清心；山药、益智仁、金樱子、莲子、芡实健脾固摄；熟地、山药、山茱萸、枸杞子滋养肾阴；鹿茸、附子、菟丝子、肉桂、补骨脂温补肾阳；桑螵蛸、龙骨、益智仁、芡实收敛固摄。

临床多用健脾益气、温补脾肾或补肾固摄、活血化瘀等法。健脾益气可选用四君子汤、参苓白术散、补中益气汤等；温补脾肾可选用金匮肾气丸、济生肾气丸、真武汤、实脾饮等；补肾固精可选用水陆二仙丹、金锁固精丸、右归丸及桑螵蛸散等。

二、对于以血尿为主要表现的治疗

《景岳全书·血证》提到："凡治血证，须知其要，而血动之由，惟火惟气耳。故察火者但察其有火无火，察气者但察其气虚气实，知此四者而得其所以，则治血之法无余义矣。"

（一）下焦湿热

证候：小便黄赤灼热，尿血鲜红，心烦口渴，面赤口疮，夜寐不安，舌红，脉数。

病机概要：热伤阴络，血渗膀胱。

治法：清热利湿，凉血止血。

方药：小蓟饮子加减。热盛心烦口渴者，加黄芩，天花粉清热生津；尿血较甚者，加槐花，白茅根凉血止血；尿中夹有血块者，加桃仁，红花，牛膝活血化瘀；大便秘结，酌加大黄通腑泄热。

（二）肾虚火旺

证候：小便短赤带血，头晕耳鸣，神疲，颧红潮热，腰膝酸软，舌质红，脉细数。

病机概要：虚火内炽，灼伤脉络。

治法：滋阴降火，凉血止血。

方药：知柏地黄丸加减。颧红潮热者，加地骨皮，白薇清退虚热。

（三）邪陷心肝

证候：头痛，眩晕，视物模糊，烦躁，口苦，尿赤，甚或惊厥，抽搐，昏迷，舌红苔黄糙，脉弦。

病机概要：正虚邪恋，血脉受损，热扰神明，热迫血行。

治法：平肝潜阳，泻火泄热。

方药：龙胆泻肝汤合羚角钩藤汤加减。若湿浊上扰，症见胸闷、呕恶痰涎、苔腻、脉滑，可加法半夏、胆南星，豁痰降浊；如惊厥、神志不清，可选用安宫牛黄丸、清心牛黄丸等，清热解毒，豁痰开窍。

临床常用药物：水牛角、生地黄、牡丹皮、赤芍、石韦、白茅根、紫花地丁、荠菜、知母、黄柏等以清热凉血；地黄，淮山药，山茱萸，茯苓，泽泻，丹皮滋补肾阴，"壮水之主，以制阳光"；旱莲草，大蓟，小蓟，藕节，蒲黄凉血止血；熟地，阿胶，仙鹤草，槐花养血止血；临床表现有血瘀气滞者，用活血化瘀法，方用四物汤、桃红四物汤、少腹逐瘀汤、小蓟饮子、益肾汤（当归、赤芍、川芎、红花、桃仁、益母草、板蓝根、银花、白茅根、紫花地丁）等。

三、对于水肿的治疗

《素问》言："开鬼门，洁净府"而《金匮要略·水气病脉证并治》对水肿的治疗提出了两大治则：发汗及利小便，"诸有水者，腰以下肿，当利小便，腰以上肿，当发汗乃愈。"而《景岳全书·肿胀》曾提到，"凡水肿等证，乃肺、脾、肾三脏相干之病。盖水为至阴，故其本在肾；水化于气，故其标在肺；水惟畏土，故其制在脾。今肺虚则气不化精而化水，脾虚则土不制水而反克，肾虚则水无所主而妄行。"故可知，水肿的病位在肺脾肾。

（一）风水相搏

证候：起病迅速，眼睑浮肿，继则四肢及全身皆肿，皮肤光亮，压之凹陷，随手而起，小便短黄，并伴有发热，恶风，咳嗽，肢体疼痛，苔薄白，脉浮。

病机概要：风邪袭表，肺气闭塞，通调失职，风遏水阻。

治法：疏风清热，宣肺利水。

方药：麻黄连翘赤小豆汤加减。咳嗽气喘者，加桑白皮、葶苈子、苏子、陈皮，利水行气，止咳平喘；小便不利，身重而水肿不退者，或汗出恶风，卫阳已虚，宜用防己黄芪汤加减，益气祛风利水消肿；明显头痛者，可酌加浮萍、钩藤等，祛风止痛；咽痛明显者，加板蓝根、黄芩、玄参，利咽解毒；热甚便秘者，可加大黄、生石膏，泻热通便。

（二）水湿浸渍

证候： 全身广泛浮肿，肿甚者可见皮肤光亮，可伴见腹胀水臌，水聚肠间，辘辘有声，或见胸闷气短，心下痞，甚有喘咳，小便短少，舌暗，苔白腻脉沉。

病机概要： 水湿内侵，脾气受困，脾阳不振。

治法： 补气健脾，逐水消肿。

方药： 五苓散合己椒苈黄丸加减。脘腹胀满者，加大腹皮、厚朴、莱菔子、槟榔，以行气除胀；胸闷气短喘咳者，加麻黄、杏仁、苏子、生姜皮、桑白皮，宣肺降气利水；若水臌，悬饮，胸闷腹胀，大小便不利，体质尚可者，可短期应用甘遂、牵牛子，攻逐水饮。

（三）脾肾阳虚

证候： 全身明显浮肿，按之深陷难起，腰腹下肢尤甚，面白虚浮，畏寒肢冷，神疲倦卧，小便短少不利，可伴有胸水、腹水，纳少便溏，恶心呕吐。舌质淡红或有齿印，苔白滑，脉沉细无力。

病机概要： 脾阳不振，运化无权，土不制水；肾阳不足，肾失蒸化，开阖不利，水液泛溢肌肤，则为水肿。

治法： 温肾健脾，化气行水。

方药： 偏脾阳虚者，以实脾饮加减，偏肾阳虚者，以真武汤合黄芪桂枝五物汤加减。肾阳虚偏重者，加用仙灵脾、仙茅、巴戟天、杜仲等，增温肾阳之力；水湿重者，加五苓散，通阳利水；若兼有咳嗽胸满气促不能平卧者，加用己椒苈黄丸，泻肺利水；兼有腹水者，加带皮槟榔，行气逐水，在温阳利水同时，可加用木香、槟榔、大腹皮、陈皮、沉香等，助气化，加强利尿。

（四）肝肾阴虚

证候：浮肿或重或轻，头痛头晕，心烦躁扰，口干咽燥，手足心热或有面色潮红，目睛干涩或视物不清，失眠多汗，舌红，苔少，脉弦细滑。

病机概要：肾虚不能制水，水溢肌肤，肝虚火旺，灼伤津液。

治法：滋阴补肾，平肝潜阳。

方药：知柏地黄丸加减。偏肝阴虚者，加用沙参、沙苑子、菊花、夏枯草，养肝平肝；偏肾阴虚者，加枸杞子、五味子、天冬，滋阴补肾；阴虚火旺者，重用生地、知母、黄柏，滋阴降火；有水肿者，加车前子以利水消肿。

（五）水凌心肺

证候：肢体浮肿，呛咳，气急，心悸，胸闷，烦躁不能平卧，口唇青紫，指甲发绀，舌苔白或白腻，脉细数无力。

病机概要：水邪壅盛或阴水日久，脾肾衰微，水气上犯。

治法：泻肺逐水，宁心安神。

方药：己椒苈黄丸加减。若面色苍白，口唇青紫，四肢厥冷，汗出淋漓，脉微欲绝，为心阳欲脱之危象，宜急服独参汤或参附龙骨牡蛎汤以扶正固脱；若脉微欲绝，四肢厥冷，咳喘痰鸣，或有粉红色泡沫痰，为心肺肾三脏皆衰，病情严重，可用回阳救急汤，回阳救急，益气复脉化痰。

（六）水毒内闭

证候：全身浮肿，尿少或尿闭，头晕，头痛，恶心呕吐，纳差，畏寒肢冷，神疲无力，嗜睡甚或昏迷，舌质淡胖，苔腻，脉弦或数。

病机概要：肾阳衰败，气化不行。

治法：辛开苦降，辟秽解毒。

方药：温胆汤合附子泻心汤加减。恶心呕吐者，加玉枢丹，辟秽解毒，昏迷抽搐者，加安宫牛黄丸、紫雪丹，水溶化鼻饲，清心开窍，平肝熄风。

临床常用药物：白术、茯苓、泽泻、车前子淡渗利水；桑白皮、陈皮、大腹皮、茯苓皮、生姜皮化湿行水；苍术、厚朴、草果燥湿健脾；附子、肉桂、巴戟肉、仙灵脾温补肾阳。冬瓜皮、西瓜皮、桑白皮、大腹皮、茯苓皮、石韦、萹蓄、泽泻清热利水。

四、对于水肿并见血尿的治疗

（一）湿毒浸淫

证候：眼睑浮肿，迅及全身，尿少色赤，反复生疮或咽喉肿烂，口渴口苦，心烦便秘，舌红，苔薄黄或黄腻，脉浮数或滑数。

病机概要：疮毒内归肺脾，三焦气化不利，水湿内停。

治法：清热解毒，利湿消肿。

方药：五味消毒饮合三妙丸加减。咽喉肿烂者，加板蓝根、土牛膝根，清热利咽；疮毒糜烂者，加苦参、土茯苓，清热解毒祛湿；局部红肿者，加大黄、牡丹皮、赤芍，清热凉血消肿；便秘者，加生大黄、枳实，通腑解毒。

（二）湿热内蕴

证候：发热或不发热，头痛身重，面目及全身浮肿，尿少色赤，倦怠无力，脘闷腹胀，口苦口黏，大便溏而不爽，苔黄腻，脉滑数。

病机概要：湿热内盛，三焦壅滞，气滞水停。

治法：清热除湿，利水消肿。

方药：三仁汤加减。小便赤涩者，加白花蛇舌草、小蓟、车前草，清热凉血利湿；头痛眩晕者，加钩藤、菊花，平肝泻火；皮肤疮毒者，加金银花、蒲公英，清热解毒。

临床常用药物：麻黄、杏仁、桑白皮，赤小豆等宣肺利水；羌活、秦艽、防风、大腹皮、茯苓皮、生姜皮等疏风解表，发汗消肿，使在表之水从汗而疏解；猪苓、茯苓、泽泻、木通、椒目、赤小豆、黄柏等清热利尿消肿；商陆、槟榔、生大黄通便逐水消肿。

五、对于以腰痛胁痛明显者的治疗

（一）脾肾两虚

证候：纳呆腹胀，饭后尤甚，腰膝酸软，大便溏薄，神疲乏力，肢体浮肿，舌淡苔白，脉沉弱。

病机概要：脾肾两虚，阳气不足，不能温煦筋脉。

治法：健脾益肾，利水除湿。

方药：防己黄芪汤加减。若恶心呕吐者，加陈皮、半夏、竹茹，和胃止呕；若腹胀明显者，加枳壳、佛手，理气除胀，血尿甚者，加白茅根、小蓟，宁络止血。

（二）浊淤内阻

证候：胁痛隐隐，纳差消瘦，神疲乏力，面颊胸壁有血痣、丝状红缕，手掌赤痕，腰胀痛，便溏不爽，尿少色黄。舌暗红或有瘀斑，脉弦细。

病机概要：浊淤内阻，气行不畅，不通则痛。

治法：化瘀泄浊。

方药：桃红四物汤合五苓散加减。若便溏者，加山药、薏苡仁、白术，健脾祛湿；若腰胀痛、胁下有痞块者，加炮山甲、鳖甲，软坚散结。

六、对于有血瘀表现者的治疗

证候：面色紫暗或晦暗，眼睑下发青、发暗，皮肤不泽或肌肤甲错，有紫纹或血缕，常伴有腰痛或胁下有癥瘕积聚，唇舌紫暗，舌有瘀点或瘀斑，苔少，脉弦滑。

病机概要：湿热内蕴，气滞血瘀，或久病气虚，无力推动血行，瘀血内生。

治法：活血化瘀。

方药：桃红四物汤加减。尿血者，选加仙鹤草、蒲黄炭、旱莲草、茜草、三七，止血；瘀血重者，加水蛭、三棱、莪术，活血破血；若兼有郁郁不乐、胸胁胀满、腹胀腹痛、嗳气呃逆等气滞血瘀症状，可选加郁金、陈皮、大腹皮、木香、厚朴，行气化瘀。

经临床实践和动物实验中药药理研究证明，清热利湿、化瘀解毒中药，如虎杖、土茯苓、半枝莲、白花蛇舌草、丹皮等可以抑制HBV的复制，消除炎症，防止肝细胞、肾小球坏死、变性，改善肝肾功能；丹参、赤芍凉血活血化瘀，能改善肝肾微循环，清除免疫复合物；而黄芪、冬虫夏草、党参、白术、五味子、太子参、阿胶、菟丝子、淫羊藿、桑寄生等益气养阴、补益脾肾类药物具有提高机体免疫功能的作用；女贞子、旱莲草、枸杞子、金樱子、芡实等滋水涵木，固肾涩精药物具有提高细胞免疫作用，诱生干扰素，清除乙肝病毒作用。因此，在辨证论治的基础上灵活加减，运用清热利湿、化瘀解毒、益气养阴中药对于抑制乙肝病毒的复制、提高机体免疫力具有重要的临床意义。

第三节　名医的中医辨证论治思路

汪红认为，乙型肝炎病毒相关性肾炎的治疗首先辨清主次，抓主要矛盾，治肝治肾有所偏颇，治疗以清热凉血，解毒利湿为主，同时应顾及中焦脾胃之虚惫，先天肾气之亏损，兼补益脾肾之气。然益气实寓调气在其中也，盖肺主气，为气化之先，肺气通畅，则上焦得通，津液得下，脾胃为气机升降之枢纽，脾气健则中气强、水道畅；肾为开阖之门，肾气实则精微不泄、浊阴不滞。同时，瘀血既是湿热毒邪的产物，又是肝肾衰败的条件，故在清热利湿的同时应注重活血化瘀。

常克等认为，该病早期，湿热酿毒，郁滞肝胆，治宜清热解毒利湿、行气活血化瘀，方选茵陈蒿汤合解毒活血汤加减；病情发展，湿热流注下焦，壅滞肾脉，治宜清利湿热、活血通脉，方选四妙散合黄芩滑石汤加减；湿热致瘀，治宜清热利湿、活血化瘀，方选萆薢分清饮加减；湿热稽留，肾失开阖，治宜清热利湿、化气行水，方选茵陈五苓散加减；湿热伤肾，阴亏阳损者，治宜滋阴补肾、清热利湿或补肾益气、利水消肿，方选知柏地黄丸或济生肾气丸。

倪珠英本着"肝肾同源，治肾为先"的原则，强调从肾施治。急性期治以清热解毒、利湿消肿，方用五味消毒饮合五皮饮加减，兼脾虚湿盛者，加五苓散、太子参、黄芪；兼脾肾两虚者，加汉防己、制附片、白术、大腹皮、葫芦瓢等；血尿明显者加漏芦、生甘草、白茅根、土茯苓、牡丹皮等。肾病缓解期分3型论治：①肝郁脾虚者以逍遥丸加减；②肝肾阴虚者以六味地黄丸加减；③气阴两虚者以补中益气汤合二至丸加减。以上两型患儿均加用疏肝利湿活血之品如佛手、玫瑰花、香附、人参、丹参、赤芍、益母草、半枝莲、柴胡等。其中丹参经现代药理研究表明可以改善血黏度、改善微循环、抑制病毒复制等作用。

潘月丽等认为，本病肝病为原发，肾病为继发，病程迁延则治以扶正祛邪法，病情紧急则先治其标，驱邪为主。早期湿热内蕴，治以清热利湿、解毒驱邪，方用茵陈蒿汤加减；病程迁延，肝郁脾虚型，治以疏肝健脾、清热利湿，方用逍遥散合异功散加减；肝肾阴虚型，治以滋补肝肾、兼祛余邪，方用知柏地黄汤加减；正虚血瘀型，治以扶正祛邪、活血化瘀，方用桃红四物汤加减。

邵朝第认为，本病起于正气不足，邪毒湿热相合，内伏于肝，久则血络不畅，肝肾同病。临床分为8型：①湿热蕴结型，症见：口苦口干、恶心厌油、目黄、身黄、腹胀肢肿，大便黏滞不爽或干燥，尿黄，舌红，苔黄腻，脉弦数。治宜清热利湿，利水消肿，以茵陈五苓散为主加减。②热毒炽盛型，症见：高热烦渴，黄疸骤起，迅即加深，呕吐繁作，胁痛腹满，疼痛拒按，大便秘结，小便短少甚则尿闭，舌尖红，苔黄糙而干，脉弦散。治宜清热解毒，通腑泄浊。以犀角地黄汤为主加减。③肝郁脾虚型，症见：两胁胀满，腹胀午后为甚，腹胀纳呆，肢困乏力，大便稀溏，时太息，咽部如物梗，全身或下肢水肿，舌质淡，苔黄白或黄，脉沉弦。治宜疏肝理气健脾。治以逍遥散加减。④气滞湿阻型，症见：胸胁胀痛，脘腹痞满，纳少，小便短少，大便不爽，甚则肢肿，身重困倦，苔白腻，脉弦滑。治宜疏肝解郁，健脾祛湿。治以柴胡疏肝散合五苓散加减。⑤气虚血瘀型，症见：面色晦暗，腹大肢肿，神疲乏力，两胁隐痛，纳差便溏，舌质暗或舌边有淤点、淤斑，苔白，脉沉涩。治宜益气疏肝，健脾活血。以补中益气汤为主加减。⑥肝肾两虚型，症见：头晕耳鸣，目精干涩，五心烦热，咽干口燥，腰酸痛或下肢水肿，舌红少津，苔少或无苔，脉弦细或细数。治宜滋肝补肾，养阴利水。以杞菊地黄汤或麦味地黄汤合二至丸加减。⑦脾肾阳虚型，症见：面白水肿，按之如泥，脘腹胀闷，纳少便溏，尿少，水肿明显。舌质淡嫩，有齿痕，脉沉细或沉迟无力。治宜温肾健脾，化气利水。方用真武汤或实脾饮加减。⑧气阴两虚型，症见：神倦乏力，易感冒，午后低热甚或手足心热，口干咽燥或长期咽痛，腹胀纳差，全身水肿或双下肢水肿，小便黄赤，舌质淡红，苔薄，脉沉细或弦细。治宜补气养阴，清热利水。以六味地黄汤合生脉散加减，或参芪地黄汤加减。

支军宏提出，痰瘀互结，闭阻肾络是本病的基本病机特点，分为以下5型论治：肝郁脾虚型，以柴胡疏肝散合茵陈蒿汤为主加减；肝胆湿热型，以茵陈五苓散为主加减；脾肾阳虚型，以真武汤或实脾饮为主加减；肝肾阴虚型，以六味地黄汤或一贯煎为主加减；气虚血瘀型，以桃红四物汤为主加减。

姚源璋等认为HBV－GN在不同阶段有不同特点，初期以湿热邪毒蕴结为主，疾病发展，正气渐伤，后期正虚邪实，以正虚为主。因此，初期治宜清热利湿、疏肝健脾，方选中满分消丸加减；中期治宜益气健脾、温肾利水，方选实脾饮合真武汤加减；后期治宜养阴活血清利，方选左归丸合一贯煎加减。

第四节　专方专药治疗

一、专方治疗

(一) 清热利湿方

组成与用法：白蔻仁 6g，黄芩、川贝母各 10g，丹参、连翘、益母草、滑石各 15g，茵陈 30g，川朴、泽泻、白花蛇舌草、焦楂各 9g，焦山栀 6g~9g，甘草 3g。每日 1 剂，清水煎，分 2 次服，3 月为 1 疗程。

功用：清热解毒，化浊利湿。方中滑石、茵陈、泽泻清热利湿；蔻仁芳香化湿；黄芩、连翘、山栀、白花蛇舌草清热燥湿，泻火解毒；贝母清热化痰散结；丹参、益母草活血和营化瘀；焦楂、甘草健胃和中，调和诸药。药理研究表明，清热解毒燥湿药除具有抗病原微生物、抗病毒、抗炎作用外，还有护肝利胆利尿，以及增加机体特异性和非特异性免疫功能，并促进淋巴细胞的转化等作用。对于本病湿热蕴结型疗效较著。

(二) 柴苓汤

组成与用法：柴胡 12g，茯苓 15g，当归 10g，黄芪 15g，生地 10g，丹参 15g，川芎 12g，白花蛇舌草 15g。每日 1 剂，水煎 2 次，每次 100ml，上下午各服 1 次。

功用：疏肝健脾，益气养阴，清热解毒。方中柴胡可抗肝损害，调节免疫功能；黄芪、当归可提高机体免疫功能，降低血中 CIC，并有对抗免疫抑制剂作用；生地、蛇舌草具有调节提高免疫的功效；丹参可以明显改善微循环，并且能调节免疫功能；川芎、茯苓活血化瘀，改善微循环，提高免疫功能。临床研究结果显示，本方可以明显改善本病患儿 T 淋巴细胞功能，调节提高细胞及体液免疫功能，而有显著的临床疗效。

（三）凉血益肾方

组成与用法：水牛角 30g，生地、丹参、益母草、女贞子、旱莲草、白芍、小蓟各 15g，丹皮、牛膝、焦楂各 9g，甘草 3g。每日 1 剂，清水煎，分 2 次服，3 月为 1 疗程。

功用：清热凉血，益肾宁络。方中水牛角、丹皮、小蓟清热泻火，凉血止血；生地白芍、女贞子、旱莲草补肾养阴，凉血止血；丹参、牛膝活血化瘀，止血不留瘀，能改善微循环，增加肾血流，利尿，抗变态反应，对减轻组织损伤有一定的帮助；焦楂、甘草消食健胃，调和诸药。全方对本病阴虚血热伤及肾络之证其效尤佳。

（四）蚤蚕汤

组成与用法：蚤休 15g，僵蚕、爵床子、生黄芪、赤芍、香附各 10g，丹参 20g，仙灵脾、蝉蜕、甘草各 5g。每日 1 剂，水煎 2 次，分 3 次服，1 月为 1 疗程。

功用：解毒祛湿，温肾健脾，理气活血。方中蚤休、爵床子清热解毒、利尿祛湿、活血止痛；黄芪内补托毒外出，利水消肿；仙灵脾补肾助阳；丹参、赤芍活血祛瘀，香附芳香理气，气顺血畅；甘草调和诸药。现代药理研究表明，蚤休、爵床子具有抗病毒，抑制超敏反应，清除免疫复合物，调节机体免疫反应的功能。黄芪、仙灵脾合用能调节机体免疫，诱生干扰素，增强机体清除 HBV 能力。与僵蚕、蝉蜕合用能很快消除蛋白尿。丹参、赤芍、蚤休对 HBV – DNA 具有很强的抑制作用，改善组织微循环。甘草具抗炎、抗过敏作用。诸药合用，使机体免疫功能得调整，HBV 被清除或抑制，使病情得以改善。

（五）扶正祛邪方

组成与用法：黄芪 30g，仙茅 15g，仙灵脾 12g，紫草 10g，白花蛇舌草 30g，连翘 15g，甘草 10g。每日 1 剂，清水煎，1 月为 1 疗程。

功用：补益肝肾，清热解毒。方中黄芪益气固表；仙茅、仙灵脾平补肾阳；紫草凉血解毒；白花蛇舌草、连翘清热解毒。药理研究表明，紫草、蛇舌草、连翘对多种致病菌有不同程度的抑制作用，对 HBV 具有清除或抑制作用。黄芪、仙灵脾、仙茅能调节机体免疫，诱生干扰素，增加机体清除 HBV 的能力，提高淋巴细胞转化率。诸药合用，使扶正寓于祛邪之中，祛邪有助于安正。

临症尚须根据不同的症候表现灵活加减如下：①HBsAg 持续阳性者，酌加贯众、虎杖、白毛藤；②水肿明显者，加防己、益母草、猪苓；③尿蛋白多者，加鹿衔草、金樱子、芡实；④血尿者，加旱莲草、藕节、琥珀；⑤合并感染者，加银花、连翘、黑山栀等。

二、专法治疗

很多学者在明确本病基本病机的前提下，以专方专法治疗。

尤家平认为，本病主要是湿热为患，可兼挟风邪外袭，热毒内伏，治以清热解毒、利湿消肿、滋阴补肾、凉血止血，自拟清热解毒益肾汤（虎杖、白花蛇舌草、败酱草、山栀子、丹皮、紫草、云苓、白术、佛手、桑寄生、女贞子、墨旱莲、白茅根、浮萍、小蓟）。

孙建光等认为，本病病机是肝肾阴虚，湿热瘀毒蕴结，治以补肾清肝、清热利湿、活血解毒，药用枸杞子、五味子、沙苑子、覆盆子、桑椹子、芡实子、车前草、败酱草、虎杖、板蓝根、山豆根、丹皮、赤芍。血尿加仙鹤草、小蓟；水肿加白茅根、泽兰；蛋白尿加山药、芡实、金樱子。共治疗 16 例患者，总有效率81.25%。

占永立等根据《内经》水肿"其本在肾，其末在肺"，"诸湿肿满，皆属于脾"等理论，针对本病患者经常出现水肿、腰痛、口干、口苦，口中黏腻，小便黄，舌暗红，舌苔黄腻等症状，总结出乙型肝炎病毒相关性肾炎患者的病机以脾肾气阴两虚为本，湿热、瘀血为标，治以益气养阴、清热利湿、活血利水，以生黄芪

30g，太子参 12g，生地 12g，丹皮 12g，当归 15g，赤芍、白芍各12g，茯苓 12g，虎杖 12g，茵陈 30g，凤尾草 30g，车前草 30g，白花蛇舌草 30g，穿山龙 15g 为主方，随证加减，并联合贺普丁、激素、骁悉等治疗。共治疗 16 例患者，总有效率为 50%。

李鲜等用自拟肝肾饮子（生黄芪 30g，茯苓 15g，柴胡 15g，贯众 15g，虎杖 15g，白花蛇舌草 30g，丹参 30g，川芎 15g，当归15g，寄生 15g，巴戟天 15g）为主方，随证加减治疗本病 34 例，完全缓解 5 例，基本缓解 14 例，好转 11 例。

门九章等认为，本病在临床上以湿热型多见，故选用清热利湿、化气行水之茵陈五苓散为主方随证加减，同时联合干扰素治疗，共观察 8 例患者均获临床缓解。

施丽婕等认为，本病系少阳气机不利，湿热熏蒸，血行瘀阻，治以疏利少阳、清热利湿、活血解毒，以柴胡、黄芪、金银花、连翘、白茅根、扁蓄、瞿麦、赤芍、泽泻、白花蛇舌草、萆薢、茵陈、郁金、鸡骨草、甘草为基本方，共治疗 20 例患者，总有效率 71%。陶兴等以六味地黄丸合五苓散或四君子汤联合贺普丁治疗 14 例患者，尿蛋白均有所下降。

刘爱民等以健脾益气、活血化瘀法治疗，基本方为生黄芪、丹参、太子参、车前子、茯苓、白茅根、益母草、玉米须，同时联合激素、环磷酰胺。共治疗 15 例患者，3~6 个月均获完全缓解，随访 3~7 年仅 1 例发生肾衰竭。

蓝健姿等以健脾舒肝中药（党参、黄芪、白术、茯苓、山药、苍术、黄柏、薏苡仁、牛膝、升麻、茵陈、丹参、白花蛇舌草）联合贺普丁治疗 36 例患者，并与单纯贺普丁治疗组 30 例作为对照，结果显示，治疗组有效率 94.4%，对照组有效率 73.3%，两组比较有统计学差异 P<0.05。

李林运以扶正固本、化瘀解毒为法，采用解毒保肾汤加减，药用叶下珠、黄芪、白术、泽兰、生薏苡仁、防己、益母草各 30g，猪苓、茯苓、山药、泽泻各 20g，苦参、黄芩、杜仲、北豆根各15g，治疗 32 例，痊愈 6 例，缓解 17 例，好转 8 例，总有效率为

96.9%。

陶兴等以益气养阴与健脾化湿利水为法，采用六味地黄汤合四君子汤或者五苓散加减治疗 14 例，结果：全部患者肝功能恢复正常，尿蛋白转阴率 71%。

钱海青自拟清热活血汤，药用黄毛耳草、大叶金花草、珍珠草、丹参、六月雪、赤芍、生黄芪、白茅根、仙鹤草、半枝莲、白花蛇舌草、玉米须各 30g，石楠叶 15g，红枣 20g。并随证加减治疗 25 例，取得满意疗效。

中医辨证主要分为湿热瘀毒蕴结型、肝郁脾虚型、肝肾阴虚或脾肾阳虚型等，特别是湿热瘀毒蕴结临床最为常见，并且贯穿疾病的始终。而清热利湿、活血解毒、补益肝肾是治疗乙型肝炎病毒相关性肾炎的主要方法。

第五节　中西医结合治疗

一、中医辨证西医辨病结合治疗

鉴于目前尚无治疗 HBV 相关肾炎的特效方案，因此应重视综合治疗，中西医结合治疗具有良好的发展前景。中医药具备整体、辨证的观念，讲究个体化施治，不良反应较小，以调节机体免疫力，协同提高激素正效应，缓解其副作用，发挥西药在抗病毒方面的优势，提高临床疗效。

现代研究发现：对 HBsAg 有抑制作用的中药大多为清热解毒或苦寒药，临床应用较多的有：大黄、黄柏、贯众、虎杖、山楂、石榴皮、败酱草等，以及活血化瘀药，如桃仁、红花、赤芍、川芎、生地等，特别是无症状的患者，清热解毒、活血化瘀对于抑制 HBsAg 的病毒复制具有重要的意义。此外，乙型肝炎病毒相关性肾炎的发生发展及转归与机体免疫反应关系密切，因此，可应用一些具有扶正作用的中药来改善免疫功能，如灵芝、香菇、银耳、玉竹、茯苓、猪苓、女贞子等，以及益气、健脾、补肾之品，可进行免疫调控，促使病情好转或消除体内病毒。由于湿热毒邪是本病的症结所在，扶正补益调整改善免疫功能紊乱，清热解毒利湿祛邪则可有效地清除乙肝病毒，因此协调好标与本、免疫与病情、正虚与湿毒的关系是治疗乙型肝炎病毒相关性肾炎的关键。

高素军等采用中西医结合疗法治疗本病48例，西药治疗：48例均采用三联（激素、肝素、潘生丁）或四联（三联＋环磷酰胺）治疗。并根据患儿不同情况分别予以纠正水和电解质紊乱、抗感染、补钙等对症治疗。中药治疗：根据应用激素后各个阶段的临床表现辨证施治。对于急性发作期患儿，予真武汤化裁；对于应用大剂量激素后，出现阴虚火旺症状的患儿，用知柏地黄丸加减；对于激素减量后，水肿消退，但ALT增高或伴有脾虚症状的患儿，用柴虎柏归汤；对于应用激素约6～8周、尿蛋白1个"＋"以上的患儿，方用六味地黄丸化裁。连服3～6个月。总有效率100%。其中HBsAg转阴者3例，HBsAg滴度下降者16例。

王桦等发现，肝肾清毒饮联合麦考酚酸酯、拉米夫定以及糖皮质激素治疗HBV-GN有较好的疗效，能明显缩短疗程，且安全可靠。

韦俊将74例HBV相关肾炎患者分为6型辨证施治：湿热蕴结型，选用甘露消毒饮；脾肾阳虚型，选实脾饮和真武汤；血热型，以犀角地黄汤合二至丸治之；气滞血瘀型，方选桃红四物和小柴胡汤；肝肾阴虚型，方选一贯煎合知柏地黄汤；气阴两虚型，用自拟方（黄芪、女贞子、旱莲草、山药、茯苓、益母草、生地、丹参、太子参、当归、焦山楂、甘草）。各型结合西药对症和雷公藤多甙片及增强免疫剂治疗，结果完全缓解58例，基本缓解6例。

程慧桢等将31例HBV相关肾炎患者辨证分为正虚邪恋型，脾肾阳虚、水湿泛滥型，心肾阳虚、气血瘀阻型，分别予中医辨证施治和西医保肝对症治疗，总有效率达100%。

冯志等将23例HBV相关肾炎患者分为5型：风邪犯肺，阻遏卫气型；肝郁脾虚，湿热内蕴型；肝肾阴虚，肝脾不合型；气滞血瘀，阴津亏损型；脾肾阳虚型。各种证型分别予中医对证治疗，同

时予干扰素 500×10^4 U/d 皮下注射 4 个月 1 疗程，或阿糖胞苷 15mg/（kg·d），2 周 1 疗程。对照组仅用干扰素或阿糖胞苷治疗。结果显示，治疗组总有效率86.9%。

二、中成药治疗

（一）乙肝解毒胶囊

主要成分 黄芩、黄柏、大黄、重楼、贯众、土茯苓。

功用与药理 清热解毒，疏肝利尿。药理研究表明，黄柏对乙肝表面抗原具有明显的选择性抑制作用；黄芩、大黄具有保肝利胆作用，且有消炎利尿效应；贯众、重楼能增加细胞免疫和体液免疫功能，对多种致病菌有不同程度的抑制作用。

用量与用法 每次 2～3 粒，每日 3 次，口服。

（二）肾炎四味片

主要成分 细梗胡枝子、黄芪、石韦、黄芩。

功用与药理 益气摄精，清热解毒，消肿利尿。药理证实，本品主要有护肾、利尿用途，明显降低氯化高汞造成大鼠全血非蛋白氮值；对实验性肾损伤有一定保护作用。此外，还有抗病毒感染作用。

用量与用法 每次 2 片，每日 3 次，口服。

（三）叶绿酸酮钠片

主要成分 蚕砂提取物叶绿素衍生物。

功用与药理 清热解毒，化浊养阴。研究表明，本品能增加肝脏抵抗力，对网状内皮细胞有赋活作用，加速肝细胞的修复和再生，使肝功能恢复。此外，对骨髓基质细胞的修复有一定的调节作用，并能清除血管壁运动神经的障碍。对本病有良好效果。

用量与用法 每次 20mg，每日 2～3 次，口服。

三、食疗

除药物治疗外，饮食调养必不可少。

饮食调养主要包括两方面：一为饮食忌宜，二为饮食治疗。

对于辛辣刺激、煎炸及肥甘油腻类食品尽量不食或少食，肝脏损害为主者，少食脂肪类食物；肾脏损害为主者，摄盐应有所控制，有水肿及高血压者忌盐。提倡或适宜食用的食物主要是新鲜蔬菜、瓜果类、坚果类核仁，而淡水鱼、虾、瘦肉、鸡蛋等含高生物价蛋白质类食物能增加蛋白质的吸收利用率。在食物的烹饪方面，以汤、羹、煲类做法为上，忌煎炸、烧烤类做法。

另一方面，进食药膳对本病有直接或间接的治疗作用。日常可食用鲫鱼、鲤鱼、鲜蘑菇、红枣等调理脾胃，西瓜、冬瓜、芹菜、番茄等清热解毒利尿，黑木耳、冬菇、洋葱、胡萝卜等抗凝降脂。常用药膳选方有：肾脏病变见蛋白尿者可予人参（或党参）黄芪粥、芡实白果粥、山药莲子粥等益气健脾补肾，水肿者可予玉米（须）、赤豆茶、黄芪鲤鱼汤、茯苓粳米粥等行气利水消肿，血尿者可予荠菜粳米粥、乌梅莲子饮、苎麻蜂蜜饮等清热固涩止血；肝脏病变者可予芹菜萝卜车前子汁、凉拌橘皮丝等疏肝理气，冰糖莲子粥、香菇薏米粥等健脾疏肝，三七炖母鸡、丹参炖田鸡等活血化瘀，银耳杞子里脊汤、虫草甲鱼汤等滋养肝肾。

需要注意的是：饮食调养并不一味追求营养价值和食量，必须注意脾胃功能的强弱，补不宜杂，量不宜大，以免"虚不受补"，影响疾病康复，甚或加重病情。

第八章　预后及康复

乙型肝炎病毒相关性肾炎病程多较长，多数病例经数年常可自然缓解，特别是起病 3 年内。提示小儿时期 HBV 相关肾炎预后多良好。年龄小、病程短、肾小球内仅有少量沉积，且不伴有肾小球硬化者预后多良好。但如蛋白尿长期持续，肾小球已发生硬化或肾功能损害者，预后不良。

乙型肝炎病毒相关性肾炎的预后与病理类型相关。乙型肝炎病毒相关性肾炎膜性肾病的预后较好，多半能自发缓解。而乙型肝炎病毒相关性肾炎系膜毛细血管性肾炎的预后较差，常可见进展至肾功能不全。临床研究表明，自发缓解常发生在血清 HBeAg 或 HBsAg 阳性转换到抗 HBe 或抗 HBs 阳性以后，仅少数发生在转换前。

由于乙型肝炎病毒相关性肾炎目前尚缺乏特异性有效的治疗，故预防可以称得上是最有效的治疗。预防的关键在于积极防治乙型肝炎，特别是母婴垂直传染，尽量避免不适当应用血液制品及非一次性输液器械等；须积极接种乙肝疫苗，1992 年，我国卫生部将乙型肝炎疫苗纳入计划免疫管理，对所有新生儿接种乙型肝炎疫苗，但疫苗及其接种费用需由家长支付；2002 年起，正式纳入计划免疫，对所有新生儿免费接种乙型肝炎疫苗，但需支付接种费；自 2005 年 6 月 1 日起改为全部免费。临床研究发现：儿童施行乙型肝炎疫苗计划接种，HBV - 膜性肾病年发病率明显降低。

积极开展卫生宣传教育，改善饮食环境卫生，消除传染源。加强体育锻炼，增强体质，提高抗病能力。积极防治乙型肝炎，因它是导致乙型肝炎病毒相关肾炎的原因。此外，要饮食有节，避免饮酒过度，寒暖适宜，不宜过度劳累。病情稳定者可适当进行轻体力活动，以助脾胃健运，肝气条达，血脉流畅，从而有利于疾病的康复。